Steven Rochlitz ist einer der führenden Forscher und Seminarleiter auf dem Gebiet von Ökologie- und Energiebalance bei Allergien und Umweltkrankheiten. Er hat seine Praxis in Setauket, New York, und ist Direktor von Human Ecology Balancing Sciences (HEBS). Weitere Veröffentlichungen dieses Instituts sind in Vorbereitung. Die HEBS-Seminare und das Ausbildungsprogramm werden jetzt auch im deutschsprachigen Bereich angeboten.

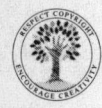

Deutsche Erstausgabe 1989
© 1989 Droemersche Verlagsanstalt Th. Knaur Nachf., München
Das Werk einschließlich aller seiner Teile ist urheberrechtlich geschützt.
Jede Verwertung außerhalb der engen Grenzen des Urheberrechts-
gesetzes ist ohne Zustimmung des Verlages unzulässig und strafbar.
Das gilt insbesondere für Vervielfältigungen, Übersetzungen,
Mikroverfilmungen und die Einspeicherung und Verarbeitung
in elektronischen Systemen.
Titel der Originalausgabe »Allergies And Candida«
Copyright © 1988 by Human Ecology Balancing Sciences, Inc.
Umschlaggestaltung Manfred Waller
Umschlagillustration Gerhard Prokop
Abbildungen im Textteil: Franz Kimmel, München
Satz MPM, Wasserburg
Druck und Bindung Ebner Ulm
Printed in Germany   5   4   3   2   1
ISBN 3-426-06000-0

Steven Rochlitz:

Die fehlende Dimension: Energiebalance

Mit Kinesiologie gegen Allergien und Candida

Aus dem Amerikanischen von Margret Amhurst

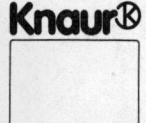

Inhalt

keltest — Empfindlichkeitstest — Selbsttest — Surro-
gattest

Vorwort

Ich nehme an, viele von Ihnen kennen das Gefühl, an einem Wendepunkt im Leben angelangt zu sein und plötzlich tut sich eine völlig neue Perspektive auf. Mir passierte das genau zu dem Zeitpunkt, als ich an einem Seminar von Steven Rochlitz in Melbourne, Australien, teilnahm.

Als niedergelassener Arzt hatte ich während der letzten zwölf Jahre beobachten können, daß die konventionelle Medizin einer beachtlichen Zahl von Menschen nicht adäquat helfen konnte. Patienten, die nach Bluttests, Röntgenaufnahmen, Computer-Tomographie usw. völlig gesund zu sein schienen, fühlten sich nicht mehr wohl. Dann gab es noch die Patienten, denen gesagt wurde, sie müßten bis an das Ende ihres Lebens Medikamente einnehmen, es gäbe keine andere Möglichkeit.

Wie ermutigend war es dann für mich, daß mit den kinesiologischen Diagnosemethoden sichtbar wurde, wie bei diesem Personenkreis die Körperenergien völlig aus der Balance geraten sind, so daß sie sich deswegen nicht gesund fühlten. Dieses Wissen ist auch für die Patienten ermutigend, denn sie finden endlich eine Person, die ihnen erklären kann, was zu ihrer Erkrankung geführt hat. Was noch wichtiger ist, wenn die nötigen Voraussetzungen erfüllt und die Körperenergien durch die Methoden von Steven Rochlitz wieder ins Gleichgewicht gebracht werden, tun die Heilkräfte der Natur das übrige.

Jede Balance ist dabei immer wieder eine sehr persönliche Form der Therapie, denn nie sind zwei Körper gleich, noch sind die Wege gleich, auf denen die Körperenergien aus der Balance geraten sind. Wenn die Balancierung von einer Ernährungsbehandlung begleitet war, konnten die Medikamente auf das absolute

Minimum reduziert werden (und vielfach sogar abgesetzt werden). Das ist immer wieder erstaunlich, und ich habe über den Zeitraum der letzten sechs Monate enorme Verbesserungen und sogar Heilungen meiner Patienten beobachten können.

Einige Patienten konnten, nachdem sie ausbalanciert worden waren, auf ihre Medikamente gegen Bluthochdruck völlig verzichten, und ihr Blutdruck blieb auch normal. Andere konnten problemlos Psychopharmaka (Antidepressiva, Beruhigungsmittel) absetzen. Andere wurden wieder völlig symptomfrei bei Asthma, Heuschnupfen, Nahrungsmittelallergien, Arthritis, Ekzemen und Schwindelgefühl. Bei einer weiteren Patientengruppe zeigte sich wieder neuer Haarwuchs, die Konzentrationsfähigkeit verbesserte sich, der Menstruationszyklus war wieder normal, andere verloren ihr Übergewicht. Die Patienten hatten einfach wieder genug Energie, sie fühlten sich vital und konnten wieder am Leben teilnehmen.

Sicher ist die Balancierung der Körperenergien kein Allheilmittel für alle Probleme, aber ohne eine Balance der Körperenergien haben die Heilkräfte der Natur nicht die Chance, das übrige zu tun.

Ich bin zuversichtlich, daß die Mediziner die Balancierungsmethoden von Steven Rochlitz irgendwann aufnehmen werden, auch um dieses Wissen an eine neue Generation von Medizinstudenten weiterzugeben. Auf diesem Wege können nicht nur enorme Kosten für Medikamente eingespart werden, die Patienten fühlen sich dadurch wesentlich besser und ihr Wohlbefinden stabilisiert sich. Der Arzt ist jetzt in der Lage, Energieungleichgewichte festzustellen bzw. auszubalancieren und einer weiteren Erkrankung vorzubeugen, statt zu behandeln, zu behandeln, zu behandeln. Besonderen Dank an Steve für seine großartige, inspirierende Arbeit.

Dr. med. John Wright
Stirling, Australien

Einleitung

Weltweit ist eine Zunahme von Allergien und Candidiasis zu beobachten, Krankheiten, die so typisch geworden sind für das zwanzigste Jahrhundert. Dies ist ein qualifiziertes Selbsthilfebuch für ökologisch Kranke und solche, die nie ökologisch bzw. umweltkrank werden wollen. Es ist nicht nur das erste Buch, das Allergien und Candida zum Thema hat, es enthält darüber hinaus kinesiologische Diagnose- und Korrekturverfahren, mit denen Sie energetische Unausgewogenheiten, die bei vielen Menschen Unwohlsein und ökologische Erkrankungen verursacht haben, ausbalancieren können. Tatsächlich ist die Dimension Energiebalance, und hier besonders die Energiebalance mit Methoden der angewandten Kinesiologie, bislang weitgehend übersehen worden. Wie dieses Buch zeigen wird, ist es jedoch kaum vorstellbar, daß künftige Veröffentlichungen zum gleichen Thema die Dimension Energiebalance weiterhin werden ausblenden können.

Geschrieben wurde dieses Buch besonders für alle, die unter Allergien und Candida leiden und natürlich auch für praktizierende Ärzte und andere im Gesundheitsbereich Tätige. Alle Übungen und Korrekturen wurden so ausgewählt, daß die Leser/innen diese Methoden für sich selbst anwenden können.

Kapitel 1 zeigt, wie der Autor, von seinem Ausbildungsgang her Physiker, schwer erkrankte und mit Hilfe der Kinesiologie eine Lösung für sich fand. Die Kapitel 2—4 zeigen die Vielschichtigkeit von Allergien, Candidiasis und anderen ökologischen Begleitfaktoren. Diese Kapitel sind präzise, aktuell, umfassend und dennoch verständlich geschrieben. Nur weil hier Hunderte von Krankheitsgeschichten verarbeitet wurden, können diese drei

Kapitel inhaltlich so gedrängt sein. Die folgenden vier Kapitel behandeln die neue Wissenschaft der angewandten Kinesiologie und des Muskel-Biofeedback-Tests (MBT) sowie die Energiebalance als die bislang noch fehlende Dimension bei der Behandlung von Allergien und Candida. Für ein erfolgreiches Vorgehen sind beide, Energiebalance und Ökologiebalance, unverzichtbar. Wir möchten jedoch betonen, daß die kinesiologischen Untersuchungs- und Korrekturverfahren medizinische Diagnosen und Behandlungen nicht ersetzen können und wollen. Sie sind eine Ergänzung und als solche unverzichtbar und letztlich ausschlaggebend, um sich wieder gesund zu fühlen. Das hier vorgeschlagene Vorgehen gründet sich auf der alten (und mittlerweile bewiesenen) chinesischen Akupunktur-Theorie und deren neueren Weiterentwicklungen.

Es kann wohl kaum noch ein Zweifel daran bestehen, daß Muskeltest und Energiebalance die Zukunft gehören. Wir können nur hoffen, daß jeder ökologisch orientierte Arzt, nachdem er dieses Buch gelesen hat, seinen Patienten auch die Hilfe eines ausgebildeten Kinesiologen anbieten wird. Der zweite Teil des Buches (s. Kapitel 5) zeigt, wie leicht durch den MBT Überempfindlichkeiten und eine Blockierung der Energiebahnen feststellbar sind.

Nachdem die Leser/innen dann gelernt haben welche Voraussetzungen für einen korrekten Muskeltest erfüllt sein müssen und wie Testfähigkeit erreicht werden kann, legen wir dar, daß Dyslexie eine ökologische Erkrankung ist und im Prinzip auch bei jeder ökologischen Krankheit vorkommt. Danach stellen wir unsere Forschungsergebnisse zur Herzdesintegration (»das dyslektische Herz«), die bei vielen Kreislaufbeschwerden zu beobachten ist, vor und zeigen, wie einfache Übungen in der Lage sind, diese spezifische Imbalance zu beheben. Das Kapitel 8 stellt eine Reihe kinesiologischer Balancierungsmethoden vor, die helfen, Müdigkeit, Desorientiertheit, schlechte Körperbalance, Koordinationsprobleme und Gedächtnisstörungen, die bei ökologisch Kranken häufig auftreten, zu überwinden. Zusammen mit den Integrationsbewegungen sind die kinesiologischen Methoden das Herzstück der neuen Dimension Energiebalance. Anschließend finden Sie im Kapitel 9 Informationen über ökologisch richtige Ernährung und Ergänzungsstoffe. Hier werden neue Forschungsergebnisse über Ernährung bzw. Nährstoffe und deren mögliche ökologische Problematik dargelegt. Davon ausgehend können die Leser/innen mit Hilfe des Muskeltests selbst überprüfen, welche Nährstoffe für sie wichtig sind.

Die nachfolgenden beiden Kapitel (10 und 11) waren unerläßlich. Sie werden sehen, was letztlich jeder wissenschaftlich Arbeitende unschwer nachprüfen kann, wie wenig wissenschaftlich ein erheblicher Teil der medizinischen Methoden im Westen ist. Problematisch ist es auch, wenn die Hauptströmung in der Medizin ökologische und energetische Aspekte nach wie vor weitgehend ausblendet, obwohl — und das zeigen unsere Erfahrungen sehr deutlich — gerade diese beiden Faktoren von zentraler Bedeutung sind. Sie werden Argumentationshilfen bekommen, die Sie befähigen, medizinische und ergänzende Heilmethoden kritisch zu prüfen.

Es folgt dann noch eine Reihe von Fallbeispielen, die das oben Dargelegte anschaulicher machen. Das folgende Kapitel zeigt, daß auch in Psychologie und Psychiatrie die energetische Dimension weitgehend übersehen wurde, und daß die Erforschung umweltbedingter Ursachen psychischer Störungen seitens der Schulpsychiatrie noch in allererste Anfängen steckt. Wir stellen dann ein neues Modell zum Verständnis von Phobien und Ängsten vor und deren Zusammenhang mit blockierten Meridianenergien. Es folgen einfache Methoden zum emotionalen Streßabbau und zur Überwindung der sogenannten psychologischen Umkehrung. Schließlich zeigen wir an Fallbeispielen das problematische Vorgehen der Schulpsychiatrie in diesem Jahrhundert. Kapitel 12 enthält neueste Forschungsergebnisse von HEBS und gibt praktische Tips, die vielen umweltkranken Menschen helfen werden. So können die Tageszeit, zu der Sie etwas essen oder äußere Bedingungen (Wetter) entscheidend sein, wie Sie auf die jeweilige Nahrung reagieren! Zusätzliche Hilfen finden Sie in unseren Anhängen zu diesem Buch. Neben einer umfangreichen Bibliographie gibt es Informationen zu den medizinischen Tests, über die Familien der Nahrungsmittel sowie einen größeren Abschnitt mit Kontaktadressen (Anhang D), hier sind auch Adressen aufgeführt, wo Sie mehr über Energie- und Ökologiebalance erfahren können.

Einige Hinweise zur Benutzung dieses Buches. Durchgehend erscheint fettgedruckt, wenn erstmals drei Dinge behandelt werden. Es sind (1) Kapiteluntergliederungen, die den im Inhaltsverzeichnis angegebenen entsprechen, (2) Muskeltests oder Korrekturschemata und (3) häufige Abkürzungen. Große Kursivschrift wird verwendet, um andere wichtige, erstmals besprochene Themen hervorzuheben. Als häufigste Abkürzungen erscheinen **HEBS** für *Human Ecology Balancing Sciences* und **MBT** für Muskel-Biofeedback-Test (oder auch unter der Bezeichnung Muskeltest bzw. Muskelreaktionstest bekannt). Weiterhin werden Kapitelangaben mit K, Anhänge mit A und Abbildungen (Photos oder Abbildungen) als Abb. gekennzeichnet. Hinter diesen letzteren drei Abkürzungen steht natürlich eine Zahl oder Quellenangabe.

Wir hoffen sehr, daß dieses Buch einen weiteren Baustein für eine ganzheitliche Wissenschaft vom Heilen liefern kann. Wohlbefinden können wir erlangen, sofern sich als wichtigste Voraussetzung Energie und Ökologie im Gleichgewicht befinden. Die hier beschriebenen Methoden sind ungefährlich, leicht zu erlernen, nicht teuer, wirksam und sie machen eine Menge Spaß.

Trotz einer erheblichen genetischen »Vorbelastung« und nach

langen Jahren mit enormem Streß, schlechter Ernährung, lebensbedrohlichen Allergien und Candidiasis fühle ich mich heute zum ersten Mal in meinem Leben wieder richtig wohl. Die Leser/innen sind eingeladen, sich den Tausenden von Menschen in der ganzen Welt anzuschließen, die durch diese Methoden ihr allgemeines Wohlbefinden wiedererlangt haben.

Steven Rochlitz
Setauket, New York
Oktober 1988

1

Ein Physiker mit einem Bein im Grab

Bis zu meinem fünfundzwanzigsten Lebensjahr war ich ziemlich krank. Der Arzt meiner Mutter hatte ihr abgeraten, ihre Kinder zu stillen. Als Kind war ich blaß mit dunklen Ringen unter den Augen, litt oft unter Erkältungen und bekam Antibiotika. Auch klagte ich häufig über Nasenbluten und Erschöpfung. Verdauungsstörungen waren mein schlimmstes und häufigstes Problem. Gleichzeitig warf mich von meinem dritten bis zu meinem elften Lebensjahr ein starker Schmerz für Stunden um. Nach wiederholten ärztlichen Konsultationen und Röntgenaufnahmen lautete die Diagnose »nervöser Magen«. Mit sieben wurden mir die Mandeln herausgenommen. Meine drei Brüder waren Bettnässer. Sie hatten das besondere Glück, als Kinder auf Kuhmilch Hautausschläge zu bekommen. Ich nicht, und deshalb mußte ich sie weiterhin trinken.
Stimmungsschwankungen waren Teil meines Lebens. Im Frühling und im Sommer überkamen mich sehr starkes Unwohlsein und Gelenkschmerzen. Beim Autofahren wurde mir schlecht und ich konnte nicht Karussell fahren, ohne Brechreiz zu bekommen. Meine erste Volksschullehrerin meinte zu meiner Mutter, ich sei das nervöseste Kind, das sie je gesehen habe. Der Gemütszustand meiner Mutter und meiner älteren Brüder machten ein »normales« Heranwachsen zu einem schwierigen Unterfangen. Das Zigarettenrauchen meines Vaters verursachte mir Übelkeit, obwohl damals die medizinischen Experten behaupteten, das sei unmöglich. Ich wurde schüchtern und zog mich zurück, völlig im Gegensatz zu dem Verhalten, das ich bis zu meinem vierten Lebensjahr gezeigt hatte. Da mein Nasenbluten und meine Magen-Darm-Schmerzen nicht weiter diagnosti-

ziert wurden und wir nicht viel Geld hatten, sagte mir meine Mutter, ich solle dem Lehrer nichts davon erzählen, wenn ich krank würde. Ich beklagte mich nicht weiter darüber und lernte, mein Leiden stumm zu ertragen und das Bestmögliche daraus zu machen.

Dennoch war ich trotz allem — oder vielleicht auch gerade deswegen — ein sehr guter Schüler. Jahrelang bekam ich die besten Noten in Mathematikprüfungen, und in einem Rechtschreibwettbewerb wurde ich Zweitbester der gesamten Schule. Die Schule war eine Möglichkeit, von meinem bedrückenden Elternhaus wegzukommen. Meine Liebe zur Wissenschaft wurde zum einzigen Halt meines Lebens. Mit zunehmendem Alter verwandelte sich meine Nervosität in eine fast ständige Angst mit dem Gefühl eines »drohenden Unterganges«. Dadurch wurden mir soziale Kontakte sehr erschwert. Verschlimmert wurde alles dadurch, daß man mir sagte, es wäre nur »psychologisch«. Niemand sagte mir je etwas von Hypoglykämie oder von Allergien.

Trotz meiner Schwäche und Ängstlichkeit schloß ich das College mit Auszeichnung in Physik ab und hatte vor, einen akademischen Grad zu erwerben. Ich wechselte von New York City zur ersten Universität von Long Island, wurde jedoch bald von der schlimmsten Erschöpfung und Übelkeit meines Lebens geplagt und konnte mich nicht mehr konzentrieren. Im Frühling und Sommer schwoll mein Rachen an und ich hatte ständig Schmerzen. Der Krankenhausarzt der Universität meinte, es sei psychologisch, und empfahl Valium, da »die meisten Universitätsabsolventen es sowieso bekommen«. Im nächsten Frühling hatte ich einen sehr starken Heuschnupfen. Der Allergologe der Universität und auch ein anderer Allergologe wollten mir jedoch keine Allergiespritzen geben. Tests ergaben, daß ich gegen Staub, Schimmelpilze und die meisten Pollen allergisch war. Mir wurde irgendwann klar, daß diese Pollenallergie meine starke Übelkeit in jedem Frühling und Sommer seit meiner Kindheit verursacht haben mußte. Nahrungsmittelallergien erwähnten die Allergologen mir gegenüber mit keinem Wort!

Ich machte meinen Magister, begann, ich war damals 23 Jahre alt, an meiner Doktorarbeit in Physik zu schreiben und gab an zwei Universitäten Kurse für graduierte und nichtgraduierte Studenten. Ich lernte jetzt mehr und mehr über die Bedeutung von Nährstoffen und fühlte mich in dem Jahr, als ich das erste Mal Zusatzpräparate — einschließlich Bierhefe — einnahm, viel besser. Ein Jahr später sah ich mich im Kampf ums Überleben!

Plötzlich litt ich unter häufigem Harnlassen mit brennendem Schmerz, und zweimal bildeten sich daraus Steine. Große, runde Knötchen drückten sich auf einmal an verschiedenen Stellen durch meine Haut, und ich litt unter Migräne, Schwächeanfällen und Gedächtnisschwund. Ich konnte meine Augen nicht gezielt auf etwas richten, die Flüssigkeit in meinen Augen wurde gelatinös und verletzte meine Netzhaut. Ich bekam heftigste Schmerzen in den Eingeweiden mit Abgang von Schleim. Herzrhythmusstörungen stellten sich ein, die sich rasch verschlimmerten. Mehrere Male fand ich mich in der Intensivstation eines Krankenhauses wieder. Es gab Tage, an denen mein Harn ganz klar war und ich etwa drei Liter Harn in einer Stunde abließ. In Blutuntersuchungen wurden hormonelle Störungen nachgewiesen, und ich hatte mehr als die Hälfte der weißen Blutkörperchen verloren. Gleichzeitig waren viele der noch vorhandenen abnorm oder in ihrer Form verändert. Die Ärzte der Universität und im größten Krankenhaus von Nassau County konnten mir nicht helfen. Einige meinten, es sei psychologisch, da sich der Hinweis auf eine Schwellung im Rachen und Verschreibungen von Valium in meinen medizinischen Unterlagen befanden, ansonsten jedoch keine Auffälligkeiten. Andere entließen mich, da sie für dieses gänzlich unvertraute Krankheitsbild kein Medikament parat hatten. Der intelligenteste Arzt gab zu, daß er nicht wisse, was los sei und sagte mir, »wenden Sie sich an das Rockefeller-Institut. Sie leiden unter einer neuen Krankheit, die sich rapide verschlechtert.«

Gedächtnisschwund, Migräne, Herzrhythmusstörungen und der Zustand der Blase verschlechterten sich. Ich wurde leichenblaß und bekam sogar schon nach Genuß von klarem Wasser Schwächeanfälle. Als Wissenschaftler und Mensch war ich bestürzt von der unwissenschaftlichen und desinteressierten Haltung all der Ärzte, auf die ich traf. Meine Freundin verließ mich, denn sie wollte nicht »am Ende dabei sein«. Ich begriff, daß es mir nach allem, was ich auf Intensivstationen und mit leitenden Endokrinologen und Gastroenterologen erlebt hatte, nicht weiterhelfen würde, wieder in ein Krankenhaus zu gehen.

Es war im Jahr 1976, als mir immer klarer wurde, daß die großen Schiffe nur 50 Meilen entfernt von mir den New Yorker Hafen ansteuerten, während mein »Boot« rasch zu sinken begann. Ich war entschlossen, durch Versuche die Ursache meiner Krankheit selber herauszufinden oder zu sterben — zu heftig waren meine Schmerzen, als daß ich so weiterleben wollte. Ich wußte eigentlich nur, was wissenschaftliches Arbeiten ist, und begann, in der medizinischen Universitätsbibliothek verzweifelt Medizin zu studieren. Ich kam mir vor wie ein Geist und war nur halb bei Bewußtsein. Das konnte nicht lange gutgehen, und ich glaubte bald nicht mehr, daß ich durchhalten würde, bis ich eine Antwort gefunden hätte. Daher verabschiedete ich mich von meinen Eltern.

Nachdem ich Urologie, Nephrologie, Gastroenterologie, Endokrinologie, Immunologie und Kardiologie durchgegangen war, stieß ich auf einen hämatologischen Text. Dort fand sich ein Hinweis, daß meine Blutabnormität Krebs, eine systemische Vergiftung oder systemische Allergien sein könnte. Der Bezirksarzt sagte, mein Urin enthalte keine Toxine. Während ich auf einen Termin beim Allergologen in der Klinik in Nassau wartete, fand ich einen erstmals in den dreißiger Jahren von Dr. Albert Rowe geschriebenen Text. Er legte genau dar, wie Nahrungsmittelallergien jedes Organ schädigen können. Die Sammlung meiner »unerklärlichen, neuen oder psychologischen« Symptome rührten alle daher! Ich beschloß zu fasten, und zum ersten Mal verspürte ich Erleichterung. Tatsächlich bestätigten Hautallergie-Tests eine ausgeprägte Allergie gegen verschiedene Nahrungsmittel.

Zu dieser Zeit starb meine Mutter im Alter von fünfzig Jahren an Pankreatitis. Sie hatte niemals Alkohol getrunken — die einzige Erklärung der Ärzte. Am Tage bevor ihr monatelanges Koma begann, konnte der behandelnde Arzt ihre Beschwerden nur als »psychologisch« diagnostizieren und gab ihr Valiuminjektionen (während ihr Pankreas förmlich zu explodieren drohte).

Ich bekam nun Allergiespritzen, und kurz darauf wurden meine Arme und Beine empfindungslos. Zwei Neurologen meinten, ich könnte möglicherweise multiple Sklerose bekommen. (Sie sagten, es sei zu früh, dies festzustellen; doch sollte ich »wiederkommen«, wenn ich überhaupt nicht mehr laufen könnte.) Auf alle Allergiemittel (gegen die Allergie und die kardialen Symptome usw.) reagierte ich ungünstig. Nach mehreren aussichtslosen Jahren ließ ich die Spritzen (die Phenol enthielten) weg und auch Weizen und Milch (die in den durchgeführten Allergietests nicht enthalten waren). Meine normale Empfindung in Armen und Beinen kehrte zurück.

Dann hörte ich erstmals von einem neuen medizinischen Spezialgebiet — der klinischen Ökologie. Ich studierte die neue Literatur dazu und suchte einen klinischen Ökologen auf. Ich erwies mich als »allergisch gegen alles« — empfindlich auf Nahrungsmittel, Chemikalien und Pollen, kurz, ich litt unter der »Krankheit des zwanzigsten Jahrhunderts« und unter der neuen Krankheit — Candidiasis. Leider half das Mittel Nystatin bei mir überhaupt nicht. Man riet mir, meine Wände, das Telefon usw. mit Aluminiumfolie abzudecken und das zwanzigste Jahrhundert zu meiden. Irgendwie begriff ich, daß dies nicht die Lösung sein konnte, und begann daher, alternative Heilverfahren zu studieren. Hypnose, Akupunktur und kraniale Therapie (Stellungskorrekturen von Schädelknochen) halfen etwas, dennoch war ich weiterhin allergisch gegen alles. Ich lernte, mich selber zu akupunktieren. Dann hörte ich von der Kinesiologie, auch bekannt unter dem Namen Touch for Health oder Wissenschaft vom Muskeltest. 1983 erfuhr ich auf einem Seminar mehr über die kürzlich entwickelte Methode, »den Körper zu befragen« oder die Körperenergien für ein spezielles Problem ins Gleichgewicht zu bringen.

Während des Kurses reagierte ich zunächst wie gewöhnlich auf Kölnisch Wasser, Nagellackentferner und anderes, doch wie immer behielt ich mein Geheimnis für mich. Irgendwie dämmerte es mir, daß es möglich sein müsse, mit Hilfe dieser neuen Methode auch eine »Candida-Balance« durchzuführen. Während des Kurses erhielt ich selbst eine Balance, ohne jedoch speziell für Candida balanciert worden zu sein. Zu meiner Überraschung und meinem großen Mißbehagen wurde mein Gesicht rot, und ich hatte ein Gefühl, als würde ich verbrennen. Das Ausbalancieren hatte weniger als eine Stunde gedauert. Als ich vom Tisch aufstand, war ich überrascht, daß ich das Kölnisch Wasser, das meine Nachbarin verwendete und das mir zuvor immer Übelkeit verursacht hatte, kaum noch roch, ja es störte mich überhaupt nicht mehr! Ich fuhr nach Hause, und zum ersten Mal in meinem Leben machten mir die Abgase nichts aus. Zu Hause angekommen ging ich in Geschäfte und öffnete Farbdosen, Parfümflaschen usw. — ohne Wirkung! Ich fing an, Nahrungsmittel zu essen, die mich früher krank gemacht hatten, wie z. B. Luzernesprossen (Alfalfa), die vorher augenblicklich eine Diarrhö hervorgerufen hatten. Nun ging es mir gut. Da Luzerne zu den Gräsern gehören, schloß ich, daß meine Pollenallergie auch verschwunden war. Monate später, als Baum- und Graspollen erschienen, zeigte ich keinerlei Reaktion. Zum ersten Mal in meinem Leben fühlte ich mich im Frühling und Sommer nicht erschöpft und unwohl. Zum ersten Mal ging es mir gut und ich wußte, daß ich das entscheidende Mittel gefunden hatte, um auch weiterhin gesund zu bleiben.

Nach jahrelangen Studien über alternative Medizin, Ernährung und Ergänzungspräparate hatte ich mich zu einem Praktiker für ganzheitliche Gesundheit entwickelt, der Ernährungs- und Nährstofftherapie anwendete und zunehmend die angewandte Kinesiologie in sein therapeutisches Vorgehen mit einbezog. Ich war nun neugierig, ob sich das oben beschriebene Ergebnis auch bei anderen umweltkranken Menschen wiederholen ließ. In der ersten Woche nach meiner eigenen Balance hatte ich erstmals Gelegenheit dazu. Ellen war seit acht Jahren krank. Wegen ihrer Beschwerden wie Erschöpfung, Schwindelanfälle, Übelkeit, Hypoglykämie, Dermatitis usw. war sie bei vielen Ärzten gewesen. Bei ihrem ersten Besuch erwies sie sich als allergisch gegen alles (Nahrung, Chemikalien, Pollen). Sogar das Gehen fiel ihr schwer, ihre Knie wurden weich — vermutlich bedingt durch eine Erschöpfung der Nebennieren.

Nach zweistündiger Balance fühlte sie sich schon viel besser. Im Laufe des Tages konnte sie alles essen, ohne irgendwelche Symptome zu bekommen. Die Allergien gegen Pollen und Chemikalien hörten ebenfalls auf. Das war die Geburtsstunde der Candidabalance. Ellen brauchte diese Balance kein einziges Mal zu wiederholen. Bei anderen war die Wirkung nicht immer so schlagartig und langanhaltend wie bei Ellen. Doch tatsächlich besserten sich bei jedem Energie, Stimmung, Koordination, Kreislauf, allgemeiner Gesundheitszustand, und die Allergien gingen zurück. Bei allen untersuchten Personen zeigte sich, daß sie (wie ich) ihre Immunschwäche überwunden hatten — jeder Arzt würde die Ergebnisse dieser Blutuntersuchungen akzeptieren. Viele Mythen über ökologische Krankheiten wurden, wie wir sehen werden, durch diese Arbeit gründlich widerlegt. Das Eliminieren von übermäßigem Wachstum z. B. bei Candida und das Meiden aller »Segnungen« des 20. Jahrhunderts führt bei Menschen mit ökologischen Krankheiten eben oft *nicht* zu einer Besserung.

1984 fand das erste Human Ecology Balancing Sciences Seminar statt. Seitdem habe ich für Laien und Ärzte HEBS-Seminare in den Vereinigten Staaten, in Kanada, Europa, Australien und Neuseeland gegeben. Die Erkenntnis, daß erst die Verbindung von ökologischer und energetischer Balance zum Erfolg führt, ist dabei auf große Zustimmung gestoßen.

2

Allergien

Zu Beginn kurz ein paar Worte über die zugrundeliegenden Ursachen von Allergien. Die vielen Aspekte dieses augenscheinlich komplexen Themas werden so dargelegt, daß jeder sie verstehen kann. Behandelt werden auch die vielen durch Allergien ausgelösten Beschwerden, die eigentlichen Ursachen von Allergien, neue Arten von Energie-Allergien und was man dagegen tun kann.

Zunächst muß definiert werden, wann wir den Begriff »Allergie« verwenden, wobei uns die Vorgeschichte Hinweise gibt. Der Wiener Kinderarzt Clemens von Pirquet hat 1906 erstmals den Begriff Allergie geprägt. Das Wort Allergie setzt sich zusammen aus den griechischen Wörtern allos, »anders«, und ergon, »Reaktion«. Der Dachbegriff *Allergie* umfaßt also streng genommen sämtliche Formen einer geänderten Reaktionsbereitschaft. Eine Allergie ist somit eine veränderte Reaktionslage des Körpers auf eine bestimmte Substanz. Pirquet fand heraus, daß Mäuse unmittelbar auf eine zweite Injektion mit Eiprotein starben. Ein höheres Lebewesen reagierte hier anders oder ungewöhnlich (und verhängnisvoll) auf einen Umwelteinfluß — ein Nahrungsmittel. In der ersten Hälfte dieses Jahrhunderts wurden die körpereigenen Stoffe, die für ähnliche Reaktionen verantwortlich waren, entdeckt. Sie werden in diesem Kapitel etwas später besprochen. Medizinische Spezialisten erklärten daraufhin, diese Stoffe seien verantwortlich für alle Allergien. Leider behaupteten viele Allergologen, daß es sich nur dann um eine allergische Reaktion handeln könne, wenn genau diese Stoffe an einer »Reaktion« beteiligt seien. Aus diesem Grunde hielt man allen, die weiterhin darauf bestanden, gegen Nahrung,

Chemikalien oder irgend etwas anderes allergisch zu sein, entgegen, »es müsse seelisch sein«, da sich keine allergischen Substanzen dafür nachweisen ließen.

Daher begnügten sich die meisten Allergologen damit, Nesselsucht, Heuschnupfen, Asthma und Anaphylaxien — eine rasche, lebensbedrohliche Schockreaktion wie bei den Mäusen oben — zu behandeln. Die meisten Allergologen ignorierten die Tatsache, daß Müdigkeit, Kopfschmerzen, Magen-Darm-Störungen, Arthritis und viele »seelische« Erkrankungen auch durch eine veränderte Reaktionslage ausgelöst werden können, auch wenn die Stoffe andere sind oder der Mechanismus anders oder nicht bekannt ist. Tatsache ist, daß bereits die Ärzte im alten Griechenland ihren Patienten oft verboten, Milch zu trinken. Wenn dies nicht zum Erfolg führte, verwehrten sie ihnen jegliche Nahrung, bis es ihnen wieder gut ging, und zwar unabhängig von der Art der Beschwerden! Die alten Chinesen, Hebräer oder andere Völker kannten auch schon bestimmte Nahrungsmittelallergien. Das Interesse am Thema Allergien ist in den letzten Jahren merklich gestiegen. Es gibt Beobachter, die behaupten, Allergien seien epidemisch geworden. In den dreißiger Jahren bemerkte der Allergologe Dr. Albert Rowe, daß Allergien die zweithäufigste Ursache von Krankheiten nach den Infektionen sind. Vor kurzem behauptete Dr. Richard Mackarness, daß heute Allergien die Hauptursache von gesundheitlichen Beschwerden seien.

Wenden wir uns jetzt wieder der ursprünglichen Allergievorstellung als veränderte Reaktionslage zu. Alle Einflüsse, die den Körper schädigen, sei es durch Nahrung, Chemikalien, Pollen oder Energie (beispielsweise Mikrowellen, Fernsehen usw.), werden in diesem Buch als Allergien bezeichnet. Wir beziehen uns dabei auf die einzelnen Reaktionen. Nach der Vorstellung der griechischen Ärzte der Antike und nach dem Konzept der klinischen Ökologie (Human Ecology) bzw. der Umweltmedizin kann jede Allergie in einem bestimmten Individuum jedes Symptom auslösen.

Anstatt bei allergischen Menschen einzig auf (antiallergische) Medikamente zu bauen, empfehlen klinische Ökologen im Idealfall, Umgebung, Nahrungsgewohnheiten und Lebensweise zu ändern sowie die Einnahme von Ergänzungspräparaten. Sie erreichen damit einige wichtige Verursacher von Allergien wie z. B. geschwächtes Immunsystem, Candidiasis usw.

Vor jeglicher Betrachtung, was Allergie bedeutet, ist es ganz entscheidend, zu untersuchen, was sie nicht ist. Unsere postfreudianische Ära hat viele zu dem Glauben geführt, daß sich alle Allergien »im Kopf abspielen«. Noch bis vor 25 Jahren wurde eine allergische Nesselsucht als »Psychodermatitis« und allergische Ödeme (Schwellungen) als »angioneurotisches Ödem« bezeichnet. Noch heute kann man in medizinischen Zeitschriften über »psychosomatische Medizin« nachlesen, daß Asthma und andere allergische Erkrankungen einzig und allein durch »emotionalen Streß« verursacht werden. Wenn das stimmte, müßten alle Menschen keuchen.

Nur allzu leicht gerät man in diese psychosomatische Falle, weil Allergien meistens das Nerven- und Hormonsystem verändern und damit auch die Gefühlssituation. In der Vergangenheit wurde die auslösende Bedeutung von Allergien bei Erkrankungen der Haut, der Nebenhöhlen, der Lungen und des Verdauungsapparates von der »modernen« westlichen Medizin nur sehr zögernd anerkannt. Oft haben Allergologen von Allergien als dem »Bastard der Medizin« gesprochen. Das letzte Organ schließlich, das so dringend der Beachtung wegen seiner Empfindlichkeit gegenüber Allergien bedarf, ist das Gehirn. Leider können (oder wollen) viele Mediziner oder Psychiater nicht akzeptieren, daß Emotionen und Verhaltensweisen durch ein insgesamt sehr empfindliches Organ, das Gehirn, gesteuert werden.

Wenn man ausschließlich daran glaubt, daß eine Krankheit

»psychologisch« ist, scheint es immer so, als könne man die psychologischen Ursachen herausfinden! Folgende Beispiele aus der klinisch-ökologischen Literatur verdeutlichen diese sich selbst erfüllende Prophezeiung.

Eine Nonne wurde plötzlich depressiv. In ihren Gebeten erbat sie inständig Hilfe von Gott. Jeden Tag zündete sie eine Kerze an, kniete nieder und betete zu Gott, er möge ihr ein Zeichen wegen ihrer Krankheit geben. Kurz darauf verstärkten sich ihre Depressionen. Für sie und ihren Priester war dies ein Hinweis dafür, daß sie gesündigt hatte und bestraft worden sei. Sehr viel später suchte sie einen Ökologen auf, der durch Tests herausfand, daß sie auf die Hydrokarbonate, die beim Abbrennen der Kerze frei wurden, allergisch war! Keine Kerzen — keine Depressionen!

Ein anderes Beispiel ist eine Geschäftsfrau, die jeden Samstag und Sonntag Migräne bekam. Nach jahrelanger Therapie und psychoaktiven Medikamenten kamen verschiedene Psychologen und Psychiater einhellig zu dem Schluß, die Frau sei arbeitssüchtig und sie entwickle Schuldgefühle, wenn sie am Wochenende nicht arbeiten könne. Schließlich ergaben die Untersuchungen eines Ökologen, daß sie auf Fisch, den sie jeden Freitagabend zu essen pflegte, allergisch war. Kein Fisch — keine Migräne. Tatsächlich änderte sich auch ihr arbeitssüchtiges Verhalten, nachdem ihre Biochemie durch Weglassen der allergieauslösenden Nahrung korrigiert worden war. Es sollte deshalb bei den meisten Beschwerden zunächst die Ökologie (und dann erst die psychologischen Faktoren) untersucht werden.

Bei welchen Erkrankungen können Allergien die Ursache oder das Begleitsymptom sein? Hier nur ein Auszug aus der Liste. Denken Sie daran, daß die Candidiasis-Liste ähnlich ist, denn beide sind eng miteinander verflochten. Bei vielen dieser Beschwerden kommen zahlreiche andere Ursachen in Frage. Der erfahrene Praktiker stützt sich auf einen ausführlichen Vorbericht, körperliche Untersuchungen und geeignete Tests, um so die Ursache(n) einer Krankheit ausfindig zu machen.

Mögliche Allergiesymptome: Müdigkeit, Schwindelanfälle, Verwirrung, Kopfschmerzen, Migräne, Narkolepsie (viele Müdigkeits-Syndrome können eine Art Schläfrigkeit sein — Narkolepsie stellt die extreme Form dar), Nackenschmerzen, Rückenschmerzen, Arthritis; Magen-Darm: Gas, Blähungen, Diarrhö, Verstopfung, Ösophagitis, Kolitis, Ileitis, Hämorrhoiden, Entzündungen im Mund, Geschwüre, Verdauungsstörungen, schlechter Geschmack im Mund, Muskelschmerzen und Nervenzucken (zucken die Muskeln um Ihre Augen?), Doppelsehen, Hypoglykämie, erhöhter Blutzucker (Diabetes), Hautausschläge, Nesselsucht und andere Hauterkrankungen, Dermographismus (auf leichten Druck rötet sich die Haut oder wird weiß), Dyslexie, Hyperaktivität, häufiges Harnlassen, Bettnässen, brennender Schmerz beim Harnlassen. Emotionale Symptome: Depression, Ängstlichkeit, Paranoia, Schizophrenie, Herzrhythmusstörungen, Herzjagen, Gelenkschwellungen, Sinusitis, Nasenlaufen nach dem Essen, Ringe unter den Augen, Ohrenschmerzen, Pankreatitis, Schmerzen in der Gallenblase, zu hoher oder zu niedriger Blutdruck, Anaphylaxie, verschiedene abnorme neurologische Empfindungen (wir fragen z.B., ob jemand manchmal Juckreiz bekommt, als ob ein Insekt auf der Haut krabbelt), Hitzewallungen, Morgenübelkeit in der Schwangerschaft, Schlaflosigkeit, Über- und Untergewicht und Candidiasis — tatsächlich kann Candidiasis durch Allergien verursacht werden oder sie auslösen. Und vieles mehr...

Die Frage, wie Allergien so viele chronische, degenerative Erkrankungen auslösen können, versetzt uns immer wieder in Erstaunen. Wenn eine Allergie etwas so »Harmloses« bewirken kann wie z.B. Heuschnupfen, andererseits auch eine derartig extreme Reaktion (und auch tödliche) wie beim anaphylaktischen Schock, ist dann nicht die Annahme logisch, daß chronische degenerative Erkrankungen, die zwischen diesen beiden Extremen liegen, durch Allergien herbeigeführt werden? Oder sollen wir glauben, daß »das Fehlen von geeigneten Medikamenten« die Ursache aller Krankheiten sei?

Zur Erklärung, wie die oben genannten Beschwerden durch bestimmte Formen der allergischen Reaktion hervorgerufen werden, beginnen wir mit einer kurzen Übersicht über das Immunsystem und die klassischen Allergien. Danach kommen wir zu den neueren Entdeckungen der klinischen Ökologie und schließlich zum Bereich der Energie-Imbalancen.

Kurz gesagt setzt sich das **Immunsystem** aus zwei Komponenten zusammen. Zum einen sind es die weißen Blutzellen, die wiederum in zwei Hauptgruppen unterteilt werden: die T-Zellen (T steht für Thymus) und die B-Zellen (B steht für »bone marrow« = Knochenmark). Diese Bezeichnungen wurden von den vermutlich einzigen Bildungsstätten der Zellen abgeleitet. Weiterhin werden diese Zellen unterteilt; z. B. werden T-Zellen als T-Helferzellen, T-Killerzellen, T-Suppressorzellen usw. klassifiziert. Diese Namen sind in den Funktionen der jeweiligen Zellen begründet. Wie gesagt, viele dieser letzteren Zellen werden noch weiter unterteilt, doch wir brauchen hier nicht so weit vorzugehen.

Die B-Zellen produzieren den zweiten wichtigen Bestandteil des Immunsystems — die *Immunglobuline*. Dies sind keine Zellen — das riesige Wort läßt sich leicht entziffern. Es bezeichnet einfach nur ein großes sphärisches oder rundes Proteinmolekül des Immunsystems, dessen Abkürzung Ig lautet. Es gibt verschiedene Arten von Immunglobulinen wie IgA, IgD, IgE, IgG und IgM, die ebenfalls noch weiter unterteilt werden; doch brauchen wir das hier nicht zu erörtern. Die B-Zellen produzieren Immunglobuline als Reaktion auf die Anwesenheit eines Proteins (oder einer proteinartigen Substanz) im Blut. Immunglobuline werden auch als humorale (Blut-)Antikörper und die Fremdsubstanz als Antigen oder Allergen bezeichnet. Die klassische allergische Reaktion wird auch *Antigen-Antikörper-Reaktion* genannt.

Die zuvor erwähnte klassische allergische Reaktion läuft meist mit Beteiligung einer relativ großen IgE-Menge ab. So definieren die Allergologen eine Allergie. Mehr und mehr Allergologen untersuchen eine allergische Reaktion auch aufgrund von anderen Antikörpern und Beteiligung anderer Immunglobuline, z.B. IgG. Alle Immunglobuline können Antigen-Antikörper-Komplexe nach dem Schlüssel-Schloß-Prinzip wie in Abb. 1 dargestellt bilden.

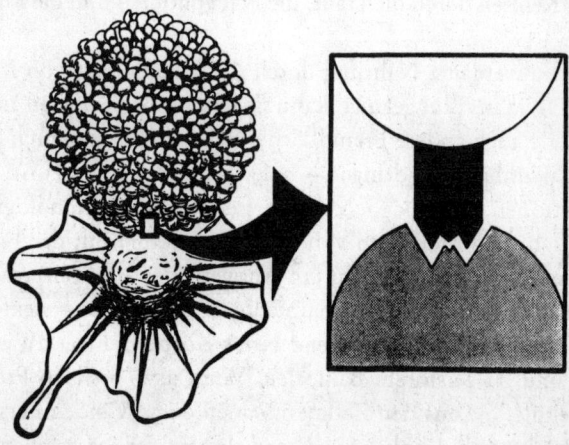

Abbildung 1: Eine Schlüssel-Schloß-Analogie bei der Antigen-Antikörper-Reaktion. Links: Ein Antikörper umschließt den Proteinmarker. Rechts: Die Schlüssel-Schloß-Verbindung.

Die klassischen Allergien und die Allergiemodelle der klinischen Ökologen können scharf voneinander unterschieden werden. Statt Beteiligung von sehr viel IgE wird dort eine Immunschwäche für verschiedene Allergien verantwortlich gemacht. Viele Menschen mit mehrfachen Allergien und Candidiasis weisen tatsächlich einen schwerwiegenden Mangel an zellulären und/oder Protein-Antikörpern des Immunsystems auf.

Dies führt uns zu einer der möglichen Ursachen von chronischen Allergien — erniedrigtes IgA. IgA hat die Aufgabe, die Schleimhäute des Körpers, z. B. in den Nebenhöhlen, im Atmungstrakt, unter der Haut, im Magen-Darm-Trakt, in der Vagina usw. zu umkleiden. Es wird als (s) IgA bezeichnet, und »s« bedeutet dabei »sekretorisch«. (s) IgA dient als Barriere gegen die Außenwelt und soll die Resorption unverdauter Nahrungsmoleküle aus der Schleimhaut des Verdauungskanals ins Blut verhindern, ebenso wie den Übertritt von Chemikalien, Pollen oder Keimen durch die Haut, die Nebenhöhlen und die Lungen usw.

Wenn unverdaute Nahrung durch die Schleimhaut von Magen und Darm ins Blut gelangt, kann sie sehr großen Schaden anrichten, wie auch andere Fremdkörper-Substanzen, die durch andere Schleimhäute eindringen — sofern (s) IgA erniedrigt ist. Zwei Reaktionen sind möglich. Die erste ist eine immunologische, nämlich die Produktion von Antikörpern, die mit der Fremdkörper-Substanz (nunmehr ein Antigen oder Allergen) reagiert. Man sieht daran, daß die Hauptaufgabe des Immunsystems darin besteht, Keime oder irgend etwas Körperfremdes zu erkennen und zu zerstören. Bakterien, Viren usw. besitzen Proteinmoleküle, die aus den Zellmembranen oder Wänden hervorragen (siehe Abb. 1 links). Sie dienen als Markierungszeichen, und natürlich haben auch unsere eigenen Zellen ihre eigenen Markierungszeichen. Die sind es, auf die die Bestandteile des Immunsystems achten und dann entscheiden, was körpereigen oder was fremdartig ist. Darüber hinaus dienen diese Markierungszeichen als Schablone zur schnellen Produktion von Antikörpern, sofern sich ein Keim im Körper befindet. Diese Reaktion läuft wieder nach dem Schlüssel-Schloß-Prinzip ab. Die Immunbestandteile heften sich an die fremden Markierungszeichen und produzieren eine Hauptmatrize. Da das Immunsystem nicht in der Lage ist, Markierungszeichen aus der Nahrung von eindringenden Keimen zu unterscheiden, kann es zur Produktion einer großen Menge von Antikörpern kommen, wenn unverdaute Nahrungsmoleküle (besonders Proteine) ins Blut gelangen. Eine allergische Reaktion kann unmittelbar folgen. Sie erinnern sich, daß so Allergien entdeckt worden sind. Die erste Injektion von Eiprotein in tierisches Blut — unter Umgehung von IgA (und anderen Schutzmechanismen) — führte zur Produktion von Antikörpern. Bei der zweiten Proteininjektion lagen sie reaktionsbereit vor. Die bei der dabei ablaufenden Antigen-Antikörper-Reaktion freigesetzten Substanzen waren ausreichend und toxisch genug, um umgehend die Mäuse zu töten. An späterer Stelle werden wir den zweiten Reaktionstyp behandeln; dabei kommt es durch unverdaute Substanzen zu einer direkten Wirkung auf das Körpergewebe.

Zuerst werden wir die Substanzen oder Mediatoren, die bei einer allergischen Reaktion freigesetzt werden, untersuchen. Das erste ist das gut bekannte Histamin. Es kann eine Kontraktion der glatten Muskeln bewirken. Diese Muskeln werden vom autonomen Nervensystem gesteuert, im Gegensatz zur Muskulatur des Skelettes, deren Bewegungen wir unmittelbar kontrollieren können. Glatte Muskeln regulieren die Funktionen des Atmungs- und Verdauungstraktes usw. Histamin hat zudem eine starke Wirkung auf das Gefäßsystem, d. h. es kann die Blutgefäße erweitern. Wenn sich die Gefäße in Ihrer Nase erweitern, werden sie »undicht« und Ihre Nase fängt an zu laufen. So können Heuschnupfen-Symptome entstehen. Man sagt, daß die Kapillar-Permeabilität erhöht ist. Zunächst glaubte man, daß Histamin-Rezeptoren ausschließlich in der Haut, den Nebenhöhlen, im Atmungtrakt und in den Blutgefäßen existieren. (Wenn eine Zelle Histamin-Rezeptoren auf ihrer Membran besitzt, wird sie Histamin resorbieren und auch darauf reagieren. Auch hier wieder wirkt das Schlüssel-Schloß-Prinzip.) Seit neuestem hat man einen anderen Histamin-Rezeptortyp — H2 — im Magen-Darm-Trakt und im Gehirn gefunden.

Der Hypothalamus ist ein Hirnbereich mit sehr vielen H2-Rezeptoren. Er hat vielfältige Funktionen, wie die Steuerung von Appetit, Schlaf, Emotionen und der Hirnanhangdrüse. Letztere war früher als der »Chef« des endokrinen Systems bekannt. Zudem liegt der Hypothalamus in einer Hirnregion, die schlecht durch die normale Blut-Hirn-Schranke geschützt ist. Diese sorgt dafür, daß nur Glukose und andere einfache Substanzen ins Gehirn dringen. Über eine allergische Reaktion kann Histamin die Emotionen, den Energiepegel, das Schlafmuster, den Appetit, das Körpergewicht und das Endokrinum beeinflussen. Teilweise ist das Vorkommen und die Zahl von Histamin-Rezeptoren in den Organen genetisch festgelegt, was sich allerdings im Laufe des Lebens auch ändern kann. Durch Histamin können Kopfschmerzen auf zwei Arten ausgelöst werden; in der Schläfengegend z. B. durch einfache Verstopfung der Nebenhöhlen. Solch ein Kopfschmerz wird oft, vor Untersuchungen über eine mögliche Allergie, auch als Spannungskopfschmerz genannt. Daneben können Histamin oder andere allergische Mediatoren die Blutgefäße erweitern. Schmerz entsteht, weil diese Dehnung auf die Nerven entlang der Blutgefäße wirkt. Auch kann das Gehirn selbst immer etwas anschwellen. Es wird dann als zerebrales Ödem bezeichnet, was neurologische oder »emotionale« Symptome hervorrufen kann. Wenn größere Blutgefäße (z. B. die herznahen) sich durch Histamin oder ähnliche Mediatoren sehr erweitern, sinkt der Blutdruck möglicherweise bis auf Null ab und der Tod tritt ein. Dies ist Teil einer anaphylaktischen Reaktion, wie nach der zweiten Injektion von Penicillin, von der Sie vielleicht gehört haben.

Wie wirken nun Histamin-Rezeptoren auf das Gewebe von Magen und Darm? Hier kann man ahnen, daß viele Erkrankungen des Verdauungstraktes durch Allergien ausgelöst werden oder damit zusammenhängen. Zu nennen sind Geschwüre, Kolitis usw. Betrachten wir nun die Ulzera. Tagamet gehörte in den Vereinigten Staaten zu den am häufigsten verschriebenen Arzneimitteln. Vor einigen Jahren konnte es Valium von Platz 1 verdrängen. In der Roten Liste für Ärzte wird angegeben, daß Tagamet ein »H2-Rezeptor-Antagonist« ist. Das heißt, Tagamet heftet sich an die Mastzellen des Magens und verhindert, daß sie Histamin resorbieren. Sobald nämlich Histamin aufgenommen wird, kommt es zu einer starken Säureausschüttung, aus der ein Magengeschwür entstehen kann. Doch warum kommt Histamin ausgerechnet im Magen vor? In den meisten Fällen als Folge einer Nahrungsmittelallergie. Zweifellos wäre es also besser, durch angemessene Maßnahmen die zugrundeliegenden Allergien zu erkennen und zu beseitigen! Man glaubte früher, Tagamet habe keine Nebenwirkungen, doch heute weiß man, daß es eine Reihe von unerwünschten Wirkungen hat — unter anderem spielt es auch eine Rolle bei Candidiasis. Die Bedeutung von Allergien bei Kolitis und Ileitis wurde schon vor 50 Jahren erkannt. Dennoch postulieren heute noch Magen-Darm-Spezialisten fiktive Viren und geben ihren Patienten Medikamente, die das Übel nicht bei der Wurzel packen. Auch hier werden Allergien wieder auf Kosten des Patienten unter den Teppich gekehrt.

Untersuchen wir nun ein anderes Magen-Darm-Leiden, das in ähnlichen Büchern nicht abgehandelt wird. Man bezeichnet es auch als Dumping-Syndrom, und gemeint ist ein Krampf des Magenpförtners (zwischen Magen und Darm). Öffnet er sich zu weit, gelangt der Mageninhalt zu rasch in den Dünndarm. Dringt viel Nahrung oder sogar Wasser ein, entsteht hier eine starke Blutansammlung, um die vermeintliche Nahrung zu resorbieren. Im übrigen Teil des Körpers und insbesondere im Gehirn kommt es zu einem plötzlichen Blutmangel, zur hypovolämischen Reaktion oder zur Verminderung des Blutvolumens, so daß der Mensch einen Schwächeanfall bekommt. Ich selber habe so etwas mehrere Male erlebt, was von Ärzten jedoch nicht erkannt wurde (doch Rowe hat es in seiner Veröffentlichung erwähnt). Nun zu einer anderen Substanz, die bei einer allergischen Reaktion freigesetzt wird — dem Serotonin. Ähnlich wie Histamin, dem es sehr ähnelt, handelt es sich um einen Neurotransmitter. Diese Verbindung ist verantwortlich dafür, wie wir denken und fühlen und auch für die Übermittlung von Signalen im Nervensystem. Zu wenig Serotonin führt nicht selten zu Depressionen, zwanghaftem Verhalten und zu Schlaflosigkeit. Zweifellos wird der Tag-Nacht-Rhythmus auch durch Serotonin und andere allergische Mediatoren beeinflußt. Hohe Serotonin-Spiegel können Asthma oder Sinusitis auslösen. Kontakt mit negativ geladenen Ionen kann den Serotoninspiegel normalisieren. Fühlen Sie sich vielleicht unter der Dusche, an einem Wasserfall oder in der Nähe eines negativen Ionengenerators besser?

Ein anderer Allergie-Mediator wurde früher SRS-A oder slow reacting substance of anaphylaxis genannt und wird heute als Leukotrin bezeichnet. Durch ihn können Asthma oder anaphylaktische Reaktionen ausgelöst werden. Ähnlich wie Histamin wirkt er auf die Gefäße und kann die glatten Muskeln zur Kontraktion veranlassen. Kinine, die ebenfalls eine Kontraktion glatter Muskeln erzeugen, gehören zu einer weiteren Klasse von Allergie-Mediatoren. Diese Entzündungsstoffe können einen stechenden oder stumpfen Schmerz und Schwellungen in den Muskeln, Gelenken und Nebenhöhlen usw. auslösen. Kinine wirken mitunter auch als sekundäre Mediatoren. Sie werden in diesem Fall nicht durch eine allergische Antwort freigesetzt, sondern erst als Reaktion auf primäre Mediatoren. Ein anderer sekundärer Mediator ist das Prostaglandin, das auch Entzündungen auslöst. Nach Bildung großer Antigen-Antikörper-Komplexe und anschließender Komplementbildung kann es vorübergehend zur Verengung von Gelenken, Blutgefäßen usw. kommen, was zu einem lokalen Trauma führt.

Alle Mediatoren von allergischen Reaktionen sind gefäßaktiv, entzündungsauslösend und/oder können die Nervenleitung verändern. Jetzt sollte Ihnen klar sein, daß »Allergien jedes Symptom auslösen können«. Es gibt viele Allergieformen, denn die Immunreaktion ist noch immer nicht aufgeklärt. Bei manchen Menschen treten weniger Symptome während einer Erkältung auf. In den ersten Phasen eines Schnupfens läßt sich die Erkrankung verhindern, wenn man Allergenen aus dem Wege geht. Ist der Schnupfen jedoch einmal da, scheinen bestimmte Allergene weniger Symptome hervorzurufen! Vielleicht ist das Immunsystem jetzt mehr mit den Keimen beschäftigt als mit den Nahrungsbestandteilen.

Wenden wir uns nun wieder der Vorstellung der Immunschwäche zu, insbesondere dem erniedrigtem (s) IgA. Erinnern Sie sich daran, daß bestimmte Menschen mit niedriger Konzentration dieses Antikörpers in den Schleimhäuten empfindlicher und *durchlässiger* für die Außenwelt sind. Auch wenn keine Antigen-Antikörper-Reaktion stattfindet, können unter diesen Bedingungen Stoffe ins Blut dringen und empfängliche Organe direkt schädigen. Durchlässigkeit ist zwar der Schlüssel zum Verständnis ökologischer Krankheiten, aber nicht die alleinige Antwort. Bei vielen Menschen lassen sich durch Blutuntersuchungen unverdaute Proteine im Blut nachweisen, ohne daß sie deswegen allergische Reaktionen haben. Energie-Imbalancen sind, wie wir später sehen, Teil der Antwort auf diese Anomalie.

Dr. med. William Philpott und seine Mitarbeiter haben entdeckt, daß die **Bauchspeicheldrüse** nicht selten durch unverdaute Proteine und Fette direkt angegriffen wird. Ein solches Organ nennt man auch Schockorgan. Andere unverdaute Nahrungsbestandteile können bevorzugt verschiedene andere Organe oder Gewebe schädigen. Gluten, besonders Weizengluten, kann den Magen-Darm-Trakt, das Nervensystem und die Leber beeinträchtigen. Philpott entdeckte bei bestimmten Personen erhöhte Leberenzyme nach Aufnahme von Weizen und Tomaten, andere Nachtschattengewächse (Kartoffeln, Pfeffer, Tabak) wurden kürzlich als Ursache von Arthritissymptomen wiederentdeckt. Tomaten enthalten relativ viele toxische Alkaloide, und bis vor etwa 100 Jahren wurden sie vom Menschen gemieden. Offenbar war die menschliche Species bis dahin klug genug, diese zu meiden. Was übrigens für Tiere ganz selbstverständlich ist, die unverträglichen Nahrungsmitteln für den Rest ihres Lebens aus dem Wege gehen. Wenden wir uns nun kurz Milchprodukten zu, die in Verruf geraten sind, weil sie Magen-Darm- und Kreislaufkrankheiten auslösen. Einfach ausgedrückt gehören Produkte aus pasteurisierter und homogenisierter Kuhmilch zu den schlechtesten Nahrungsmitteln, die jemand zu sich nehmen kann. Lassen Sie sich durch Dogmen nicht beirren; für den Menschen ist es unnatürlich, derartige Milchprodukte aufzunehmen!

Natürlicherweise trinkt ein Säugetier ausschließlich seine eigene Muttermilch, und dies auch nur im Säuglingsalter. Die Gewöhnung an ein Nahrungsmittel kann 100 000 Jahre und länger dauern; Milchprodukte werden erst seit einigen tausend Jahren verzehrt. Etwas Unnatürliches muß nicht unbedingt maschinell hergestellt werden! Auch die in Rohmilch enthaltenen Proteine (Kasein, Laktalbumin, Molke) sind manchmal allergieauslösend. Die meisten Menschen entwickeln irgendwann eine Unverträglichkeit gegen die Zucker in der Milch (Laktose und Galaktose). Laktoseintoleranz kann auf eine Milchallergie zurückzuführen sein. Durch den Homogenisierungs- und Pasteurisierungsvorgang wird auch das Enzym Xanthinoxidase gebildet. Diese Substanz entfaltet in größeren Mengen eine giftige Wirkung auf die Blutgefäße und bahnt den Weg für Herz-Kreislauf-Krankheiten. Autopsien von in Vietnam gefallenen 18jährigen brachten Blutgefäße wie bei einem alten Menschen zutage. Die Xanthinoxidase aus Milchprodukten ist möglicherweise Ursache dafür. In Europa wird rohe Ziegenmilch mit besseren Ergebnissen verwendet, obwohl auch sie Laktose enthält. Handelsübliche Milchprodukte sind zudem nicht selten schlechte Kalziumlieferanten. Rohmilch enthält ein Enzym, das das Kalzium von Phosphor, an den es gebunden ist, abspaltet. Durch Pasteurisieren wird dieses Enzym zerstört, und der Mensch kann deshalb das in der Milch enthaltene Kalzium nicht verwerten. Mißtrauen Sie ernährungswissenschaftlichen »Neuigkeiten«, die vielleicht durch Zuschüsse von der Milchindustrie unterstützt worden sind! Fettfreie Milch ist meist kaum weniger harmlos, denn sie enthält noch allergieauslösende Proteine und unverdauliche Zucker. Schließlich kann sogar Muttermilch gefährlich sein, wenn das Baby darunter leidet, daß die Mutter nicht die Nahrungsmittel meidet, gegen die sie allergisch ist. Unverdaute Proteine können in die Milch übertreten und das Kind schädigen.

Noch ein letztes Wort zur Milch. Milch ist alkalisch oder basisch — das Gegenteil von sauer. Alkalinität unterdrückt Azidität, z. B. bei einem ulzerösen Magen. Das war die logische Grundlage des Vorgehens vieler Gastroenterologen, wenn sie ihren Ulkus-Patienten eine Milchdiät verordneten. Die meisten wissen es heute besser. Erinnern Sie sich daran, daß allergische Reaktionen im Magen zur Histamin- und anschließenden Säurefreisetzung führen. Alkalische Milch kann zwar ihre eigene Säurefreisetzung unterdrücken — aber nur vorübergehend. Denn schon Stunden später kommt es zu einem aziden oder sauren Magen. Man sagt auch: »Zeige mir den, der mit einem sauren Magen erwacht, und ich zeige dir einen Menschen, der die Nacht zuvor großen Appetit auf Milch verspürt hat.«

Ein anderes Nahrungsmittel, das von Menschen noch nicht sehr lange verzehrt wird, ist Weizen. Manche behaupten, er sei ein unnatürliches Hybrid, das erst seit den letzten 5000 Jahren kultiviert und gegessen wird. Anthropologen berufen sich auf Höhlenmalereien, in denen Arthritis und Schizophrenie dargestellt werden und die zeitlich mit dem Beginn des Weizenverzehrs zusammenfallen.

Wenn ein Nahrungsmittel (wie z. B. Milch) Entzündungen von Magen und Darm hervorruft, werden die Nährstoffe schlecht resorbiert. Diese Irritation kann auch die Resorbierbarkeit von Nährstoffen aus anderen Nahrungsmitteln tagelang herabsetzen. Die allergieauslösenden Eigenschaften eines Nahrungsmittels haben daher Vorrang vor dessen theoretischem Nährwert. Im Spinat liegt das Eisen unverdaulich gebunden als Oxalat vor (was bei bestimmten Menschen Nierensteine erzeugt). Chronische Magen-Darm-Entzündungen durch Aufnahme allergener Nahrungsmittel oder übermäßiges Essen ist die Hauptursache für Fehlernährung in sogenannten zivilisierten Ländern. Auch können durch Reizung von Magen und Darm unverdaute Moleküle der Nahrung resorbiert und allergische Reaktionen ausgelöst werden.

Wenden wir uns nun der Bauchspeicheldrüse zu. Dieses Schockorgan kann Teil eines *Teufelskreises* sein. Neben der Produktion von Insulin und anderen Hormonen gibt die Bauchspeicheldrüse Verdauungsenzyme, wie z. B. Pankreatin oder alkalische Salze (Bikarbonate), in den Dünndarm ab. Der Magen braucht ein saures Milieu (um Proteine aufzuspalten und Keime zu zerstören), während der Dünndarm alkalisch sein muß. In der Tat bewirkt der Säuregrad im Magen, daß die Bauchspeicheldrüse den Dünndarm alkalisch macht. Wenn daher der Magen nicht ausreichend angesäuert ist, wird der Dünndarm paradoxerweise zu sauer. Bei einer zu durchlässigen Magen-Darm-Schleimhaut können unverdaute Proteine oder Fette ins Blut übertreten und zur Bauchspeicheldrüse gelangen, wo sie resorbiert werden. Die wiederum kann deshalb derart gestört sein, daß sie auf verschiedene Weise schädigend reagiert. Es kann zur Über- oder Unterproduktion von Insulin und darauf zur Hypoglykämie (niedriger Blutzucker) bzw. Diabetes kommen oder auch zu einer Unterproduktion von Verdauungsenzymen. Stehen letztere nicht bereit, werden wahrscheinlich unverdaute Nahrungsmittelmoleküle im Magen-Darm-Trakt resorbiert. Und das ist der Teufelskreis. Unterbrochen werden kann er durch eine Allergie-eliminierende Diät und/oder Einnahme von Verdauungsenzymen. Nebenbei macht der Zusammenhang zwischen Allergien und schlechter Verdauung mehrere »freie« Arten von »Allergietests« möglich. Wenn Sie unverdaute Nahrung im Stuhl entdecken oder im Urin riechen, sollten Sie diese Nahrungsmittel meiden. (Ein anderer »freier« Test ist der Coca-Pulstest; ändert sich Ihr Pulsschlag innerhalb einer Stunde nach dem Essen, so liegt vermutlich eine Allergie vor. Bei diesem Test werden manche Nahrungsmittelallergien übersehen.)

Kehren wir nun zur Bauchspeicheldrüse zurück. Dr. med. Philpott stellt in seinem Buch einen Zusammenhang zwischen Allergien, Hypoglykämie und Diabetes her. In seinen eigenen klinischen Tests konnte er nachweisen, daß einzelne allergieartige Reaktionen auf Nahrungsmittel und Chemikalien einen erhöhten oder erniedrigten Blutzucker verursachen können. Bei einer ökologischen Untersuchung wurden die Werte für Glukose und Insulin im Hungerzustand bestimmt. Er wiederholte diese Tests nach Aufnahme oder Einatmen potentieller Allergene. Solche Nahrungsmittel brauchen nicht notwendigerweise Zucker oder Kohlenhydrate zu enthalten! Dennoch kann sich der Blutzuckerspiegel drastisch ändern. Bei den meisten Menschen kommt es zu einem deutlichen Anstieg des Blutzuckers — sogar bei den sogenannten Hypoglykämikern. Im Hungerzustand entpuppen sich letztere als in irgendeiner Form diabetisch.

Philpott verwendet dafür den Begriff »chemischer Diabetes«, um hohe Blutzuckerreaktionen auf bestimmte Nahrungsmittel zu bezeichnen. Die meisten Hypoglykämiker sind daher in Wirklichkeit chemische Diabetiker. Dies überrascht nicht, da viele ganzheitlich orientierte Mediziner den Anblick eines dürren, nervösen Hypoglykämikers kennen, der sich schließlich in einen übergewichtigen, müden »Alters«-Diabetiker verwandelt.

Trotz dieser Erkenntnisse ist die Existenz der Hypoglykämie in der konventionellen Medizin nach wie vor umstritten.

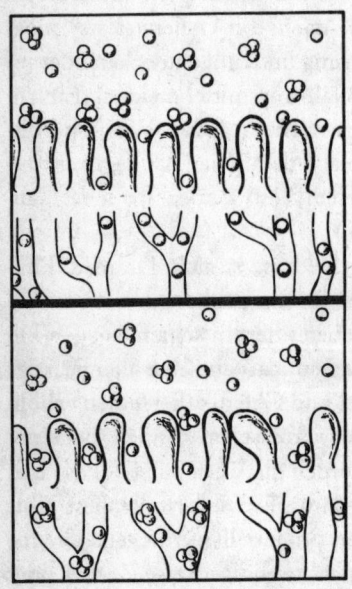

Abbildung 2: Normale (oben) und übermäßig durchlässige (unten) Magen-Darm-Schleimhaut. Oben: Nur eine Aminosäure dringt durch die Schleimhaut ins Blut. Unten: Nicht aufgespaltene Peptide (drei Aminosäuren) werden resorbiert.

Viele Behandler empfehlen auch immer wieder kohlenhydratarme und proteinreiche Diät. In Einzeltests verträgt der »Hypoglykämiker« jedoch nicht selten Ahornsirup, aber gerade keine eiweißreiche Nahrung wie Rindfleisch oder Käse. Jene letzt-

42

genannten Nahrungsmittel können durchaus den Blutzucker beeinflussen!

Was sind die *untrüglichen Kennzeichen für Hypoglykämie*? Wenn der Blutzuckerspiegel stark schwankt, wird das gesamte endokrine System in Alarmbereitschaft versetzt. Man hat dieses System auch mit einem Orchester verglichen, das stets versucht, die (chemische) Harmonie zu bewahren. Ein sinkender Blutzucker regt die Nebennieren zur Sekretion von Adrenalin und anderen Streßhormonen an. Indem der Körper mit Adrenalin weiterarbeitet anstatt mit einem stabilen Glukosespiegel, wird zunächst ein Schwächeanfall verhindert. Es kann jedoch ein Alptraum sein, so zu leben. Übermäßige Produktion von Nebennierenhormonen oder ein schwankender Blutzucker- bzw. Insulinspiegel sind häufig von Ängstlichkeit, Zittern, einem Gefühl eines drohenden Verhängnisses, Schwindelanfällen, Schläfrigkeit, Verwirrung, Unsicherheit, Müdigkeit, häufigem Heißhunger und Depressionen begleitet. Bestimmte Arten des Autismus wurden von Philpott mit Allergie-induzierten (hohen) Blutzucker-Reaktionen in Verbindung gebracht.

Der Hypoglykämiker wird oft am Nachmittag von Schwäche und Müdigkeit überfallen. Wir fanden, daß Mais bei vielen Menschen zur Hypoglykämie führt. (Dies hängt möglicherweise mit dem ungewöhnlichen Verhältnis der Aminosäuren Leucin und Isoleucin im Mais zusammen). Wann pflegen die Menschen in Mexiko (wo Mais Hauptnahrungsmittel ist), Siesta zu halten? Ja, am Nachmittag. Faszinierend ist es zu beobachten, wie die einzelnen Völker mit ihrer jeweiligen Hypoglykämie auf verschiedene Weise fertigwerden. In England liegt die Tee-(Koffein-)Zeit beispielsweise auch zwischen 15 und 16 Uhr. Nun zurück zum Mais; möglicherweise ist es günstig, daß der Zucker, der in den meisten Labors für Blutzuckertests herangezogen wird, der Traubenzucker (Dextrose) ist. Er stammt aus Mais. Wenn Sie gegen ein Nahrungsmittel allergisch sind, ist es durchaus möglich, daß Sie auf all die Produkte, die daraus gewonnen werden, auch reagieren. Man kann unmöglich Protein-Antigene hundertprozentig aus der Substanz entfernen, aus der das Produkt hergestellt worden ist. Die meisten Allergologen meinen, daß Sukrose (Rohr- oder Rübenzucker), der am meisten verbreitete Zucker, unmöglich allergische Reaktionen auslösen kann. Doch bleiben immer einige Antigene aus Zuckerrohr oder Rüben (aus denen der Zucker gewonnen wird) zurück — wie auch die zur Herstellung erforderlichen Chemikalien. Sukrose kann auch bei Candidiasis beteiligt sein; in versteckter Form gelangt sie auf Ihren Teller, z. B. besteht Karamel aus gebranntem Zucker. Nicht selten ist organischer Ahornsirup weniger allergieauslösend als Rohrzucker, Traubenzucker oder Honig.

Viele Menschen lassen sich heute von Schulmedizinern auf Hypoglykämie testen. Das ist nicht ganz unproblematisch. Während dieser Untersuchungen schlafen manche ein, werden bewußtlos, bekommen Krämpfe, »Schüttelkrämpfe« oder haben merkwürdige emotionale Reaktionen. Der Arzt hat sich während seines Studiums eine Zahl gemerkt, die den »Schwellenwert« für Hypoglykämie darstellt. Sinkt der Wert des Patienten nicht unter diesen Wert ab, sagt man ihm, sein Zuckerstoffwechsel sei normal?! Doch was der einzelne während dieser Untersuchung erlebt hat, interessiert niemanden. Tatsache ist, daß der Grad der Änderung des Blutzuckerspiegels mindestens ebenso wichtig ist wie der aktuelle Spiegel. Ein schneller Anstieg oder Abfall kann die oben genannten Symptome auslösen — unabhängig vom tatsächlichen Blutzuckergehalt. In Abbildung 3 ist die Kurve eines normalen Blutzuckers dargestellt sowie verschiedene Verläufe des Blutzuckerspiegels im abnormen Bereich. Die normale Kurve (A) zeigt einen langsamen Anstieg (nachdem nach zwölfstündigem Hungern eine Zuckerlösung getrunken wurde), ein langes Plateau und sinkt dann langsam ab. Kurve B zeigt die klassische Hypoglykämie — Abfall unter 50.

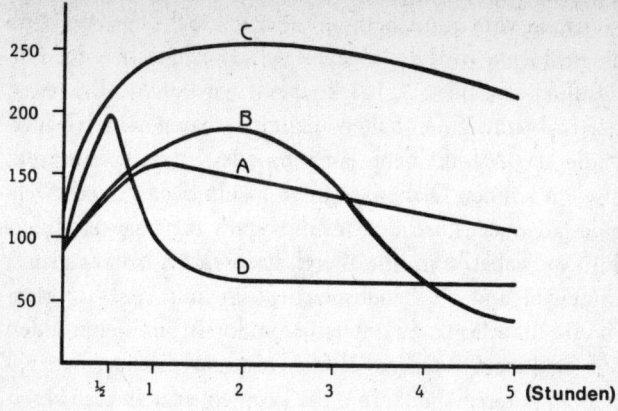

Abbildung 3: Normale (A) und abnorme (B, C, D) Blutzuckerkurven

Kurve D ist jedoch ebenfalls hypoglykämisch — beachten Sie den raschen Anstieg und den schnellen Abfall —, obgleich der Wert 50 nicht erreicht wird. Kurve C stellt eine diabetische Reaktion dar — hoher Blutzucker. Hätte der Patient lange genug gehungert oder 5 Tage lang keinen Mais gegessen, wären Kurve B oder D möglicherweise so wie Kurve C. Darauf hat auch Philpott hingewiesen. Erinnern Sie sich stets daran, daß ihre eigenen Symptome das beste Maß zur Bestimmung eines veränderten Blutzuckers ist. Sie können sich selbst testen, was Blutuntersuchungen in einem gewissen Rahmen überflüssig macht — sofern kein schwerwiegendes Problem vorliegt. Ein kompletter Allergietest kann auch für *Diabetiker* sehr nützlich sein. Philpott hat einen Zusammenhang zwischen juvenilem Diabetes, Altersdiabetes und Allergien herausgefunden. Art und Menge der Kohlenhydrate in der Nahrung können sehr viel nebensächlicher für den Insulinbedarf eines Diabetikers sein als die Allergenität der Nahrung. Es ist schockierend, daß »Diabetologen« nicht einmal überprüfen, ob der Patient auf das von ihm verwendete

Insulin allergisch ist. Dies ist ein sehr häufiges Problem! Früher wurde Insulin vom Rind, Schwein oder von Schwein und Rind gewonnen. Heute wird das sogenannte gentechnische oder Human-Insulin verwendet. In Wirklichkeit wird es von Bakterien produziert. Natürlich enthalten alle injizierbaren Mittel Trägerstoffe, die das Medikament langsam oder schnell freisetzen. Nicht selten können Diabetiker ihren Insulinbedarf durch Weglassen des allergieauslösenden Insulins stark verringern! Außerdem hilft es Diabetikern, alle allergieauslösenden Nahrungsmittel zu meiden und die Bauchspeicheldrüse mit Verdauungsenzymen und Bikarbonat zu unterstützen. In Verbindung mit den anderen in diesem Buch erwähnten Methoden kann man bei den meisten Altersdiabetikern ohne Probleme das Insulin absetzen. Und der jugendliche Diabetiker kann im allgemeinen ⅔ seines Insulinbedarfes weglassen. Wichtige essentielle Nährstoffe sind hier u. a. Chrom, Aminosäuren, Zink; ebenso wichtig ist eine Balance der Körperenergien.

Meine Auffassung ist, daß hypoglykämische und diabetische Reaktionen auch durch Candidiasis hervorgerufen werden können, insbesondere wenn ein Zerfallseffekt der Keime beteiligt ist. (Siehe auch nächstes Kapitel.)

Nun zurück zur Verdauung. Philpott entdeckte, daß die Resorption von unverdauten Nahrungsmitteln verhindert werden konnte, wenn ausreichend Verdauungsenzyme vor einer Mahlzeit eingenommen wurden. Wenn der Magen Unterstützung benötigt, kann man Pepsin und Salzsäure (oder Glutaminsäure) geben. Viele ältere Menschen haben zu wenig Magensäure. Die Nahrung wird nicht richtig verdaut. Schmerzen, Unbehagen oder Gas sind die Folge, und deshalb nehmen sie Antazida ein — genau das Gegenteil von dem, was sie in Wirklichkeit benötigen, um das Übel bei der Wurzel zu packen. Empfehlenswert sind auch Bikarbonate 45 Minuten nach dem Essen, um so den Dünndarm alkalisch zu machen und einer Azidose (saurer Zustand) entgegenzuwirken, die sich als Folge einer allergischen Reaktion entwickelt.

Die Bauchspeicheldrüse ist bei allergischen Reaktionen oder bei unverdauten Nahrungsmitteln nicht das einzige Schockorgan. Genausogut können auch Leber, Milz, Lymph- und Nervensystem, endokrine Drüsen, Gelenke, Nieren und der Magen-Darm-Trakt direkt geschädigt werden. Einige Wissenschaftler behaupten, daß in den meisten Nahrungsmitteln gewisse schädliche Bestandteile enthalten sind; sie empfehlen deshalb, möglichst einer »minimalen Ernährungsweise« zu folgen. Wir haben schon auf die Alkaloide in Tomaten und anderen Nachtschattengewächsen hingewiesen. Nikotin und Koffein sind ebenfalls starke Alkaloide. Weiter unten werden wir die Exorphine in Getreide, Milch und Leguminosen besprechen. Tatsächlich enthalten alle Pflanzen eine besondere Art von Proteinen, die Lektine. Diese werden verdächtigt, bei bestimmten Formen von Zöliakie, Arthritis, Nieren- oder Immunkrankheiten beteiligt zu sein. Samen, Leguminosen und Knollen (Wurzelgemüse) enthalten viele Lektine, die beim Kochen mitunter nicht zerstört werden. Ebenso kommen in vielen Nahrungsmitteln Antivitamine, Antimineralien, Antienzyme oder hormonartige, giftige oder krebserzeugende Substanzen vor.

Agrartechniker züchten heute neue Hybridgetreide, die für unseren Körper möglicherweise fremd sind. Höchstwahrscheinlich hatten unsere primitiven Vorfahren nicht die Möglichkeit, so übermäßig zu essen, wie wir dies häufig tun. Es scheint von daher durchaus vernünftig, möglichst in anderen Dingen als im Essen allein Freude und Genuß zu suchen. Wir wollen hier nicht Alarm schlagen, doch warnt ein altes Sprichwort, wir sollten »essen, um zu leben, und nicht leben, um zu essen«. Wahrscheinlich sind wir für kleine Nahrungsportionen geschaffen. Auf diese Weise lassen sich Allergien auch auf ein Minimum reduzieren.

Eine Allergie wirkt sich wie eine *Sucht* aus. Wir sprechen auch vom Allergie-Sucht-Syndrom, dessen biochemische Ursachen hier kurz dargelegt werden. Sie können im Prinzip auf jedes Lebensmittel, auf das Sie häufig Heißhunger haben, süchtig sein. Einige Ärzte ordnen ein Nahrungsmittel automatisch in den Allergie-Sucht-Zusammenhang ein, wenn es häufiger als dreimal wöchentlich gegessen wird. In der Natur gab es weder Kühlschränke noch Speisekammern, und bestimmte Eßgewohnheiten konnten sich nicht entwickeln. Ebensowenig gab es die modernen Nahrungsmittel oder Nahrungsmittel-Kombinationen in diesem Überfluß. Sie reagieren entweder allergisch auf Ihre Lieblingsspeisen òder es sind die Nahrungsmittel, von denen Sie wissen, daß sie Ihnen nicht bekommen. Nahrungsmittel, aus denen Sie sich »nichts machen«, sind vielleicht am besten für Sie, allerdings werden Sie diese weniger in Hochstimmung bringen als Ihre allergieauslösenden Speisen. Ein anderer Anhaltspunkt dafür, daß eine Allergie die Ursache von Beschwerden ist, ist ihr *vorübergehendes* Auftreten. Infektionen, Verletzungen oder andere möglichen Ursachen äußern sich meist nicht nur vorübergehend wie eine Allergie, die durch gelegentlichen Kontakt mit dem Allergen entsteht.

Täglicher Verzehr von Nahrungsmitteln ohne irgendwelche »offensichtlichen« Reaktionen ist ein Beispiel für *maskierte Effekte*. Das heißt, die schlimmsten Symptome werden verschleiert, denn der Körper versucht, sich diesem Streß anzupassen. Maskierung und Allergie-Sucht können auch auf Chemikalien und Pollen usw. auftreten. Möglicherweise ist es sehr schockierend, wenn man herausfindet, daß gerade Lieblingsspeisen die schlimmsten Allergien auslösen. Doch das ist nur eine der Ursachen von Allergien. Nicht zufällig erzeugen bei uns die am häufigsten konsumierten Lebensmittel auch die meisten Allergien — dazu gehören Weizen, Mais, Zucker, Kaffee, Milch, Erdnüsse, Schokolade, Eier, Orangen, Tabak, Tomaten, Rindfleisch und Hefe. Man ißt die Dinge, auf die man allergisch ist, täglich, einzig, um die Auswirkungen des Entzuges zu vermeiden. Entzugssymptome bei Nahrungsmittelallergiesucht können ebenso schrecklich sein wie Symptome nach Drogenentzug. Ein klinischer Ökologe berichtet von einer Patientin, die ihn anflehte, er solle sie töten, weil sie die Entzugssymptome nicht mehr aushielt. Häufig treten Kopfschmerzen, Müdigkeit, Depression, Arthritis und andere Beschwerden auf. Ein Nahrungsmittelentzug dauert 4 bis 12 Tage, im typischen Fall etwa 5 Tage. Die Entwöhnung bei chemischen Stoffen kann sich bis zu 3 Wochen hinziehen.

Viele Menschen essen nur fünf bis zehn verschiedene Nahrungsmittel und fallen von einer Allergie-Sucht in die andere. Wir sind eine süchtige Gesellschaft! (Viele Menschen wollen sich nicht eingestehen, daß sie häufig einen Heißhunger nach bestimmten Dingen haben, und deshalb sprechen wir in unserem Fragebogen von »Vorlieben« für bestimmte Nahrungsmittel.) Die praktischen 24-Stunden-Geschäfte kennen diese Süchte sehr gut und verkaufen daher nur solche Dinge, die die Menschen zum »Fixen« brauchen. Einen Kabeljau werden Sie dort nicht finden. Bei HEBS bezeichnen wir diese Geschäfte als »Allergie-Sucht-Zentren«. Eine Sucht zieht die andere nach sich. Zigarettenraucher und Kaffeetrinker sind vermutlich gegen Tabak und Kaffee allergisch, die beide auch Hypoglykämie auslösen. Selbst entkoffeinierte Getränke enthalten immerhin noch 3% Koffein und andere Gifte bzw. Allergene. Am besten sollte man umgehend auf einmal auf alle Allergie- oder Hypoglykämie-auslösenden Stoffe verzichten. Der Drang nach einer Zigarette kann durch kurz vorher aufgenommenes Koffein, Zucker oder durch ein Nahrungsmittel aus der gleichen Familie wie Tabak entstehen (z. B. durch Tomaten oder Kartoffeln — siehe Anhang C) oder auch durch Passivrauchen. Deshalb brauchen bei geeigneten Maßnahmen schwierige und langwierige

Entzugssymptome bei Rauchern erst gar nicht aufzutreten, wenn die oben genannten Zusammenhänge berücksichtigt werden. Sofern Sie keine Energiebalance bekommen, gilt im allgemeinen, je schlimmer die Allergie, desto stärker die Entzugssymptome.

Lassen Sie uns den Alkoholismus näher untersuchen. In den fünfziger Jahren legte Dr. Theron Randolph, der Vater der klinischen Ökologie, dar, daß Alkoholismus nicht so sehr eine Sucht nach Alkohol ist, sondern vielmehr das Verlangen nach anderen in diesem Getränk enthaltenen Substanzen. Das kann einmal der Ausgangsstoff des Alkohols sein, z.B. Weizen, Roggen, Kartoffeln, Reis, Trauben oder Zusatzstoffe wie Zucker, Hefe, Hopfen usw. Im frühen Stadium von Alkoholismus wird meist ein Getränk besonders bevorzugt, was wiederum auf eine Allergie gegen diese Substanz schließen läßt. Der Alkoholiker benötigt einen kompletten Allergietest, um die Lebensmittel zu meiden, die Ursache seines »Alkoholismus« sind. Nimmt er sie dennoch zu sich, kann das wiederum Verlangen nach solchen alkoholischen Getränken auslösen, in denen diese Nahrungsmittel enthalten sind. Meidet man sie, kann der schreckliche und langwierige Entzug verhindert werden. Bei Alkoholikertreffen essen die meisten Kuchen oder trinken Kaffee (und rauchen Zigaretten). Koffein ist auch in Tee, Cola und Schokolade enthalten (Der Verzicht auf Schokolade fällt oft leichter, nachdem man entdeckt hat, daß sie sehr viele Küchenschaben oder andere Insekten enthält; man kann die Silos nicht ganz frei davon halten und ihre Menge — mehrere Prozent — ist festgelegt). Auf weitere dem Alkoholismus zugrundeliegende Faktoren wie Allergien, Hypoglykämie und Candidiasis kann hier nicht näher eingegangen werden. Die beiden letzteren sind jedoch spätestens dann von Bedeutung, wenn dem Alkoholiker »jedes Getränk recht ist«.

Kommen wir nun zu dem Begriff der *Nahrungsmittel-Familien.*

Verwandte pflanzliche oder tierische Nahrungsmittel können Kreuzreaktionen aufweisen, denn sie enthalten ähnliche bzw. gleiche Proteine oder andere Komponenten. Zum Beispiel gehören Getreide (Weizen, Roggen, Hafer, Mais, Gerste, Reis und Hirse) zu den Gräsern, deren Pollen einander mitunter sehr ähnlich sind. Und alle Getreide außer Reis und Hirse enthalten Gluten, das bei vielen Menschen Beschwerden im Magen-Darm oder im Gehirn auslöst. Manche Verwandtschaften bei Nahrungsmittel-Familien mögen Sie überraschen. Giftiges Efeu (Poison ivy), Cashewnüsse und Mangofrüchte gehören zu derselben Familie. Merke: Mit Hilfe des Muskel-Biofeedback-Tests (MBT) können Sie feststellen, ob wirklich alle Mitglieder einer Nahrungsmittel-Familie allergen sind. Glücklicherweise ist das nicht häufig der Fall.

Die *Rotationsdiät* (RD) basiert auf der Vorstellung von Nahrungsmittel-Familien. Wenn Sie die RD fünf Tage lang befolgen, essen Sie beispielsweise das gleiche Lebensmittel erst fünf Tage nach dem letztmaligen Verzehr. Außerdem werden auch andere Lebensmittel derselben Familie zwei Tage lang gemieden. Der Zeitraum der Nahrungsmittelvermeidung kann vier Tage bis zwei Wochen betragen, je nach der Ausprägung Ihrer Allergie. Die RD bietet zwar keine Heilung, kann aber allergischen Menschen helfen, sich zu stabilisieren und verhindern, daß neue Allergien entstehen. Wenn Sie bestimmte Nahrungsmittel ausreichend lange nicht essen, vertragen Sie diese vielleicht wieder auf Basis des Rotationsprinzips. Das kommt daher, daß die meisten Allergien häufig periodisch und nicht beständig auftreten. Es ist sehr wichtig, daß Sie nach einem Allergietest nicht anfangen, die als »ungefährlich« getesteten Lebensmittel täglich zu essen, da diese dann auch allergen werden können. Die RD kann helfen, dies zu verhindern. Die Einhaltung des RD-Konzeptes erfordert Disziplin. Aber eine weniger strenge Form von RD ist sicher für die meisten ein gangbarer Weg.

Die Entwicklung von Allergien läßt sich mit der Drei-Stadien-Theorie des Streßmodells von Hans Selye sehr gut beschreiben. Selye fand in den dreißiger Jahren heraus, daß bei Krankheiten verschiedene identische physiologische Veränderungen stattfinden, und er nannte diesen Vorgang das »Allgemeine Adaptionssyndrom« (AAS). Im ersten Stadium (Alarmstadium) kommt es zu einer sehr hohen Ausschüttung aller verfügbaren Streßhormone, die dem anfänglichen Streß entgegenwirken sollen. Streß, dem sich der Körper noch nicht angepaßt hat, bedeutet für ihn einen großen Schock. Hält der Streß an, paßt sich der Körper an, und dieses Stadium wird dann als Resistenz- oder Anpassungs-Stadium bezeichnet. Wird der Streß durch Reserven im Körper abgefangen, geht die Adrenalinausschüttung etwas zurück, ein steigendes Wohlbefinden stellt sich ein. Die dritte Phase wird Erschöpfungsstadium genannt, da die Körperreserven aufgebraucht und die Nebennieren »geschrumpft« sind. Wirkt der Stressor unvermindert weiter, endet das Erschöpfungsstadium im Tod.

Dieses dreiphasige AAS läßt sich auf Allergien sehr gut übertragen. Der erste Kontakt mit dem Stressor (Allergen) ist für den Körper ein schwerer Schock, und er weiß noch nicht, wie er damit fertigwerden soll, außer durch Ausschüttung aller verfügbaren Streßhormone. Das Allergen ruft eine Alarmreaktion hervor. So löst die erste Zigarette beispielsweise Husten und Übelkeit aus. Wenn sich der Betreffende dazu zwingt, weiterhin zu rauchen, paßt sich der Körper an, und der Mensch reagiert nicht mehr so stark auf jede Zigarette. Der Organismus hat zu bestimmten Hilfsmitteln gegriffen, um die Allergene (und Gifte) zu verarbeiten. Es wird ein steigendes Wohlgefühl vorgetäuscht, daher die Bezeichnung »maskierte Allergie«. Gibt die betreffende Person das Rauchen auf und inhaliert sie sehr viel später einmal wieder Zigarettenrauch, kommt es zu einer erneuten Alarmreaktion. Phase 3 wird schließlich von allen Gewohnheitsrauchern erreicht und zeigt sich dann in Form von Müdigkeit, Erschöpfung und Krankheitssymptomen verschiedener Art. Der Kontakt mit dem Stressor wirkt nicht mehr anregend.

Das Bild des angepaßten Organismus während der Adaptionsphase ist äußerlich normal. Nicht selten fühlen sich die Betroffenen nach Verzehr oder nach dem Einatmen des Allergens sogar besser, zum Teil durch die erhöhte Abgabe von Streßhormonen und einem erhöhten Adrenalinausstoß. Diese Phase hat jedoch ihr Auf und Ab. Die Aufnahme sehr geringer oder sogar größerer Mengen für den Körper schwach allergener Nahrung führt zunächst zu erhöhter Aktivität und einer erhöhten Stoffwechselleistung. Stimmung und Energiepegel sind ebenfalls erhöht. Die Anpassung hört nach einiger Zeit wieder auf und damit auch der »Auftrieb«. Im zweiten Teil des Anpassungs-Stadiums geht es jetzt bergab. Es kommt zu Entzugserscheinungen, und dieses Stadium ist begleitet von Müdigkeit, Depression usw. Die Hyperaktivität von Kindern läßt sich so als eine Reaktion auf Allergene im Alarm- und Anpassungsstadium erklären. Lange bevor der Begriff »hyperaktiv« verwendet wurde, beschrieben Allergologen bei Kindern das »Anpassungs-Ermüdungs-Syndrom«. Mit Müdigkeit war die Tatsache gemeint, daß manche Kinder nach Überaktivität und Nervosität während des Tages total erschöpft einschliefen. Manische Depressionen sind vielleicht auch auf Auf-und-ab-Reaktionen nach Allergenkontakt bzw. -entzug zurückzuführen.

Wenn eine Person in der Adaptionsphase zufrieden »ihr Gift« ißt, sollte sie sich klar darüber sein, daß ihr Körper jederzeit, wenn der Vorrat an Anpassungskraft aufgebraucht ist, in das Erschöpfungsstadium übergehen kann. Wir sind der Meinung, daß dies bei vielen berühmten Athleten der Fall war, z.B. auch bei den Boxern Muhammad Ali und Jack LaMotta. In ihren jungen Jahren waren beide dünn und besaßen unendliche Energie. Übergewicht und Müdigkeit kennzeichneten ihre späten Jahre, nachdem ihr Körper vom Alarm- zum Anpassungs- und später zum Erschöpfungsstadium übergegangen war. Tatsächlich bezichtigt Jack LaMotta in dem autobiographischen Film »*Raging Ball*« ungerechterweise seine Frau und seinen Bruder, Dinge getan zu haben, die sie unmöglich getan haben konnten. In diesem Film wurde sogar dargestellt, daß seine Anfälle nach dem Essen auftraten! Viele ökologische Fachleute pflichten der Ansicht bei, daß Ali wahrscheinlich (unter anderem) unter Allergien oder Candidiasis leidet. Auch seine Mutter war sehr stark übergewichtig. In der Presse war zu lesen, daß der schwergewichtige Mike Tyson zeit seines Lebens unter »manischen Depressionen« gelitten hat. Die meisten Ökologen würden zustimmen, daß dies wahrscheinlich Folge von Allergenkontakt und anschließendem Entzug ist. Hoffentlich wird jemand diesen großen Boxer darüber informieren, damit er seine Karriere nicht gefährdet und mit ungeeigneter Therapie seine Zeit vergeudet. Von einigen bekannten Persönlichkeiten weiß man, daß sie ihr ganzes Leben lang durch den Verzehr bestimmter Nahrungsmittel ein gesteigertes Wohlbefinden erreichen konnten. Von Churchill wird z. B. behauptet, daß er sich zeit seines Lebens mit Scotch und Zigarren wieder in Schwung bringen konnte.

Vielfach lösen auch Mittel oder »Energetika« aus Bioläden oder Reformhäusern eine sehr milde Allergie-Alarmreaktion aus. Betrachten wir z. B. die beliebten Blütenpollen. Tatsächlich besitzen sie keinen einzigen magischen Nährstoff, der nicht auch in anderen Dingen enthalten wäre. Was sie jedoch enthalten, sind Spuren von Pollen und vielleicht auch von Bienenproteinen. Dadurch haben viele Menschen eine leichte Pollenallergie, meist ohne es zu wissen. Der Kontakt mit Blütenpollen verleiht ihnen neue Energie. Sie können z. B. schneller laufen usw. Später, wenn sie krank werden, können sie nicht glauben, daß die gleiche Substanz (die nun Stadium-2- oder -3-Reaktionen hervorruft) Müdigkeit oder Schlimmeres erzeugt. Als ich vor fünfzehn Jahren Blütenpollen ausprobiert habe, schwoll mein Hals sofort an. Es kommen ständig neue Mittel auf den Markt, die Energie liefern, Arthritis und vieles andere mehr lindern sollen. Häufig handelt es sich um Mittel, die die meisten Menschen noch nie vorher zu sich genommen haben. Eine leichte anfängliche Alarmreaktion kann momentan über die Adrenalinausschüttung wie bei einer milden Stadium-1-Reaktion energieliefernd wirken oder auch Arthritis lindern. Da jedoch die Phasen 2 oder 3 nicht selten schnell eintreten, sind diese Allheilmittel kurzlebig, und im nächsten Jahr gibt es ein neues. Durch ständigen Wechsel dieser Mittel lassen sich natürlich Phase 2 oder 3 verhindern. Wenn ein Mittel jedoch Euphorie oder gesteigerte Energie erzeugt, sollten Sie vorsichtig sein.

Die Gegenüberstellung von Streß-Theorie und Allergie gibt uns auch einen Einblick in die Wirkungen von Medikamenten. Da Medikamente oft körperfremd und toxisch sind, kann eine Alarmreaktion auf ein Mittel nach erstmaliger Anwendung auftreten. Meist werden auch hier wieder die Symptome über einen erhöhten Adrenalinausstoß kompensiert. Doch können Phase 2 oder 3 im Falle von Toxizität oder Allergie schnell erreicht werden. Das allergische Individuum reagiert dann tatsächlich auf alle Medikamente negativ. Ein letztes Wort zum Streß-Konzept. Die Unterscheidung zwischen allgemeinem Streß und spezifischen Stressoren ist mitunter schwierig. Selye weist darauf hin, daß Migräne Folge von allgemeinem Streß ist. Das stimmt so nicht. Diejenigen, die einer Allergie- oder Candida-eliminierenden Diät folgen, haben bald keine Migräne mehr — egal wie hoch die Streßbelastung ist! Im Gesundheitsbereich und in den Wissenschaften haben viele Schwierigkeiten, das Allgemeine vom Besonderen zu trennen. Diesbezüglich waren mir meine Vorkenntnisse als Physiker immer nützlich.

Chemikalien- und Pollenallergien haben die gleichen Maskierungs- und Entzugserscheinungen wie Nahrungsmittel-Allergien. Maler und Anstreicher sind bekannt dafür, daß sie selbst noch im Urlaub den Geruch von Lack-, Kunststoff- und Benzindämpfen brauchen. Behauptet jemand: »Auf das Parfüm anderer wird es mir schlecht, aber meines ist o. k.«, sind die Reaktionen auf das eigene Parfüm maskiert, und deshalb sollte es besser nicht mehr verwendet werden. Gehen Sie vorsichtig beim Testen Ihrer eigenen Allergien vor. Ein maskiertes Lebensmittel kann, nachdem es fünf Tage lang gemieden wurde, eine heftige Alarmreaktion auslösen.

Ich selbst mußte einmal nach einem Selbsttest mit Tomaten schnellstens ins Krankenhaus. Wäre mir damals nur schon der Muskeltest bekannt gewesen!

Unsere internationalen Seminarreisen haben uns eine Reihe faszinierender »chemischer Abenteuer« beschert. Wußten Sie, daß mehrere Staaten für sich das Recht in Anspruch nehmen, Pestizide auf Sie zu sprühen, bevor Sie deren Land betreten? Wir konnten das in Australien und Neuseeland beobachten. Auch hat das Verhalten des Personals auf den Flügen dorthin zu verschiedenen Zwischenfällen geführt. Während zweier Flüge mit einer australischen Fluggesellschaft haben mehrere Mitglieder der Mannschaft unaufhörlich geraucht, auch dort, wo es verboten war (und in meiner Nähe), sogar während sie das Essen zubereiteten. So etwas ist gegen die Vorschriften. Wir konnten bei ihnen zunächst nichts erreichen. Daraufhin wurde ich deutlicher. Ich erklärte, ich sei »stocksauer« und ich (als einfacher Passagier des Spartarifes) kündigte an, mich auf der Toilette der ersten Klasse zu erleichtern. Darauf jagte der Steward hinter mir her und hämmerte gegen die Tür. Er erklärte, daß ich soeben eine schwere Zuwiderhandlung begehe — die bei weitem die Belästigung durch das Personal übertreffe. Auf meinem nächsten Flug mit der führenden neuseeländischen Linie setzte ein Besatzungsmitglied sein Leben aufs Spiel, indem er in der Nichtraucherzone (neben mir) rauchte. Künftig werden wir versuchen, mit anderen Gesellschaften zu fliegen.

Untersuchen wir nun, wie Allergien eine Gewichtszunahme *unabhängig von der Kalorienaufnahme* verursachen können.

Erstmals werden hier alle nicht-kalorischen Ursachen von Gewichtszunahme, die bislang bekannt sind, zusammenfassend vorgestellt.

Ursachen für Übergewicht und/oder Sucht

1. Hypoglykämie. Sie kann ein Verlangen nach Süßigkeiten oder all den (allergenen) Substanzen auslösen, die den Blutzucker beeinflussen. Wenn Sie unbedingt Süßigkeiten brauchen, nachdem Sie eine Mahlzeit gegessen haben, dann hat irgend etwas in dem Essen Ihren Blutzucker gesenkt — wahrscheinlich durch eine allergische Reaktion, die sich auf die Bauchspeicheldrüse ausgewirkt hat.

2. Candidiasis. Für weitere Einzelheiten siehe nächstes Kapitel. Bei Candidiasis haben Sie das Gefühl, unbedingt etwas zu brauchen, das einfache Kohlehydrate und/oder Schimmel enthält.

3. Gestörte Appetitregulation. Die Zellen im Appestat, dem Appetitkontrollzentrum des Hypothalamus im Gehirn, können durch Histamin oder andere allergene Mediatoren gestört werden. Anstatt sich abzuschalten, werden die Zellen nach der Aufnahme allergener Nahrung aktiv. Die Folge ist, man hat ständig Hunger und fühlt sich nicht gesättigt. Es gibt sogar Menschen, die mit dem Essen nicht aufhören können, bis die letzte Barriere erreicht ist — Mangel an Platz.

4. Gestörter Methioninstoffwechsel. Diese essentielle Aminosäure wird von vielen Menschen nicht richtig verstoffwechselt. Es werden dabei toxische, süchtigmachende oder endorphinartige Substanzen produziert. Das erklärt, warum
   viele Menschen nur wenige Lebensmittel essen. Sie erleben
   dabei ein gewisses »Hochgefühl«. Ursache dafür ist der En-
   dorphin- (oder opiumartige) Effekt. Lebensmittel, die diese
   Reaktion nicht hervorrufen, werden gemieden. Doch die en-
   dorphinartigen Substanzen, die gebildet werden, sind für
   Gehirn, Leber, Bauchspeicheldrüse usw. giftig. Der Teufelskreis beginnt.

5. Exorphine. Man hat kürzlich herausgefunden, daß bestimmte Nahrungsmittel Exorphin-(opiumartige)Substanzen enthalten. Hier spielt — anders als oben — ein gestörter Stoffwechsel keine Rolle. Weizen, Gluten, Milch, Kasein und Leguminosen (wie Erdnüsse) enthalten exorphinhaltige Proteine. Oft ist es bei Schlankheitskuren ganz entscheidend, Wei-
   zen- und Milchprodukte wegzulassen. Aber viele Menschen
   können nicht auf Weizen- und Milchprodukte verzichten
   oder auf das extrem süchtigmachende Nahrungsmittel —
   Pizza.

6. Gestörter Wasserhaushalt. Diese Störung wird nicht durch
   eine Sucht, sondern durch eine Allergie verursacht. Allergene Mediatoren wirken sehr wahrscheinlich auf die Hypotha-
   lamus-Zirbeldrüse-Nieren-Herz-Achse, die Wasserhaushalt
   und Blutdruck reguliert. Verändern sich bei Ihnen Farbe
   und Dichte Ihres Harnes? Bekommen Sie auf bestimmte
   (nicht-salzige) Lebensmittel Durst? Vorausgesetzt, daß Medikamente, Vitamine, Salze usw. nicht beteiligt sind, liegt wahrscheinlich eine allergische Reaktion vor. Der Verzehr allergener Nahrung führt mitunter zu Wasseransammlungen,

der Harn wird dunkel und es wird weniger ausgeschieden. Durch Verzicht auf diese Nahrung wird der Wasserhaushalt wieder korrigiert, es kommt zur Diurese (starken Harnabsonderung) mit klarem Urin. Starker Gewichtsverlust am Anfang von Fastenkuren hängt möglicherweise mit dieser Korrektur zusammen. Als meine Allergien sehr schlimm waren, konnte eine einzige Tomate zur Ansammlung von mehreren Litern Wasser führen. Sowie ich sie mied, verlor ich viel Wasser (und Gewicht). Einmal habe ich etwa 3 kg in einer Stunde abgenommen!

7. Verlangen nach Kohlehydraten durch Serotoninmangel. Depressionen gehen mit niedrigem Serotoninspiegel (einem Neurotransmitter) einher. Der Körper benötigt Kohlehydrate zur Serotonin-Synthese aus der Aminosäure Tryptophan. Viel Protein und wenig Kohlehydrate (nach Meinung mancher Fachleute Bestandteile einer Candida-Diät) kann zu niedrigen Serotoninspiegeln führen. Mit hoher Wahrscheinlichkeit ist dann eine Kohlehydrat»orgie« die Folge, mit der der Körper versucht, die durch niedriges Serotonin verursachte Depression zu beheben.

8. Durchlässigkeit von Zellmembranen. In den Sucht- bzw. Entzugsphasen verlieren die fetthaltigen Komponenten der Zellmembran ihren strukturellen Verband. Man nimmt an, daß dadurch Nerven- und Blutzellen besonders empfindlich getroffen werden. Das ist somit ein Teil des Sucht-Stresses auf zellularer Ebene.

Alle, die durch Kalorienzählen nicht abnehmen, können jetzt aufatmen; mit den oben genannten Informationen sollten Sie Erfolg haben. Sie verlieren Gewicht, ohne zu hungern! Das kann für Menschen, die jahrelang mit ihrem Gewicht gekämpft haben, eine echte Überraschung sein, doch durch Verzehr nicht-allergener Nahrungsmittel fühlt man sich schon nach kleinen Portionen sehr gesättigt. Allerdings werden Sie das leichte, durch Endorphine oder Exorphine ausgelöste »Hochgefühl« vermissen, und vielleicht dauert es eine Weile, bis Sie sich daran gewöhnen. (Siehe dazu auch den Hinweis über Selbsthypnose/Entspannungskassetten im Anhang E dieses Buches.) In einigen Fällen können diese Mechanismen zu Untergewicht führen, wie man es auch von Chemikalien- oder Pollenallergien her kennt. Allergietests und Verzicht sind entscheidend, um diesem Mechanismus entgegenzuwirken.

Komplette Allergietests umfassen Tests für Nahrungsmittel-, Inhalantien- sowie Chemikalien- und Energie-Allergien. Zu den *Inhalantien* gehören Staub, Schimmel, Gras, Baum- und Unkrautpollen, Insekten und tierische Hautschuppen. Es ist hilfreich zu wissen, welche möglicherweise symptomauslösenden Pollen zu welcher Zeit in Ihrer Gegend gerade fliegen. Schulmediziner sagen, daß sie auf die Frage, warum bei vielen Kindern rheumatoide Arthritis ausgerechnet im Frühling und Sommer (wenn Baum- und Graspollen in der Luft sind) auftritt, noch keine Antwort gefunden haben. Vielleicht werden sie doch einmal die Literatur von Allergologen lesen! Jede Allergie kann die Ursache verschiedenster Symptome sein! Treten sie im Winter auf, sind Hausstaub und Schimmel vielleicht schuld. Staub oder durch Heizgeräte erhitzter Staub wird dann sogar noch allergener.

Eine bestimmte Chemikalienklasse, die *Phenole*, verdient besondere Aufmerksamkeit. Zu diesen allgegenwärtigen chemischen Substanzen gehören Farbstoffe, Geschmacksstoffe und Konservierungsmittel, die grünliche Auskleidung in Konserven und auch medizinische Konservierungsmittel — wie in Allergie- oder Vitaminspritzen. Manche Ärzte haben kritisiert, daß Allergiespritzen nie auf ihre Sicherheit und Wirksamkeit getestet worden sind. Das meiste Obst und auch manche Nüsse enthalten Salizylate (die durch die Feingold-Diät für hyperaktive Kinder berühmt wurden), die Bausteine für Phenolkomponenten sind. Unsere Hormone und Neurotransmitter werden aus Aminosäuren hergestellt, die oft ebenfalls Phenolanteile enthalten. Indole und Skatole, die durch die Darmbakterien gebildet werden, bestehen auch aus phenolhaltigen Komponenten.

Dadurch können besondere Probleme entstehen. Es gibt zwei Möglichkeiten. Erstens, ein Mensch wird gegen seine eigenen Hormone oder Neurotransmitter allergisch. Zweitens, dem Körper können die zum Abbau derartiger Substanzen notwendigen Enzyme als Folge der Phenolüberladung knapp werden. Der Organismus baut ständig Substanzen auf (Anabolismus) und dann wieder ab (Katabolismus). Dies sind die beiden Seiten des Stoffwechsels. Wird ein Organismus aber auf seine Hormone und Neurotransmitter allergisch oder vermag er sie nicht mehr zu katabolisieren, kann jedes neurologische oder hormonelle Symptom daraus entstehen. Häufig spielt beim prämenstruellen Syndrom eine Phenolallergie oder Stoffwechselüberladung eine Rolle, weil Progesteron phenolartige Komponenten aufweist. Ähnliche, im Körper vorhandene Bestandteile sind Ephedrin (Adrenalin), Norephedrin (Noradrenalin), Dopamin, Acetylcholin, Serotonin und Harnsäure. Befinden sich ungewöhnliche Hormon- oder Neurotransmitter-Konzentrationen im Körper, verursacht dies mitunter verschiedene endokrine, neurologische oder emotionale Symptome. Die Quintessenz lautet: Die Belastung durch externe Phenolkomponenten auf ein Minimum begrenzen, sodann eine Behandlung bzw. Balance der Phenolbelastung oder Phenolallergie anschließen.

Häufig werden **Allergien gegen Nahrungsergänzungsstoffe** auch von Behandlern, die mit Nährstofftherapie arbeiten, übersehen. Für nicht wenige ganzheitlich orientierte Praktiker sind Zusatzstoffe, Kräuter usw. dasselbe wie Medikamente für Ärzte, jedoch kommen ihnen deren potentielle Nebenwirkungen nicht in den Sinn. Da viele Menschen erleben mußten, wie wirkungslos konservative Therapien sein können, treffen sie nun auf die Gefahren einer »natürlichen« Behandlung. Jeder von uns trägt die Verantwortung dafür, soviel wie möglich über seinen eigenen Körper zu erfahren. Der Muskel-Biofeedback-Test (MBT) ist auch hier wieder eine sehr »handliche« Methode, um auch Allergien auf Zusatzpräparate feststellen zu können.

Bei potentiellen Allergien gegen Zusatzpräparate sind drei Dinge wichtig. Zum einen ist es die Art des Nährstoffes; z. B. enthält die Aminosäure Tryptophan einen Phenolbestandteil. Zweitens, woraus wurde das Mittel hergestellt (Basisstoff) und drittens, welche Trägerstoffe enthält die Tablette oder Kapsel. Trägerstoffe können Füllstoffe, Bindemittel, Überzüge, Gleitmittel, Konservierungsstoffe u. a. sein. Bis vor zehn Jahren wurde Vitamin C aus Glukosemolekülen von Mais synthetisiert. Das Überhandnehmen von Maisallergien führte dazu, daß heute Vitamin C aus Palmsago oder Tapioka auf dem Markt ist. Tapioka ist das einzige Mitglied seiner Nahrungsmittel-Familie und vielleicht deswegen am besten verträglich (Palmsago, echter Sago, gehört zur Familie der Datteln). Eine Vitamin-C-Allergie kann Blasen- oder Nierenbeschwerden erzeugen. Hier schließen wir uns in gewisser Weise den Schulmedizinern an, obwohl sie dieses Problem offenbar nicht richtig angehen. Mit Ausnahme von Vitamin C aus Tapioka hat bei mir jedes Vitamin C zu Blasen- und Nierenproblemen geführt. Häufiger, brennender Harnabsatz und sogar Steine entstanden. Ich konnte die Ursache finden; es war die Harnsäure. Ärzte können prüfen, ob der Harnsäurespiegel im Blut niedrig ist. Harnsäure wird von den Nieren an einer Stelle filtriert. Sofern sie nicht wieder rückresorbiert wird (obwohl sie sehr viel Wasser anzieht), können die mit dem Harn ausgeschwemmten Harnsäurekristalle jene oben erwähnten qualvollen Symptome hervorrufen.

Wenden wir uns nun den Vitaminquellen zu. Natürliches Vitamin E stammt (im allgemeinen) aus Weizen oder Sojabohnen oder wird synthetisch hergestellt (Mineralöle). Letztere sind, so unnatürlich es auch klingen mag, am besten verträglich. Möglicherweise durchlaufen sie mehr Reinigungsprozesse als Vitamin E aus natürlichen Quellen. Vitamin A und D stammen meist aus Fisch und Beta-Karotine (Pro-Vitamin A) aus Karotten oder synthetischen Ausgangsstoffen. Lezithin wird aus Soja, Eiern oder Rindfleisch isoliert. Inositol stammt aus Mais und Cholin-Bitartrat aus Weintrauben. Kleie stammt aus Weizen oder Hafer, Reis oder Mais. Die meisten Verdauungsenzyme und andere Ergänzungsstoffe werden aus dem Pilz Aspergillus isoliert. Betain-Hydrochlorid ersetzt mangelnde Magensäure und stammt, wie der Zucker, aus Rüben. Betrachten wir nun die Salze. Glukonate und Fumarate gewinnt man aus Mais und Chelate von Aminosäuren manchmal aus Sojabohnen. Laktate und Salze der Orotsäure stammen aus Milch. Bioflavonoide werden meist aus Zitrusfrüchten (häufig Zitronen) gewonnen. Es gibt auch solche auf Algenbasis, das Quercitin. Die B-Vitamine Biotin, Folsäure und B 12 werden fermentativ von Bakterien synthetisiert. Man findet in älteren Schriften Zitate über *Bakterienallergien*. Sie können Asthma oder neurologische, emotionale und Magen-Darm-Symptome hervorrufen. In bestimmten Käsesorten, z. B. Emmentaler, befinden sich Bakterien- und Schimmelkulturen. Wenn Ihnen ein Multivitamin oder ein hefefreier B-Komplex aufstößt, liegt wahrscheinlich eine Bakterienallergie vor. Acidophilus-Ergänzungsstoffe enthalten selbstverständlich auch Bakterien. Zitronensäure und Kalzium-Ascorbat stammen vielleicht auch aus Hefegärungen. Darmreinigungsmittel können Beschwerden verursachen. Bentonit besteht grundsätzlich aus Erde und enthält Schimmelpilze. Psyllium ist ein Gras.
Bestimmte natürliche Stoffe können als Überzüge Ihrer Tabletten kenntlich gemacht sein. Diese können aus Mais, Rohölen

oder Schellack bestehen. Die Schildlaus ist ein auf Bäumen lebendes Insekt und liefert den Schellack. Alle, die mit Baum-, Insekten- oder Stauballergien zu tun haben, können darauf allergisch reagieren. Stauballergien sind in Wirklichkeit Allergien auf Milben, die in toter oder abgeschuppter Haut wachsen. Alfalfa (Luzerne) ist ein für viele Menschen allergenes Gras. Aminosäuren können aus Milch, Hefe, Rindfleisch oder Gemüse stammen. Kapseln werden aus Gelatine vom Schwein oder Rind hergestellt und enthalten nicht selten Konservierungsstoffe. Die tägliche Einnahme von ergänzenden Präparaten macht anfällig für Allergien. Jedoch kann man diese auch immer wieder wechseln.

Lassen Sie uns nun die *Chemikalien-Allergien* genauer untersuchen. Heutzutage reagieren viele Menschen allergisch auf Kleidung, Möbel, Betten, Teppiche, Wände, Toilettenartikel, Parfüms, Zigarettenrauch, Reinigungsmittel, Bücher und Zeitungen, Pestizide u. a. Häuser und Arbeitsplätze sind giftig geworden. Studien haben ergeben, daß Hausfrauen leichter Krebs bekommen als Frauen, die woanders arbeiten. Die Verschmutzung im Haus durch die oben aufgezählten Dinge ist mit hoher Wahrscheinlichkeit die Ursache dafür. Andere Studien konnten zeigen, daß die Verschmutzung im Haus und an den Arbeitsplätzen größer ist als im Freien — sogar in verschmutzten Städten. Uns wurde eingeredet, Teppiche, Fußböden, Waschbecken, Öfen, Toiletten, Autos und sogar uns selbst mit giftigen allergenen Substanzen zu reinigen. Wen kümmert das Kleingedruckte: »Nur in gutbelüfteten Räumen anwenden«. Und ist der Raum wirklich gut belüftet? Besonders seit dem arabischen Ölembargo wurden auch in den USA Häuser schnellstens überisoliert und hermetisch abgedichtet. Früher wurde die Innenluft im Haus meist halbstündlich umgewälzt. Heute steht sie dagegen drei oder sogar mehr Stunden, es entsteht ein »Plastiktütenklima«. Manche Isolierungsmittel wie Formaldehyd entpuppen sich als Alptraum. Ebenso wurde uns eingeredet, nach »künstlichen« Düften zu riechen. Parfüms, Kölnisch Wasser, Achseldeodorantien, Schampoos, Seifen, Haarsprays, Duschbäder, Raumsprays, Toilettenpapier — alles, was wir berühren, muß »gut« riechen. Es werden sogar parfümierte Briefe verschickt. In bestimmten Kreisen meinen die Menschen, sie müßten, bevor der Besuch kommt, parfümierte Räucherstäbchen abbrennen. HEBS-Berater treffen nicht selten auf Menschen, die starke, giftige und unwirksame Mittel gegen Kopfschmerzen einnehmen. Durch MBT zeigt sich dann oft, daß sie häufig auf parfümierte Dinge verzichten müssen! Viele haben von den Wirkungen ihres eigenen Parfüms keine Ahnung, weil der Effekt maskiert ist.

Teppiche greifen die menschliche Ökologie am schlimmsten an; nicht selten enthalten sie Hunderte von giftigen Chemikalien. Dazu gehören Pestizide und Fungizide (und Formaldehyde), die jahrelang ihre Dämpfe abgeben. Deutsche Wissenschaftler sind weltweit führend in der Erforschung von Haus- und Wohnkrankheiten, dem sogenannten »Sick Building Syndrome«. Die etwas irreführende Bezeichnung — gemeint ist, daß es die Menschen sind, die durch die Wohnumwelt krank werden — bezieht sich auf die toxischen und allergischen Wirkungen in neueren Gebäuden und den Effekt von Isolationsstoffen auf Menschen. Andere chemische Quellen sind Pestizide (im Haus oder in der Nahrung), Chemikalien am Arbeitsplatz, Medikamente, Betäubungsmittel, Nahrungsmittel-Zusatzstoffe. Im allgemeinen wirken Pestizide neurotoxisch. Eine menschliche Nervenzelle ähnelt sehr den Nervenzellen von Insekten! Die Tatsache, daß unsere Nervenzellen unendlich komplizierter ineinander vernetzt sind, zeigt nur zu gut deren stärkere Empfindlichkeit und Verletzlichkeit. Konserven enthalten Blei und Phenol, Farben und Benzin enthalten häufig noch Blei. Unser Vieh wird mit Antibiotika, Hormonen und Tranquilizern zwangsgefüttert, Stoffe, die auch in unseren Körper gelangen. Amerikanisches Fleisch wurde in manchen europäischen Ländern gesperrt. Fisch wird von Fischern und Supermärkten oft mit Antibiotika und Formaldehyd behandelt. Frischprodukte werden gewachst oder mit anderen Chemikalien behandelt. Ammoniak und andere giftige Reinigungsmittel dürfen in Kontakt mit unserer Nahrung kommen. Traurigerweise sind fast alle Chemikalien entweder nicht notwendig oder es gibt eine natürliche Alternative.

Unsere Wasserversorgung bedeutet für unsere Gesundheit eine große Gefahr. Sickerwasser der Industrie, menschliche Abwässer, Chlor, Fluor und andere Chemikalien finden sich meist im Leitungswasser. Fluor befindet sich natürlicherweise in ausreichenden Mengen im Wasser. Das Extra-PPM (part per million), also die Hinzufügung von Fluorid zum Trinkwasser in einer bestimmten Konzentration, stellt eine starke Bedrohung für die Gesundheit dar. Die meisten europäischen Länder haben die Fluoranreicherung von Trinkwasser aufgegeben, während man in den USA versucht, die Bevölkerung durch fingierte Untersuchungen industrieller-pharmazeutischer-medizinischer-zahnmedizinischer Verflechtungen an der Nase herumzuführen. So werden nach der üblichen schulmedizinischen Methode die Auswirkungen eines Giftes (in diesem Fall Zucker) mit einem anderen Gift (Fluorid) abgefangen.

In unserem verschmutzten Wasser verbindet sich Chlor mit anderen Chemikalien zu Trehalomethanen einschließlich Chloroform. Jeder kennt diesen Stoff aus Filmen, wie ein damit getränktes Taschentuch dazu dient, den Widersacher bewußtlos zu machen. Kürzlich wurden in einem längeren Artikel einer New Yorker Zeitung Leser davor gewarnt, ausgedehnte heiße Duschen wegen der gefährlichen Chloroform-Freisetzung zu nehmen.

Die Einnahme von Pharmazeutika, aufmunternden oder illegalen Drogen hat sich in unserer Gesellschaft ausgebreitet. Wir betrachten Alkohol, Nikotin und Marihuana als Drogen. Kokain ist heute in den USA epidemisch geworden. Die Menschen nehmen diese Stoffe ein, um »ihre Stimmung aufzuhellen«. Hypoglykämie, Allergie und Candidiasis (HAC) haben ihr Lebensgefühl soweit verändert, daß sie nun nach immer stärkeren Mitteln greifen müssen, aber eine weitere Selbstvergiftung ist natürlich keine Lösung für dieses Problem. Rezeptfreie und verschreibungspflichtige Medikamente werden routinemäßig eingenommen, um Symptome zu verschleiern, während die eigentliche Krankheitsursache ignoriert wird. Das hat mit Wissenschaft nichts zu tun! Glücklicherweise kann durch eine Balance der Körperenergien und durch die Gabe von Nährstoffen der Drang nach solchen Medikamenten gestoppt werden. Eine Balance der Ökologie würde darüber hinaus noch einige der Ergänzungspräparate überflüssig machen.

Lassen Sie uns nun das von vielen Ökologen vernachlässigte neue Fachgebiet der **Energie-Allergie** untersuchen. Es ist ein weiteres Fach, in dem Kinesiologen richtungsweisend sind. Sie könnten tatsächlich empfindlich reagieren auf Leuchtstofflampen, Fernseher, Computermonitore, Wechselstrom, Hochspannungsleitungen, Mikrowellen (Herde und Antennen), elektrische Uhren, LED und LCD (Light Emitting Diodes und Liquid Cristal Displays), andere elektromagnetische Strahlung, Lärm usw. Mit dem Muskeltest läßt sich eine Energie-Allergie sofort feststellen. Natürlich finden dabei keine Blutuntersuchungen statt, obwohl ich aufgeschlossene Ärzte wie Dr. Philpott darauf hinweisen würde, daß der Blutzucker in der Tat durch Energie-Allergien beeinflußt werden kann! Bei Menschen, die neben einer Mikrowellen-Antenne arbeiten, oder bei Bedienern von Bildschirmgeräten wird bereits in jungen Jahren über ein gehäuftes Auftreten von Grauem Star berichtet. Durch meine LCD-Uhr bekam ich vor zwei Jahren ausgeprägte Schmerzen entlang der Oberschenkelrückseite! Glücklicherweise wurde ich von einem Kinesiologen darauf getestet, und das Problem konnte rasch beseitigt werden. Viele Menschen vertragen bestimmte Farben, Gold oder Silber oder auch elektrische Uhren nicht. Es kommt dabei vielleicht nicht zu einer Hautreaktion, statt dessen sind energetische Imbalancen und Krankheiten die Folge. Ich selbst fühle mich am wohlsten, wenn ich einen bestimmten Grünton trage. Ökologisch Kranke tragen auffallend häufig purpurrot, was möglicherweise wieder ein Suchtverhalten ist. Weiter unten werden Sie lernen, wie diese verschiedenen Umweltfaktoren getestet werden können. An Arbeitsplätzen hat man heute fast überall Neonlicht. Viele Menschen haben dabei Schwierigkeiten, sich zu konzentrieren, ermüden schnell oder können ihre Arbeit nur schlecht verrichten. Diese Art von künstlicher Beleuchtung ist ungleichmäßig und hat eine unnatürliche Spektralverteilung im Vergleich zum Sonnenlicht. Das Gehirn wird durch die Flimmerwirkung der Lichtquelle (Lichtblitze) negativ beeinflußt. Wir brauchen in unserer Umgebung gleichmäßiges, volles Spektrallicht. Dem Leuchtstofflampenlicht fehlen Bereiche des Lichtspektrums, besonders im violetten und ultravioletten Bereich. Letzteres war dazu bestimmt, durch die Augen und sogar durch den Schädel hindurchzugehen, um auf die Zirbeldrüse eine positive Wirkung auszuüben. Diese Drüse steuert den Hypothalamus, der wiederum auf die Hypophyse und damit auf das endokrine System wirkt. Kürzlich fand man heraus, daß sich Hormon-, Nerven- und Immunsystem gegenseitig beeinflussen. Stimmung, Schlaf und Energie können daher durchaus durch mangelndes ultraviolettes Licht beeinträchtigt werden. Hierzu sind verschiedene Forschungen im Gange. Mediziner haben den Begriff der saisonalen Winterdepression für ein Depressions- und Müdigkeitssyndrom geprägt, unter dem viele arbeitende Menschen während der Wintermonate, wenn sie zu wenig Sonnenlicht bekommen, leiden. Ultraviolettes Licht dient dem Körper auch zur Synthese von Vitamin D, das für den normalen Kalzium-Stoffwechsel erforderlich ist. Vollspektrum-Tageslichtröhren werden inzwischen von verschiedenen Firmen hergestellt. Dies ist zweifellos ein großer Fortschritt, wenngleich dadurch einem anderen Problem häufig nicht abgeholfen werden kann. Fluoreszierendes Leuchtstofflampenlicht sendet hochfrequente Schallwellen aus. Diese sind, wenn auch vom Menschen nicht mehr bewußt wahrnehmbar, in ihrer Intensität mit einem Düsenflugzeug vergleichbar, das in dreihundert Metern Höhe über uns dahindröhnt. Mitunter reicht beim Neonlicht auch ein »Summen« bis in den hörbaren Bereich.

Brillen, Sonnenbrillen und Kontaktlinsen filtern auch einen Teil des vollen Spektrallichtes. Getönte Linsen sind für jeden Menschen schädlich. Sogar Fensterscheiben schirmen das volle Spektrallicht ab. In meiner alten Schule haben sich die Fensterscheiben deutlich nach unten verzogen (Glas ist ein »halbflüssiger« Stoff). Modernes, »besseres« Glas verzieht sich nicht, doch läßt es dafür auch das volle Spektrallicht nicht mehr hindurch.

Farben von Räumen oder Kleidung können einen Menschen ebenfalls ungünstig beeinflussen. Auch wirken sie wie ein Filter und lassen hauptsächlich die für Sie sichtbare Farbe an Ihren Körper. Klinische Studien haben gezeigt, daß die Farbe Rosa schwächend und Blau stimulierend wirken kann. Heute findet man Rosa in Gefängnissen und psychiatrischen Anstalten. Gewichtheber suchen sich möglichst blaue Räume aus. Jede Farbe beeinflußt die Organe in unterschiedlicher Weise, ebenso wie auch jedes Organ seinen optimalen Frequenzbereich hat. Dies gilt auch für die Akupunkturmeridiane und sogar für die verschiedenen Rückenwirbel.

Farbfernsehgeräte und Schwarzweißgeräte können zu verschiedenen Imbalancen führen. Ein Farbfernsehgerät ist immer »an«, solange der Stecker in der Steckdose steckt! (Auch soll es intensive, nichthörbare Schallwellen aussenden.) Darüber hinaus sendet es flimmerndes Licht aus, was leicht feststellbar ist, wenn z.B. in einem Kinofilm ein laufendes Fernsehprogramm gezeigt wird. Das flimmernde Licht kann bei Epileptikern Anfälle und bei vielen anderen Menschen »subklinische« Wirkungen auslösen, wie Desorientiertheit, Müdigkeit oder Schlafstörungen. (Natürlich kann es beim Fernsehen auch am Programm liegen.) Leider werden Tests oft nur zur Ermittlung von Langzeiteffekten durchgeführt und nicht, um die unmittelbaren, subklinischen Wirkungen, die wir gerade besprochen haben, festzustellen.

Bei Mikrowellenherden kann es trotz relativ hohem technischen Sicherheitsstandard zu einer Leckstrahlung kommen, und die Nahrung wird im Mikrowellenherd durch die Bildung von sogenannten freien Radikalen verändert (s. Kapitel 9). Durch Muskeltest läßt sich sehr genau zeigen, daß ökologisch Kranke fast immer auf Mikrowellennahrung schwach testen. Nahezu alle Bücher über Candida ignorieren diese Tatsache. Sie kennen den MBT noch nicht. Winzige Undichtigkeiten können also durchaus zu energetischen Imbalancen im Körper führen. Energieimbalancen werden wir in den folgenden Kapiteln noch sehr detailliert behandeln. Hier sei nur gesagt, daß solche energetischen Imbalancen ein erheblicher Streßfaktor für den ganzen Körper sind. Wechselströme in Wohnungen und Hochspannungsleitungen bilden »unnatürliche« elektromagnetische Felder. Die konservativen Einwohner von New England ließen als letzte Hochspannungsleitungen bei sich zu, weil sie sich darunter »komisch« fühlten. Es gibt darüber hinaus eine elektromagnetische Umweltverschmutzung, von der Sie vielleicht noch nicht gehört haben. Militärische Forscher in Ost und West untersuchen den Einsatz extrem niederfrequenter, elektromagnetischer Wellen angeblich zum Zweck von unterseeischen Nachrichtenverbindungen. Diese Wellen können durch die Erde dringen. Meine Kollegen aus der Physik haben mir gesagt, daß Amerikaner und Russen in der Lage seien, diese Wellen auf jede Stadt des jeweils anderen zu richten?!

Die Tschernobyl-Explosion führte der Welt die Gefahren von Radioaktivität vor Augen. Europäische HEBS-Absolventen berichten, daß viele Menschen über »subklinische« (durch MBT nachweisbare) Beschwerden litten, obwohl die Regierungen behaupteten, daß die Dosen »zu niedrig seien, um Schaden anzurichten«. Mitunter kann schon eine kurzdauernde Energieimbalance zu einer chronischen Krankheit führen. Um uns herum sind täglich radioaktive Einflüsse, die jeweils identifiziert werden müssen. Früher wurden bei Uhren radioaktive Substanzen als Leuchtanzeiger verwendet. Arbeiter, die die Bürsten, mit denen sie diese Substanz auf das Zifferblatt auftrugen, mit der Zungen anfeuchteten, wiesen eine hohe Krebssterberate auf. In der Medizin und Zahnmedizin wurden Röntgenstrahlen früher noch wesentlich höher dosiert und falsch eingesetzt.

In vielen Gebieten der Vereinigten Staaten hat der Erdboden einen natürlichen hohen Gehalt an radioaktivem Radongas. Durch Luftstrom kann die Erde aufgewirbelt und in unsere Häuser getragen werden. Das Bundesgesundheitsamt (FDA) hat das Bestrahlen von Nahrungsmitteln erlaubt, ungeachtet der Tatsache, daß dadurch Enzyme und Nährstoffe zerstört werden, Toxine entstehen und die Nahrung irreversibel verändert wird. Auch gefährliche Mutationen von Keimen, z. B. auch Candida, sind vorstellbar.

Die Informationen über die verschiedenen Allergieformen sollen Sie befähigen, selbst die einzelnen Sachverhalte für sich zu testen und entsprechende persönliche bzw. politische Entscheidungen zu treffen. Ein gestörtes Elektroklima kann also erhebliche biologische Auswirkungen haben, das gilt natürlich im besonderen Maße für Hochempfindliche. Auch »Unsichtbares« kann Schaden anrichten. Wir müssen auch mit den uns umgebenden Geräuschen in Harmonie leben. Unerwünschte Geräusche aus Leuchtstoffkörpern, Fernsehern, Kühlschränken, Öfen, Klimaanlagen, Computern, Luftfiltern usw. können, wenn Sie so wollen, eine »Geräusch-Allergie« auslösen. Flugzeuge, Eisenbahnzüge, Autobahnen, Haushaltsgeräte und naher Industrielärm stellen nicht selten ein Gesundheitsrisiko dar. Wie Fernsehgeräte und fluoreszierendes Licht senden auch bestimmte Insektenkiller nichthörbare Tonwellen aus, die uns völlig aus der Balance werfen können. Jede Zelle entsendet und empfängt Lichtemissionen, Zellgruppen informieren sich untereinander durch Biophotonen oder Lichtblitze. Doch ebenso senden und empfangen sie auch Schallwellen (Phonone). Auch hier muß die Harmonie der Regulationssysteme gewahrt bleiben. Ärzte beginnen jetzt, sich dem Gebiet der Energiemedizin zuzuwenden. Für Tests, aber auch zum Ausbalancieren werden aufwendige Geräte, die mit Laserstrahlen, monochromatischem Licht, Elektrizität und Schall arbeiten, verwendet. Warum nicht auch den Muskeltest und die Möglichkeiten der Kinesiologie nutzen?

Musik kann eine tiefgreifende Wirkung auf uns haben. Der Rock-Beat (weich-weich-hart) wirkt auf praktisch jeden Menschen schwächend! Dagegen ist ein Walzertakt (hart-weich-weich oder 1-2-3) überaus kräftigend. Seit den fünfziger Jahren wurde unsere Popmusik von Jahr zu Jahr unnatürlicher. Alles paßt zusammen — diese Musik wirkt auf junge Menschen ganz offensichtlich suchterzeugend! Überall werden Kopfhörer getragen, in der Schule, auf der Straße und sogar während (oder während des Versuches) der Hausaufgaben. Ich bin der festen Überzeugung, daß der Zusammenhang von Allergien und Sucht nicht nur für Nahrungsmittel und Chemikalien gilt, sondern darüber hinaus auch für verschiedene Formen von Energie, Fernsehgeräte und Rockmusik. Das Gesagte läßt sich übrigens auch auf Haustiere beziehen. Dr. John Diamond hat herausgefunden, daß digital aufgezeichnete Musik schwächt. Heute gibt es überall digital aufgezeichnete Tonbänder, Schallplatten und CDs. Durch MBT und andere Tests läßt sich nachweisen, daß einzelne Organe hierbei besonders empfindlich reagieren.

Der menschliche Körper befindet sich normalerweise in Harmonie mit dem ihn umgebenden luftelektrischen Feld. In unserer Umgebung brauchen wir ein ausgeglichenes Verhältnis zwischen positiven und negativen *Ionen*. Ein Ion ist einfach nur ein geladenes Atom oder Molekül in der Luft. Durch Abgabe eines Elektrons überwiegt die positive Ladung, durch Aufnahme eines Elektrons überwiegt die negative Ladung. Das Verhältnis von Positivionen zu Negativionen beträgt 3:2. Durch Druckluftsysteme (die auch viel Staub und Schimmel enthalten können), Wetterfronten, Klimaanlagen — sogar beim Kochen — können übermäßig viele Ionen in die Luft geschleust werden. Günstige Feld- und Ionisationsbedingungen sind z. B. durch einen Ionengenerator zu erreichen.

Kleidung aus Synthetik zieht die schädigenden, positiv geladenen Ionen geradezu an. Man hat nachgewiesen, daß synthetische Kleidung den Blutdruck beeinflußt. Viele Menschen fühlen sich beim Tragen von synthetischen Stoffen gereizter und nervöser. Verwenden Sie nur Baumwolle, Seide oder Leinen für Kleidung und Bettwäsche u. a. Beachten Sie auch, daß die Baumwolle keine versteckten chemischen Ausrüstungen enthält, also keine bügelfreie, sanforisierte oder anderweitig vorbehandelte Baumwolle kaufen. Diese Stoffe werden häufig mit Hilfe von Formaldehyd eingearbeitet. Mit einer Pipette läßt sich leicht prüfen, ob die Baumwolle vorbehandelt worden ist. Unbehandelte Baumwolle saugt den Wassertropfen schnell auf, sind aber Chemikalien darin, wird der Wassertropfen als Perle darauf stehen bleiben.

Wenden wir uns nun den Heizsystemen zu. Nach Dr. Theron Randolph, dem Vater der klinischen Ökologie, sollte man unter allen Umständen Gas meiden. Gasleitungen und Gasöfen sind oft undicht, so daß sie bei Empfindlichen Symptome auslösen können. Randolph empfiehlt, den Gashahn außerhalb des Hauses abzudrehen. Eindeutig strömen aus Heizkörpern, die mit Kerosin oder Benzin betrieben werden, toxische Chemikalien. Man kann Niedrigtemperaturradiatoren benutzen, um so Stauberhitzungen zu verhindern. Holzöfen können bei Baum- oder Pilzallergien zu einem Problem werden. Viele Bäume sind von Pilzen befallen. Hochempfindliche reagieren sogar mit Symptomen auf ihren Christbaum, noch bevor die Kerzen angezündet werden.

Mit all diesen Informationen können Sie nun in Ruhe entscheiden, welche Faktoren Sie in Ihrer Umgebung ändern können und wie Sie mit den anderen, die sie nicht sofort ändern können, zurechtkommen wollen. Lassen Sie uns abschließend einige für die weite Verbreitung von Allergien verantwortliche Faktoren zusammenfassen. Viele beeinflussen sich gegenseitig. Generell kann alles, was das Immunsystem und die Entgiftungsorgane des Körpers schädigt, zur Entstehung von Allergien beitragen.

Faktoren, die zur Entstehung von Allergien beitragen

1. Zu häufiger Verzehr derselben Lebensmittel. Zu häufiger Kontakt mit Pollen, Chemikalien oder schädlichen Energien.
2. Genetische Veranlagung. Nicht selten zeigen sich bei mehreren Familienmitgliedern die gleichen allergischen Reaktionen auf dieselben Nahrungsmittel (Glücklicherweise legt dieses Buch dar, wie Sie trotz genetischer Disposition eine Allergie überwinden können).
3. Candidiasis. Insbesondere bei Allergien gegen mehrere Pollen, Nahrungsmittel und Chemikalien.
4. Andere Organismen oder Infektionen wie Parasiten, Viren usw. können das Immunsystem belasten. Haustiere können von Mikroorganismen befallen sein.

5. Hypoglykämie oder Diabetes. Ein gestörter Insulin- oder Blutzuckerspiegel kann Allergien verursachen. Das gilt auch umgekehrt.
6. Aufnahme giftiger, künstlicher, denaturierter Nahrung. Zuviel Essen kann ebenfalls auch zu einer Fehlernährung führen.
7. Spezifischer Nährstoffmangel, insbesondere bei Antioxidantien, die für das Immunsystem wichtig sind.
8. Chemikalien, Elektrosmog (Störung biologischer Funktionen durch elektromagnetische Strahlung)
9. Schwermetallvergiftung, z. B. durch Quecksilber
10. Die Aufnahme von Fluoriden schwächt das Immunsystem.
11. Nichtstillen oder zu frühes Beenden des Stillens. Die Muttermilch enthält schützende Antikörper sowie Nähr- und Abwehrstoffe, die in keiner »Ersatznahrung« vorkommen. Eine ganze Generation wurde nicht mehr gestillt und muß nun unter den Folgen einer muttermilchfreien Ernährung leiden, weil Kinderärzte vom Stillen abrieten.
12. Emotionaler Streß und fehlende Bewältigungsstrategien
13. Bewegungsmangel
14. Strukturelle Probleme wie Kiefergelenkdysfunktionen und Blockierung der Schädelatmung
15. Endokrine Störungen

All dies kann zu einer Schwächung und zum Zusammenbruch des Immunsystems führen. Neben Allergien können auch Autoimmunkrankheiten wie Lupus, Krebs oder eine Immunschwäche die Folge sein. Es scheint so, als würden Menschen, die unter multiplen Allergien leiden, von Krebs verschont. Auch für die Allergien gilt, sind die zugrundeliegenden Faktoren erst einmal identifiziert, eliminiert und ausbalanciert, dann lassen sich die meisten Allergien erfolgreich behandeln.

3

Candida albicans und ihr Einfluß auf den Menschen

Wir wenden uns nun dem komplexen und in seiner Bedeutung noch wenig verstandenen Thema Candida albicans bei chronischen Erkrankungen zu. Klinische Ökologen sind der Ansicht, daß übermäßiges Wachstum von Candida albicans die Ursache von vielen chronischen, degenerativen, immunologischen und »emotionalen« Krankheiten ist. Hierzu gehören auch die Allergien. In diesem Kapitel werden wir auch das völlig neuartige Konzept vorstellen, nach dem durch Candida verursachte Energieimbalancen ebensogut diese Krankheiten hervorrufen können — in vielen Fällen sogar ohne daß ein übermäßiges Wachstum von Candida albicans vorliegt. Erinnern Sie sich daran, daß Allergien auch aus anderen Gründen als einem häufigen Allergenkontakt (einschließlich Verzehr) entstehen. Beispielsweise kann eine Chemikalien-Überempfindlichkeit — wie wir im nächsten Kapitel sehen — auch Folge einer Epstein-Barr-Virusinfektion sein. Ein wichtiger Schlüssel zum Verständnis von Candida albicans (C.a.) sind die Universalallergien auf Nahrungsmittel und/oder multiple Allergien gegen mehrere Pollenarten.

Es ist zunächst wichtig zu wissen, daß sich C.a. und andere Pilze oder Bakterien stets im Dickdarm eines Menschen befinden — wie auch in der Luft oder auf der Nahrung. Fast alle Babys haben — als Zeichen für einen Kontakt mit C.a. — einen Tag nach der Geburt Hautreaktionen. Erkrankungen entstehen immer erst dann, wenn ein übermäßiges Wachstum oder eine Energieimbalance vorliegen. Lassen Sie uns mit der Aufzählung möglicher Candidasymptome beginnen. Natürlich können auch Allergien, infektiöse Stoffe und andere Faktoren jedes dieser Symptome hervorrufen.

Mögliche Symptome bei Candidiasis

- Frauenkrankheiten wie Vaginitis, prämenstruelles Syndrom, Endometriose (der bakterienartige Keim Chlamydia kann schuld daran sein), Fasergeschwülste in Eierstöcken oder der Gebärmutter, Sterilität, Unfruchtbarkeit
- Männerkrankheiten, einschließlich Prostatitis
- Allergien
- Magen-Darm: belegte Zunge, übelriechender Atem, Gas, Blähungen, Schmerzen, Diarrhö, Kolitis, Ileitis, Verstopfung, Ulzera, Windelekzeme, Mundfäule
- Nagel- und Fußpilz (meist sind andere Pilze hier die Ursache), Hauterkrankungen, Akne, Psoriasis
- Herz: Arrhythmien, Mitralklappen-Vorfall, hoher oder niedriger Blutdruck
- Herzdesintegration (eine HEBS-Entdeckung)
- Dyslexie (eine andere Entdeckung von HEBS), Hyperaktivität
- Neurologisch und neuromuskulär: Kopfschmerzen, Migräne, Müdigkeit, Desorientiertheit, schlechtes Gedächtnis (oft für Namen), Gleichgewichtsstörungen, Amnesie, MS
- Sucht, insbesondere nach Süßigkeiten und hefehaltigen Nahrungsmitteln
- Emotional: z. B. Schizophrenie
- Ohrenschmerzen, besonders bei kleinen Kindern
- Asthma, Sinusitis (wenn bei beiden Nährstoffe und eine Änderung der Ernährungsweise nicht helfen, ist möglicherweise C.a. beteiligt)
- Blasen- und Nierenbeschwerden
- Immunschwäche
- Autoimmunkrankheiten, z. B. Lupus
- Endokrine Erkrankungen, z. B. Schilddrüsenstörungen (Cryptocides — siehe nächstes Kapitel — kann schuld daran sein)

- Beschwerden in der Schwangerschaft
- Erkrankungen aller feuchten Schleimhäute
- Mückensehen durch Trübungen des Glaskörpers (die Augen-
  flüssigkeit wird gelartig und wirft Schatten auf die Netz-
  haut). Diese Erscheinung ist auch von Menschen mit hohem
  Blutzucker bekannt.
- Niedriger oder hoher Blutzucker
- Strukturelle Dysfunktionen: bei Wirbelsäule, Schädelkno-
  chen oder Kiefergelenk
- Candida septicaemica — der medizinische Fachausdruck für
  C.a. im Blut

Betrachten wir nun **mögliche Ursachen von Candidiasis**

- Antibiotika
- Anti-Baby-Pillen
- Kortisonhaltige Medikamente
- Fehlernährung: zuviel Süßigkeiten — am schlimmsten ist
  Rohrzucker/Rübenzucker, zuviel hefehaltige Lebensmittel,
  nährstoffarme Lebensmittel, künstliche Nahrung (»Junk
  Food«), Verhungern, Nahrungsmittel mit erhitzten Ölen
  oder anderen freien Radikalen.
- Allergien. Candida kann Allergien verursachen, das gilt
  auch umgekehrt, da die bei chronischen Allergien freigesetz-
  ten Gifte das Immunsystem schwächen.
- Durch Geschlechtsverkehr oder engen Kontakt wird der
  Keim weitergegeben.
- Andere infektiöse Stoffe, zu denen auch die im nächsten Ka-
  pitel gehören.
- Endokrine Erkrankungen
- Vergiftung (Toxizität)
- Strahlung
- Jeder Streß auf das Immunsystem

- Fluorvergiftung
- Genetische Veranlagung
- Schwangerschaft
- Kontakt zu Schimmel aus der Umwelt entweder im Haus (Keller oder Badezimmer) oder in bestimmten Gebieten, z. B. Feuchtzonen.
- Einnahme von zu vielen Nährstoffen. Damit füttert man vielleicht auch die Hefen, denn sie benötigen ähnliche Stoffe wie z. B.: einige B-Vitamine, Eisen und Zink.
- Emotionaler Streß
- Immunschwäche, z. B. (s) IgA
- Gestörte Ausbildung des fötalen Immunsystems aufgrund eines vorhandenen übermäßigen C.a.-Wachstums bei der Schwangeren
- Alterungsprozeß

Lassen Sie uns jetzt die Liste über die möglichen Ursachen von Candidiasis Punkt für Punkt durchgehen. Ausgezeichnete Tonbandaufzeichnungen von der Yeast-Human-Interaction-Conference von 1985 wurden hier als Hauptquellenmaterial verwendet. Medizinische Fachleute sind der Ansicht, daß mehr als ein Drittel der Bevölkerung in den USA unter chronischer Candidiasis leidet. *Antibiotika* werden als Hauptübeltäter angesehen. Diese Medikamente sollen für den Menschen schädliche Bakterien abtöten. Doch töten sie genausogut auch die erwünschte Darmflora ab. Diese nützlichen Bakterien, wie beispielsweise Acidophilusstämme, konkurrieren mit allen intestinalen Pilzen oder anderen Keimen und verhindern so, daß diese sich zu sehr vermehren. Acidophilus hat noch viele andere wichtige Funktionen, wie die Synthese von Vitaminen und Enzymen sowie von eigenen Antibiotika. Doch die meisten antibiotisch wirkenden Mittel vernichten Acidophilus-Keime und ermöglichen so, daß Hefen die Oberhand gewinnen.

In den letzten fünfzig Jahren haben Antibiotika zahllose Menschenleben gerettet. Doch wird in der westlichen Medizin damit heute ein fürchterlicher Mißbrauch getrieben. Oft handelt es sich bei einem Schnupfen um eine Virusinfektion (oder vielleicht sogar um eine falsch diagnostizierte Allergie), und antibakteriell wirkende Mittel sind völlig ungeeignet. Amerikanisches Fleisch enthält viele Antibiotika, was bereits zu Mutationen von neuen Antibiotika-resistenten Bakterienstämmen geführt hat! Das routinemäßige Verschreiben von Antibiotika ist zu einer internationalen Tragödie von tragischen Dimensionen geworden und hat die vermutlich häufigste iatrogene (durch den Arzt verursachte) Krankheit auf diesem Planeten hervorgebracht — die Candidiasis. Im besten Fall muß unser Immunsystem eine Zeitlang gegen diesen Pilz ankämpfen. Die zusätzliche Unterstützung durch die nützliche Flora sollte nicht unterdrückt werden. Selbstverständlich müßten die meisten Ärzte Acidophilus während oder nach einer Antibiotika-Behandlung verschreiben — doch die wenigsten tun es. Diese spezifische Imbalance der menschlichen Ökologie kann zu einer chronischen Erkrankung des menschlichen Wirts führen.

Anti-Baby-Pillen enthalten progesteronartige Hormone, die — als Nebeneffekt — die Vaginalschleimhaut so verändern, daß C.a. üppig wachsen kann. Hefen lieben dunkle, nasse oder feuchte Stellen, sei es an oder in unserem Körper — oder im Keller eines Hauses. Progesteron wird auch während der Schwangerschaft verstärkt freigesetzt und ist für die häufigen Vaginalinfektionen der Frauen in dieser Zeit verantwortlich.

Kortisonhaltige Medikamente schwächen das Immunsystem — daher werden sie nach Organtransplantationen verwendet —, und sie erhöhen auch den Blutzuckerspiegel. In Hefen befinden sich Rezeptoren für derartige Verbindungen, und durch all dieses begünstigen diese Medikamente immer ein üppiges Hefewachstum.

Quecksilberhaltige Zahnfüllungen — das sogenannte »Silber-amalgam« — sind neurotoxisch, immunotoxisch und sogar antibiotisch. Kürzlich hat die schwedische zahnärztliche Akademie bekanntgegeben, daß sie einen großen Fehler zum Schaden der Menschen begangen habe. Studien von Metallurgen haben nachgewiesen, daß etwa die Hälfte des Quecksilbers innerhalb von wenigen Jahren durch die Füllungen austritt! Sie versprachen, die Verwendung dieser Zahnfüllungen zu verbieten (Dies geschah durch die American Dental Society schon im Jahre 1840!). Durch Bakterien und Pilze im Mund kann Quecksilber in das giftigere und stärker antibiotisch wirksame Methylquecksilber umgewandelt werden. Quecksilber und Methylquecksilber gelangen in den Darm und können hier die Acidophiluskeime abtöten. Viele ökologisch Kranke haben ihre Amalgamfüllungen durch andere ersetzen lassen. Dazu gehören Porzellan, keramikartige Materialien und Gold. Meiden Sie auf jeden Fall Kunststoff-Füllungen. Keramikfüllungen sind P-10, P-30, Herkulit, Occlusin und andere. Vielleicht gibt es keine Ideallösung. Zum Beispiel ist P-30 die haltbarere Verbesserung von P-10, aber es enthält geringere Mengen an Aluminium. Gold gehört zu den Metallen und kann zu Energieimbalancen (und Allergien) im Kopfbereich führen. Deshalb sollte vor jeder Behandlung das jeweilige Zahnersatzmaterial mit dem Muskel-Biofeedback-Test auf seine Verträglichkeit hin überprüft werden.

In der modernen Ernährungsweise gibt es viele Faktoren, die ein üppiges Hefewachstum auslösen. Man sagt, daß heute der Durchschnittsbürger hundertmal mehr Zucker zu sich nimmt als unsere Großeltern um die Jahrhundertwende. Sukrose (Rohr- oder Rübenzucker) ist die schlechteste Zuckerart und der Favorit der Hefepilze. Sukrose unterscheidet sich von allen anderen Zuckern und wird auch als Invertzucker bezeichnet. Hefen enthalten viel Invertase, ein Enzym zum Abbau von Invertzucker. Die Aufnahme sukrosehaltiger Lebensmittel bedeutet nichts anderes, als Candida »Honig um den Mund zu schmieren«. Alle konzentrierten Süßigkeiten können deshalb starkes Hefewachstum nähren. Früchte sind voller einfacher Zucker. Melonen, deren Schimmelgehalt sehr hoch sein kann, gehören zu den schlechtesten. Honig, Ahornsirup, Reissirup usw. sind Süßstoffe, die man besser streicht. Zu den anderen Zuckern gehören Substanzen, die mit -ose (wie Glukose) oder -ol (wie Sorbitol) enden — wenngleich auch die -ole komplexer aufgebaut sind als die -osen. Klinische Ökologen empfehlen eine Ernährungsweise mit weniger als 60 g Kohlehydrate pro Tag, und diese Kohlehydrate sollen komplex sein — wie Getreide oder Kartoffeln — und nicht einfache Kohlehydrate wie in Früchten oder Zucker. Wenn der Erfolg ausbleibt, greifen manche sogar zu einer kohlenhydratfreien Diät. Diese drastische Einschränkung von Kohlehydraten wird heute immer weniger vertreten. Liegt jedoch eine Candidiasis vor, sind (wenn überhaupt) nur komplexe Kohlehydrate erlaubt.

Auch ist unsere heutige Ernährungsweise reich an *Nahrungsmitteln mit hohem Hefe- und Schimmelgehalt*. Dazu gehören: Käse, alkoholische Getränke, alle älteren fermentierten und gegorenen Lebensmittel, essighaltige Nahrung (Senf, Ketchup, Salatsoßen, Pickles), Sojasoße, Tamari, Trockenfrüchte, Pilze, Malzprodukte, Natriumglutamat, Tofu, Sprossen (eingelegt in Wasser), Bäckerhefe (in Backwaren) und Bierhefe. Bäckerhefe findet sich in vielen Vitaminpräparaten und war bei mir einer der Hauptgründe dafür, daß ich um ein Haar ein frühzeitiges Ende gefunden hätte. Viele Nahrungsmittel nehmen beim Herstellungsprozeß oder bei der Lagerung Schimmel auf, wie z. B. Erdnüsse und andere Nüsse, Getreide, Kräuter, Gewürze (Erdnüsse enthalten überdies das stark krebserzeugende Alfatoxin — ein Schimmelprodukt). Alle Lebensmittel mit großer Oberfläche können Schimmel oder andere Keime anziehen. Aus diesem Grunde ist das Fleisch in Hamburgern nicht selten mit Vorsicht zu genießen, ein Steak dagegen nicht. Auch sammeln sich in allen lange offenstehenden Nahrungsmitteln Schimmelpilze oder ähnliches an. Im folgenden führen wir die vier Nahrungsmittelarten auf, die man bei chronischer Candidiasis meiden sollte:

Vier zu meidende Nahrungsmittel-Gruppen:

- Süßigkeiten, wie oben dargelegt
- Hefe- oder schimmelhaltige Nahrungsmittel
- Jegliche allergene Nahrung
- Nahrungsmittel, die erhitzte Öle enthalten

Zu letzteren gehören gebratene Lebensmittel und alles, was freie Radikale enthält (siehe Kapitel 9). Manche Menschen müssen sogar nichterhitzte Öle oder Fette meiden oder reduzieren. Wir haben Frauen kennengelernt, deren vaginale Candidiasis nach Verzehr eines einzigen Kartoffelchips erneut auftrat! Und sie hatten keine Kartoffelallergie. (Haben Sie öfters Heißhunger auf etwas Gebratenes?) Meiden Sie auch im Mikrowellenherd erhitzte Nahrung. Viele, die unter Candidiasis leiden, müssen sich eine Zeitlang an Ernährungseinschränkungen halten, wenn sie gesund werden wollen. Allerdings kann man die Dauer der strikten Diät mit Hilfe einer Balance der Körperenergien drastisch abkürzen. Weitere HEBS-Entdeckungen belegen auch, daß viele ökologisch Kranke überhaupt kein übermäßiges Hefewachstum aufweisen! Vielmehr leiden sie unter gut zu behandelnden Störungen ihres Energiegleichgewichts.

Nun zurück zu der obigen Liste der Ursachen von Candidiasis. Jede längerdauernde oder starke Gifteinwirkung kann das Immunsystem schwächen. Zu nennen wären Fluor, Strahlung und künstliche Lebensmittel. Die Empfehlung von fluoridhaltigen Vitaminpräparaten, von Fluorzugaben im Trinkwasser und in Zahnputzmitteln ist eine sonderbare Methode, ein Gift (in diesem Fall Zucker) durch ein anderes auszugleichen. Fluor ist ein unentbehrlicher Stoff und kommt ausreichend in Wasser und Nahrungsmitteln vor. Ein Zuviel an Fluor führt zu einer Schädigung der Zellen.

Das Immunsystem wird auch durch Allergie-Mediatoren geschädigt, das sind bei allergischen Reaktionen freigesetzte Substanzen. So kann Candidiasis einerseits zu Universalallergien führen, und andererseits können allergische Reaktionen wegbereitend sein für eine Candidiasis.

Nährstoffmangel führt ebenfalls zu einer Schwächung des Immunsystems, was beispielsweise in afrikanischen Ländern, in denen es Hungersnöte gibt, zur Folge hat, daß Candidiasis weit verbreitet ist. Diese Länder erhalten zusätzlich große Lieferungen von Antibiotika und Zucker. Gebratene, fetthaltige Nahrung sowie »Junk food« schwächen das Immunsystem ebenfalls.

Durch Geschlechtsverkehr und engen Kontakt können Candidakeime von einem Partner auf den anderen übertragen werden. Im männlichen Geschlechtsteil können sich Hefen ohne irgendwelche Symptome aufhalten und das weibliche Organ immer wieder anstecken. Gute Gynäkologen behandeln deshalb oft auch den männlichen Partner von Frauen mit hartnäckigen vaginalen Hefeinfektionen. Wir konnten außerdem sehen, daß bei vielen Frauen dieses Problem immer wieder auftritt, bis die vier zu meidenden Nahrungsmittelgruppen auch tatsächlich ausgeklammert werden und eine Energiebalance durchgeführt worden ist.

Candida kann endokrine Störungen verursachen, doch ebensogut kann der umgekehrte Fall eintreten, denn zwischen endokrinem System und Immunsystem besteht eine Verbindung. Viele an Candidiasis erkrankte Menschen haben auch andere chronische, nichtdiagnostizierte Infektionen parasitärer, viraler und anderer Art. (Siehe nächstes Kapitel.) In manchen Fällen treten diese Infektionen auch vorher auf. Natürlich ist ein schwaches

Immunsystem bei allen Infektionen einschließlich Candidiasis das Grundübel. Im allgemeinen kommt es nicht zu unkontrolliertem Wachstum, solange der menschliche Wirt ein gesundes Immunsystem hat. Angeblich haben wir alle Herpesviren in uns, doch bei den meisten führen sie zu keinerlei Symptomen.

Bei den Hefeerkrankungen liegt offenbar eine eindeutige genetische Veranlagung vor. Man hat einige Gene identifiziert, die die Widerstandskraft des Körpers steuern, um verschiedene Keimarten (Bakterien, Pilze, Viren usw.) fernzuhalten. Bestimmte ethnische Gruppen können eine Schwäche oder Veranlagung für Candidiasis haben, was sich in manchen Familien unter Umständen über Generationen hinweg äußern kann.

Schimmelpilzkontakt durch die Umwelt kann zu einer erheblichen Belastung für den Menschen werden. Kürzlich gab es in der Universität von Florida in einem ihrer neuen Großgebäude ein skandalöses Ereignis. Viele Fakultätsangehörige und Studenten wurden so krank, daß sie während der Vorlesungen Gasmasken tragen mußten. Nach monatelanger Untersuchung einer Vielzahl moderner, giftiger Chemikalien fand man schließlich Schimmeltoxine im Belüftungssystem als die Übeltäter! Viele Menschen wurden dadurch in ihrer Arbeitsfähigkeit beeinträchtigt, andere hatten ökologische Erkrankungen und vermutlich auch Candidiasis. Die Universität hat dann das Belüftungssystem auswechseln lassen. Schimmelpilze lieben nasse, dunkle Plätze wie Klimaanlagen. Interessanterweise vertreten Anthropologen die Auffassung, daß der Mensch in der afrikanischen Wüste in die Welt »gesetzt« wurde, ganz sicher in einer schimmelfreien Umgebung! Die Wahl des Mittels zur Abtötung von Hausschimmel kann schwierig sein. Manch eines erzeugt vielleicht genausoviel Schaden wie die eigentlichen Schimmeltoxine. Verwenden Sie bloß kein Formaldehyd, wie es in einem Allergiebuch empfohlen wurde. (Wir meinen, daß die Funktion von Herz und Gehirn durch diese Chemikalie schwer geschädigt wird.) Probieren Sie Borax, Zephiran oder Chlorid aus. Vielleicht finden Sie eine ökologisch gesunde Person, die das für Sie übernehmen kann.

Eine relativ neue Erkenntnis ist, daß *große Dosen von Nährstoffpräparaten das Wachstum innerer Hefen begünstigen können*. Die meisten Zellen haben nämlich einen ähnlichen Nährstoffbedarf. Vitaminpräparate können also genausogut für C.a. Vitamine liefern. Dazu gehören einige B-Vitamine, Eisen, Zink und andere Nährstoffe. Mit HEBS können wir wieder herausfinden, ob die Einnahme dieser Präparate für uns problematisch ist.

Wie schon im vorigen Kapitel erwähnt, werden schützende (s) IgA-Antikörper als Überzug für die Membranen des Körpers benötigt. Mangel an diesem Antikörper ermöglicht mitunter üppiges Wachstum von Hefen und anderen opportunistischen Keimen.

Einige Forscher gehen davon aus, daß C.a. die Plazentaschranke durchdringt, in das primitive Immunsystem des Fötus gelangt und sein Immunsystem so zu täuschen vermag, daß es die Hefe für einen Teil des Fötus hält. Es würde dann keine Antikörper gegen C.a. ausbilden. *Acetaldehyd* (verwandt mit Formaldehyd, aber noch toxischer) abgesondert von C.a. kann auch die Plazenta durchdringen und zu einem geschwächten Immunsystem führen. In einem der folgenden Kapitel stellen wir die Hypothese auf, daß die Hefetoxine der Mutter zu Hyperaktivität, Dyslexie und Lernstörungen im späteren Leben des Kindes führen können. Viele Candidiasis-Kranke haben vielleicht in der zweiten oder dritten Generation durch Hefe verursachte Krankheiten! Schwangere Frauen müssen alles nur mögliche tun, um Hefeinfektionen und Ausfluß zu vermeiden. Vaginaler Ausfluß und subklinische Hefeinfektionen greifen so um sich, daß viele Gynäkologen heute schon ihren Patientinnen sagen, dies sei ganz »normal«. Starkes Verlangen nach Gepökeltem, Gesalzenem und Eiskrem kann ein Zeichen für eine Hefeerkrankung sein.

Dr. Irene Yaychuk, die erste zugelassene HEBS-Dozentin, gibt allen Schwangeren, die unter Candidiasis leiden, den Rat, eine strikte neunmonatige Diät durchzuhalten, denn dies sei letztlich weniger beschwerlich, als viele Jahre mit einem kränklichen oder hyperaktiven Kind zu leben.

Schließlich kann sich Candida auch durch Haustiere, insbesondere Katzen, ausbreiten. Tierärzte beobachteten Candidiasis bei Pferden, Hunden und Katzen. Nicht selten sind wieder Antibiotika schuld. Sogar »gesunde« Katzen sind C.a.- und Parasitenträger (Toxoplasmose). Ärzte warnen bereits schwangere Frauen davor, die Katzentoiletten zu wechseln. Doch möglicherweise sollten wir uns alle in acht nehmen. Allergologen haben herausgefunden, daß Katzenspeichel sehr allergen ist und in seiner Konsistenz lange Bestand hat. Nicht selten hat sich eine MS erst dann entwickelt, nachdem eine Katze im Haus war. Sogar gesunde Katzen haben viele Hefepilze, die — sobald bei diesen eine Leukämie ausbricht — übermäßig zu wachsen beginnen.

Betrachten wir als nächstes nun **die Symptome von Candidiasis**. Wie die obige Liste zeigt, kann jede immunologische, endokrine, neurologische, metabolische oder chronische degenerative körperliche oder emotionale Krankheit durch C.a. hervorgerufen werden. Ein kompletter medizinischer Vorbericht und geeignete diagnostische Untersuchungen zeigen, ob C.a. beteiligt ist. Diese Möglichkeit besteht, besonders dann, wenn die Beschwerden des Patienten mannigfaltig und komplex sind und nicht in das Schema passen, das der Arzt von der Universität her kennt. In diesem Fall sollte an Candidiasis gedacht werden.

Die Schulmedizin vertritt die Lehrmeinung, daß Candidiasis und andere Pilzerkrankungen auf Soor (im Mund), Vaginitis, Nagel- oder Fußpilz oder auch eine Candida-Septikämie beschränkt sind. Candida-Septikämie bezeichnet ein unkontrolliertes Hefewachstum im Blut und kommt bei Leukämie-Patienten vor, deren Immunsystem durch Bestrahlung oder Chemotherapie noch mehr geschwächt wurde.

Da nun ein Pilz feuchte Schleimhautmembranen liebt, kann man leicht verstehen, warum C.a. überall im Verdauungstrakt — vom Mund (Soor) bis zum After (Windelekzem) — wachsen kann. Desgleichen können die Lungen (Asthma) oder die Nebenhöhlen »Nistplätze« sein. Klinische Ökologen empfehlen mitunter zur lokalen Bekämpfung dieser Hefen trinkbare oder inhalierbare antimykotische Mittel. Bevorzugt läßt sich C.a. auch in Schleimhäuten und im Gehörgang nieder, sobald die lokale Ökologie oder das Immunsystem angegriffen sind.

Candida kann auch im Körper weit entfernt vom Ort des Wachstums erhebliche Beschwerden hervorrufen. Das liegt daran, daß die Ausscheidungsprodukte in das Blut eintreten und so zu allen Stellen des Körpers getragen werden können. (In manchen älteren Büchern über Candida wurde fälschlicherweise behauptet, daß nur durch das eigentliche, lokale Hefewachstum ein Organ geschädigt werden könne.) Zu den Candidatoxinen gehören Kohlenmonoxid (entdeckt durch Prof. Dr. Steven Levine), Alkohol, Acetaldehyd, steroidartige Verbindungen und große Moleküle noch unbekannter Struktur, die vorerst einfach nur als Candidatoxine bezeichnet werden. Man kennt annähernd 100 Candidatoxine!

In einer Fachzeitschrift hat Dr. med. Orian Truss, der Vater der Candida-Hypothese oder zumindest Vater der Verbreitung dieser Hypothese, bereits 1984 die Hypothese aufgestellt, daß Acetaldehyd wahrscheinlich die Ursache für die meisten candidabedingten Erkrankungen sei. Acetaldehyd ist eine flüchtige Substanz und sehr toxisch. Truss legte dar, daß viele metabolische, neurologische, endokrine und »emotionale« Beschwerden im Körper durch die Wirkung von Acetaldehyd verursacht werden. Acetaldehyd kommt auch in Zigaretten, alkoholischen Getränken und Industrieabgasen (einschließlich Autoabgasen) vor. Die

Leber verfügt über Enzyme zur Entgiftung dieser Substanzen. Die gleichen Enzyme entgiften auch Formaldehyd — den kleinen Bruder des Acetaldehyd. Beide Aldehyde zusammen können also zu einer erheblichen Belastung für die Abwehrkräfte des Körpers werden. Von ökologisch Kranken weiß man, daß sie auf Formaldehyd sehr empfindlich reagieren. Später werden wir sehen, daß HEBS eine Hypothese formuliert hat, der zufolge beide Aldehyde in der Lage sind, die Herz- und Gehirnintegration zu blockieren.

Ich bin der Ansicht, daß C.a. häufig auch die Ursache für Hypoglykämie ist, und zwar entweder durch ein rasches C. a.-Wachstum oder paradoxerweise durch den »Zerfallseffekt«. Wir müssen dazu einen Blick auf die Wissenschaft der Ökologie werfen. Dieser Begriff wurde erstmals zur Untersuchung der Wechselbeziehungen zwischen den Organismen und ihrer Umgebung geprägt. Wenngleich es auch auf den ersten Blick widersprüchlich erscheint, so leidet der menschliche Wirt gerade dann am meisten, wenn Candidakeime massenweise abgetötet werden. Solange der Parasit bestens gedeiht, wird der Wirtsorganismus durch dessen Ausscheidungsprodukte in gewisser Weise geschädigt. Werden nun jedoch zu einem Zeitpunkt sehr viele dieser Zellen zerstört, entstehen plötzlich auch viel mehr Abfallprodukte, und die meisten Toxine werden dann genau in der Zerfallsphase freigesetzt. Um den Zerfallseffekt zu mildern, können Darmspülungen durchgeführt werden, bevor dann zusätzlich antimykotische Mittel gegeben werden. Der Zerfallseffekt wird übrigens in der wissenschaftlichen Literatur als *Jarisch-Herxheimer-Reaktion* bezeichnet. Um 1920 wurde erstmals bemerkt, daß die schlimmsten Reaktionen bei Syphilis kurz nach Behandlungsbeginn mit Quecksilber auftraten. Dieser Effekt kann immer dann eintreten, wenn ein übermäßiges Wachstum von Fremdkeimen in hohem Maße abgetötet wird. Bei C.a. kann dieser Zerfallseffekt Tage oder Wochen anhalten. Interessanterweise wird er jedoch nach einer Candidabalance wesentlich abgeschwächt. Andererseits wird der Zerfallseffekt bei Menschen mit schwachem Immunsystem in dem Moment stärker spürbar sein, wo eine Energiebalance das Immunsystem wieder soweit stärkt, daß es nun »die Hefen in Angriff nehmen« kann. (Weitere Energiebalancen werden auch das erübrigen.) Je stärker das Wachstum, um so ausgeprägter ist der Zerfallseffekt. Alle Symptome vor einer Candida-Behandlung können sich während der Behandlung verstärken.

Nun zurück zur Hypoglykämie. Wie bereits oben dargelegt, können bestimmte Nahrungsmittel Hefen begünstigen oder das Immunsystem so belasten, daß es zu einem vorübergehenden, schnellen Candidawachstum kommt. In dieser ökologischen Nische sterben nun bestimmte Pilzzellen von allein ab, sei es, weil die Nährstoffe ausgehen oder der innere Konkurrenzdruck zu stark wird. Aus diesem Grund — *so lautet unsere Hypothese* — kann eine *Jarisch-Herxheimer-Reaktion* auch durch ökologischen Druck eintreten. Hefetoxine schädigen beispielsweise einige Stunden nach Verzehr von Süßigkeiten oder hefehaltiger Nahrung (durch übermäßiges Wachstum oder Zerfall) die Bauchspeicheldrüse, was eine Hypoglykämie auslöst! Auf diese Weise kann eine Candidiasis — und nicht nur Allergien wie im vorigen Kapitel dargestellt — zu Reaktionen mit erhöhtem oder erniedrigtem Blutzucker führen. Deshalb wird in diesem Buch der Begriff »HAC« verwendet. Er steht für die Anfangsbuchstaben von Hypoglykämie, Allergie, Candidiasis.

Wir betonen, daß Candidatoxine das Immunsystem schwächen können und — auch viele ganzheitlich arbeitende Ärzte sind der Ansicht — daß sie eine entscheidende Rolle spielen z. B. bei Immunkrankheiten wie Allergien, Krebs, Autoimmunkrankheiten (z. B. Lupus) bei denen der Körper das eigene Gewebe angreift, und vielleicht sogar bei Immunschwäche-Krankheiten. Auf meiner letzten Seminarreise nach Australien las ich in einer

Fachzeitschrift einen faszinierenden Bericht. Ein dem Tode nahes AIDS-Opfer wurde durch eine antimykotische Behandlung und Nahrungsumstellung wieder kerngesund. Wir konnten Menschen bei Herpes mit einer Candida-Energiebalance erfolgreich behandeln. Diese Tatsachen sind offenbar ein Zeichen dafür, daß Candida oder dessen Toxine das Immunsystem schwächen und andere Keime die Oberhand gewinnen und zerstörerisch wirken können. Natürlich besteht auch die Möglichkeit, daß ein primär schwaches Immunsystem ein Candidawachstum überhaupt erst ermöglicht hat.

Nun wollen wir **die Wirkungsweise von Candida** genauer untersuchen. Zunächst muß man sich fragen, warum ausgerechnet dieser Pilz — und nicht andere — beim Menschen so viele Störungen verursacht. Andere Pilzfamilien sind zum Beispiel Penicilline und Aspergillusarten u. a. Zur Gattung Candida gehören über siebzig Arten, darunter Candida tropicalis. Andere Pilze können zwar unter Umständen auch Krankheiten beim Menschen hervorrufen, doch beobachtet man heute epidemieartige chronische Erkrankungen ausschließlich durch C.a. Ein Grund dafür mag sein, daß C.a. auf der Zellwand oder Membran Proteinmarker besitzt, die den Zellmarkern des Menschen ähnlicher sind, als dies bei anderen Keimen der Fall ist. Erinnern Sie sich daran, daß die Außenhülle der Zellen Proteinsequenzen aufweist, die unsere Antikörper als fremd erkennen und als Hauptschablone zur Produktion sehr vieler Antikörper verwendet. Betrachten Sie noch einmal Abbildung 1. C.a. kann durch die dem Menschen ähnliche Sequenz der Marker das Immunsystem manchmal (bis zu einem gewissen Grad) so täuschen, daß es nicht angegriffen wird. Wenn im Körper sehr viele Anti-C.a.-Antikörper gebildet werden, können diese auch menschliches Gewebe angreifen. (Hier haben wir ein Beispiel für eine Autoimmunkrankheit.) Man hat herausgefunden, daß dabei unter anderem menschliche Schilddrüsen-, Eierstock- und

T-Helfer-(Immun-)zellen angegriffen werden. Durch diesen Mechanismus können sich sogar endokrine, gynäkologische und Immunkrankheiten entwickeln. Zur Vervollständigung sei hier hervorgehoben, daß eine C.a.-Art durch Veränderungen der Markerproteine in der Zellwand Millionen unterschiedlicher Stämme aufweisen kann.

Nun zurück zu den Candidatoxinen. Wie deren entfernt verwandte große Neffen, die Pilze, kann auch Candida Kohlenmonoxide produzieren. Levine glaubt herausgefunden zu haben, warum verschiedentlich Pilzzüchter nach längerem Aufenthalt in ihren Gewächshäusern gestorben sind. Schuld war eine Kohlenmonoxidvergiftung durch die Pilze. Alkohol ist ein weiteres Nebenprodukt von Hefen. In den letzten Jahren wurden in Japan viele Menschen wegen Trunksucht fristlos entlassen. Sie versicherten, nie Alkohol angerührt zu haben, und trotzdem ließ sich in Blutuntersuchungen Alkohol nachweisen. Ärzte meinen, daß auch hier wieder C.a. die Schuld trägt. Sie glauben, daß ein neuer japanischer C.a.-Stamm im Gegensatz zu den bisher bekannten Stämmen überwiegend Alkohol anstatt Acetaldehyd abgibt. Außerdem vermuten sie, daß die 1945 abgeworfene amerikanische Atombombe zu C.a.-Mutationen geführt hat. Menschen mit einem übermäßigen Wachstum dieser Stämme brauchen nur Nudeln oder Eiskrem zu essen, und schon sind sie durch die Hefen betrunken! Auch bei dem Medikament Tagamet ließ sich später nachweisen, daß es zu einem übermäßigen Wachstum von alkoholproduzierenden Stämmen führt. In der Diskussion über die Lebensmittelbestrahlung ist viel zu wenig darüber gesprochen worden, daß auch hier durch Mutationen völlig neue Bakterienstämme entstehen können.

Hefezellen produzieren auch Steroide — hormonartige Substanzen. Sie scheinen ausgesprochen östrogenähnlich zu wirken. Endokrine Erkrankungen und Geschlechtskrankheiten können die Folge sein. Man hat dies schon eine Zeitlang vermutet, denn von Hefen weiß man, daß sie Steroid-Rezeptoren besitzen. Die Östrogenwirkung von Hefe-Hormonen soll zu Vergrößerungen der Brust führen, wie man sie bei manchen starken Biertrinkern beobachtet. Analog meinen einige Wissenschaftler, daß Frauen mit sehr kleiner Brust möglicherweise in der Pubertät eine Candida-Erkrankung durchgemacht haben. Da nun alle Menschen Hefen im Darm haben und diese Hefen hormonartige Stoffe absondern, hat sich unser endokrines System in der Evolution dahingehend entwickelt, daß es mit der zu erwartenden geringen Menge dieser Substanzen existieren und zurechtkommen kann. Schließlich sind wir wegen einiger seiner Produkte auf Acidophilus angewiesen. Höhere Lebensformen konnten sich nur zusammen mit den bereits vorhandenen niederen Lebensformen entwickeln. Dies ist nur eine Spekulation, doch vielleicht war eine bestimmte symbioseartige Wirkung vorherbestimmt, solange C.a. im Dickdarm in der richtigen niedrigen Konzentration wächst.

Man sagt, C.a. sei ein dimorpher Pilz — d.h. er kommt in zwei Hauptformen vor. Als sprossende Hefe soll er lokal weniger angreifend sein. (Da er jedoch kleiner und nicht so »angeheftet« ist, kann diese Form unter Umständen besser wandern.) In der invasiven Form wächst C.a. in Mycelien — d.h. als zweig- oder fadenförmige Strukturen, die menschliche Zellen befallen und ihnen Nährstoffe entziehen können. Dies ist einer der Gründe für einen durchlässigen Magen-Darm-Trakt, der, wie wir gesehen haben, wegbereitend für Allergien ist.

Kürzlich hatten wir Gelegenheit, Mikrographien von acht C.a.-Formen zu betrachten. Man weiß noch sehr wenig über diesen Keim. Es wird vermutet, daß eine winzige Form von C.a. sogar in die Zellen und in Zellkerne eindringt. Wird der Zellkern befallen, kann das genetische Material verändert werden.

Manche Forscher behaupten, C.a. könne wie auch andere Pilze Sporenformen bilden und sei in dieser Dauerform noch schwerer abtötbar. In der gewöhnlichen Form vergärt C.a. nicht nur Zucker, sondern benutzt diese Moleküle auch als Baustein zur Herstellung von Fasern, um sich mit deren Hilfe an das Wirtsgewebe anzuheften. (Ein Grund mehr, Süßigkeiten einzuschränken). Es liegen auch Forschungsberichte vor, die darauf hinweisen, daß intravenöse Glukoseinfusionen das Hefewachstum im Blut begünstigen können.

Lassen Sie uns nun **antimykotische Mittel** untersuchen. Hier zunächst die eher medizinischen Stoffe. Jod gehört wohl zu den ersten antimykotischen (und antibakteriellen) Mitteln. Danach wurde (und wird auch heute noch) Gentianaviolett verwendet. Krankenschwestern haben die Zunge von Neugeborenen (mit Soor) mit dieser Substanz bestrichen, denn sie können Hefeinfektionen durch die mütterliche Scheide bekommen. In manchen Ländern, wie Australien, ist Gentianaviolett rezeptfrei, nicht jedoch in den USA. Die meisten Bücher über Candidiasis empfehlen *Nystatin* als »Mittel der Wahl«. Der Name weist auf den Ort seiner Entdeckung hin — in der Milch einer Milchfarm im Staate New York. Es ist ein Abkömmling eines Schimmelpilzes und kann daher allergen sein. Auch von dem vorzugsweise verwendeten, trägerstofffreien Puder wurden hin und wieder »schlechte Chargen« hergestellt, die dann gerne ins Ausland exportiert werden. Diese Chargen, die nicht so sind wie sie sein sollten, können verändert oder in gewisser Weise toxisch sein. Es gibt heute verschärfte Qualitätskontrollen, denn der Bedarf steigt ständig. Nystatin wirkt durch Zerstörung der Candidazellwände. Besonders stark wirkt es im Magen-Darm-Trakt, und es wird dabei kaum ins Blut resorbiert. Daher soll es für Leber oder Nieren viel weniger toxisch sein als andere neuere Mittel. Bei einer systemischen Erkrankung kann Nystatin aus den genannten Gründen wirkungslos sein. Bei einer systemischen

Candidiasis sind sehr hohe Dosen erforderlich. Patienten mit Leukämie und Candida-Septikämie haben bis zu sechzig Tabletten täglich bekommen, um die Hefen so daran zu hindern, den immungeschwächten Wirt buchstäblich vollständig zu überschwemmen. Obwohl die ersten Berichte von »Wunderdroge« sprachen, konnten wir sehen, daß viele ökologisch Kranke auch nach jahrelanger Einnahme augenscheinlich nicht gesund wurden. Manche medizinischen Wissenschaftler, die mit der umstrittenen Mikroskopie-Technik an lebenden Zellen arbeiten, behaupten, daß es bei C.a. durch Nystatin zu einer zellwandfreien Form kommen könne. Es heißt, der Keim sei dann kleiner und könne ins Blut gelangen und dort wandern. Andere Forscher teilen diese Meinung nicht. Alles, was ich dazu sagen kann, ist, daß wir in vielen Städten Menschen aus Candida-Selbsthilfegruppen kennenlernen konnten, die dieses Mittel bereits seit Jahren einnehmen müssen. Es gibt eben keine Wunderdroge. Meist kann nicht einmal eine Energiebalance allein ohne eine Ernährungsbehandlung und ohne andere einschränkende Maßnahmen diese heikle Angelegenheit in den Griff bekommen.

Es gibt stärkere, systemisch wirkende Mittel. In den USA ist *Ketokonazol* ein weiteres »Medikament der Wahl«. Diese Substanz greift an den Steroid-Rezeptoren von Candida an, die die Zellmembranen zerstören. Die vermutete nystatininduzierte Mutation soll durch Ketokonazol nicht entstehen. Dieses Medikament wird ins Blut resorbiert, mehr als die anderen beiden Mittel. Daher wirkt es systemisch, kann genausogut aber auch für Leber und Nieren toxisch sein. Der Blutspiegel des Patienten muß oft kontrolliert werden. Im ersten Jahr der Anwendung von Ketokonazol gab es eine kleine, dennoch signifikante Anzahl an Todesfällen. Doch heute wird das nicht mehr als Problem betrachtet, da geringere Dosen eingesetzt werden, die man besser kontrollieren kann. Das in den USA nicht zugelassene

Amphotericin B wird in England und Australien oft eingesetzt. Dieses Medikament, das ähnlich wie Ketokonazol wirkt, soll jedoch noch stärker sein. Bei beiden handelt es sich um synthetische Mittel — und nicht um Schimmelpilz-Derivate.

Seit langem weiß man, daß bestimmte Kräuter und Naturheilmittel antimykotische Eigenschaften haben. Sie wirken vielleicht weniger stark, sind aber auch viel ungiftiger. Knoblauch gehört wohl zu den ältesten dieser Nahrungsmittel. Allicin ist der wichtigste antimykotisch und antibakteriell wirkende Stoff im Knoblauch. Zwiebeln besitzen ähnliche, jedoch viel schwächer ausgeprägte Eigenschaften. Außerdem wird heftig diskutiert, welche Knoblauchpräparate überhaupt wirksam sind. Doch kann man auch die rohen Zehen essen! Durch Kochen kann Allicin zerstört werden, wie auch durch den Herstellungsprozeß von Knoblauchpräparaten.

Die Baumrinde, die auch unter den Bezeichnungen *Pau d'Arco*, *La Pacho, Taheebo* oder *Ipe Roxo* bekannt ist, wächst in den Amazonasregionen von Brasilien und Argentinien. Die meisten Bäume im Amazonasgebiet sind in starkem Maße der feuchten, schimmelhaltigen Luft ausgesetzt, mit Ausnahme dieser einen Art. Die Indianer haben ihre Rinde gegen alles von Magenschmerzen bis Krebs verwendet. Brasilianische Wissenschaftler erforschen heute, ob man diese Rinde medikamentell einsetzen kann. Zudem wirkt sie auch alkalisierend, doch vergessen Sie nie, daß jede zu häufig eingenommene Substanz allergen werden kann.

Das australische *Tea-tree-oil* (auch Teebaumöl oder Melaleuka genannt) soll eines der stärksten Antimykotika sein und sogar Sporen abtöten können. Verwendet wird es bei Haut- und Nagelpilz. Innerlich soll man nur ein oder zwei Tropfen verwenden. Verdünnt mit Aloe-Vera, sagte man uns, kann man auch höhere Dosen einnehmen. Dieses nach Terpentin riechende Öl ist heute ohne weiteres erhältlich. Wir sind der Meinung, daß es für

Menschen mit Epstein-Barr-Virus-Erkrankung nicht geeignet ist, da die darin enthaltenen Chemikalien das Virus möglicherweise reaktivieren. Von vielen anderen Kräutern, z. B. Gewürznelken oder Ecchinacea, kennt man ebenfalls bestimmte antimykotische Eigenschaften.

Caprylsäure ist eine kurzkettige Fettsäure, die aus Kokosnüssen gewonnen und in letzter Zeit oft gegen Candidiasis eingesetzt wird. Sie soll den Magen-Darm-Trakt mit einem schützenden Film überziehen und trage so dazu bei, C.a. auszuhungern. Alle Caprylsäurepräparate wurden von uns als hochallergen und schlechtverträglich getestet. Vielleicht enthalten sie Phenole als Bindemittel. Auch hier wieder ist vor allen Versuchen mit derartigen Mitteln auf den kostenlosen Nutzen des Muskeltests hinzuweisen.

Es wird behauptet, daß eine alkalische Schutzschicht auf inneren Organen (Vagina u. a.) Hefewachstum begünstigen kann. Daher werden saure Verbindungen gegen diese Alkalinität eingesetzt. Sorbinsäure wird z. B. für Mundwässer oder Spülungen verwendet oder auch Milchsäure aus Sauerkraut. Manche Gynäkologen empfehlen Essig wegen des Säuregehaltes. Offenbar ist ihnen die Existenz von Schimmelpilzen im Essig noch nicht bekannt. Klinische Ökologen würden auf gar keinen Fall zu Essig raten!

Häufig ist es auch angezeigt, die Darmflora wieder mit Acidophilus-Bakterien zu besiedeln, um übermäßiges Hefewachstum zu verhindern oder zu bekämpfen. Ähnliches gilt nicht selten auch für Vaginalerkrankungen. Viele mahnen hier zur Vorsicht. Von Acidophilus gibt es verschiedene Stämme. Einige sind wirksam, andere nicht. Außerdem verkaufen viele Hersteller völlig wirkungslose Produkte! Der von Ihnen gekaufte Acidophilus könnte von einem schwachen Acidophilus-Stamm herkommen bzw. er kann durch den Herstellungsprozeß oder Versand abgetötet worden sein. Viele Menschen nehmen jahrelang Acidophilus ein, und die nützlichen Keime siedeln sich trotzdem nicht wieder an. Die besten Acidophilus-Arten werden rasch auf dem Luftweg versandt und müssen kühl aufbewahrt werden. Bifidus, Bulgaricus und Streptococcus faecium (siehe Anhang D) sind ebenfalls neben Acidophilus Teil der nützlichen Darmflora. Quecksilber aus Zahnfüllungen kann ebenfalls den Aufbau einer gesunden Darmflora behindern. Bei Allergien ist acidophilushaltiger Joghurt oder Milch meist kontraindiziert. Es gibt jetzt in Naturkostläden auch Joghurt auf Sojabasis. Bei Supplementen mit Bakterienstämmen kann man jedoch auch des Guten zuviel tun. Magen-Darm-Beschwerden und übermäßiges Bakterienwachstum sind dann die Folge. Deshalb ist es von so zentraler Bedeutung, immer wieder den Muskel-Biofeedback-Test (MBT) einzusetzen, um herauszufinden, ob der Körper dieses oder jenes Mittel benötigt. Was im Körper abläuft ist letztlich die beste Richtschnur! Wird es Ihnen auf ein bestimmtes antimykotisches Mittel schlecht, kann man mit ausgeklügeltem MBT feststellen, ob Bakterienzerfall, Allergie oder Toxizität die Ursache ist. Man kann sogar die potentielle Wirksamkeit eines Mittels einzeln austesten! Menschen mit Candidiasis brauchen jede nur mögliche Hilfe, die sie bekommen können, und die zugleich keinen Schaden anrichtet.

Biotin ist ein anderer Nährstoff, der auch empfohlen wird, um Hefen unter Kontrolle zu halten. Es soll angeblich Mycelienwachstum verhindern. Im Übermaß kann es jedoch Hefen begünstigen. Interessanterweise fanden Kinesiologen mit Hilfe subtiler Testmethoden heraus, daß einige Menschen keine B-Vitamine nehmen dürfen. Das ist genau das Gegenteil von dem, was viele Nährstoffexperten empfehlen. Außerdem sind diese Kinesiologen der Ansicht, daß Eisen, Zink und vielleicht sogar Acidophilus bei bestimmten Menschen das Hefewachstum beschleunigen können. Der Muskeltest ist hier wirklich die maßgeschneiderte, individuelle Untersuchungsmethode. So kann es durchaus sein, daß andere ökologisch Kranke genau diese Nähr-stoffe zur Stärkung ihres Immunsystems benötigen. Wieder müssen auch hier diagnostische Untersuchungen und MBT ganz individuell eingesetzt werden.

Verschiedene andere Wirkstoffe scheinen Pilze und andere Keime über eine *Sauerstoffanreicherung* abzutöten. Dazu gehören Wasserstoffperoxid, Ozon und stabilisiertes wäßriges Chlordioxid (Purogene, Dioxychlor, Alcide). Ozon kann eingesetzt werden, um damit Wasser oder den Dickdarm anzureichern, und man kann es sogar intravenös anwenden. Auch kann man Peroxid in das Wasser geben oder intravenös injizieren. Manche Experten warnen vor Peroxiden, denn durch die freien Radikalen können sie nicht nur Hefen, sondern auch das Immunsystem des Wirtes schädigen. Wir vertreten eher diese letztere Auffassung, doch wurden uns auch positive Reaktionen berichtet. Auch konnten wir nach Purogen-Mundwässern oder -Hautcremes gute Ergebnisse beobachten.

Selen und *Magnesium* sind wahrscheinlich die beiden wichtigsten Mineralien im Kampf gegen Candida. In Untersuchungen ließ sich nachweisen, daß Makrophagen (weiße Killer-Zellen im Blut) C.a. zwar einkreisen, jedoch ihr tödliches Enzym nicht freisetzen können, wenn sie zu wenig Selen enthalten. So geben sie schließlich auf. Magnesium hat sich bei Menschen mit Candidiasis als äußerst wichtig zur Wiederherstellung der metabolischen und immunologischen Kräfte erwiesen. Früher wurden Kalzium-Magnesiumzusätze im Verhältnis 2 zu 1 empfohlen, was sich bei ökologisch Kranken oft als schädlich erwiesen hat. Sie brauchen mindestens ebenso viel Magnesium (und nicht selten sogar mehr) wie Kalzium!

Zu den **Anti-Acetaldehyd-Nährstoffen** gehören Vitamin C, B_1, B_5, die Aminosäuren Taurin, Cystein; am wichtigsten ist vielleicht das Spurenelement *Molybdän*. Alle diese Stoffe wirken auch gegen Formaldehyd. Verschiedene Zimmerpflanzen wie

z. B. die Spinnenpflanze absorbieren ebenfalls die Schadstoffe formaldehydbelasteter Wohnungen. Weiter hinten im Kapitel 9 über ökologisch richtige Nährstoffergänzung werden wir dann noch die für das Immunsystem wichtigen Antioxidantien vorstellen.

Zum Schluß möchten wir noch kurz zeigen, wie der Arzt Dr. Wright den Muskeltest im Rahmen einer Candidabalance einsetzt. Bei einem neuen Patienten bestimmt er zunächst, welche Nährstoffe, Kräuter oder Medikamente gegen die Candida-Erkrankung zu diesem Zeitpunkt wirksam sind. Anschließend wendet er MBT-Methoden an, um zu überprüfen, ob diese Stoffe toxisch oder allergen sind. Dann folgt die Balancierung der Körperenergien, das genaue Vorgehen wird in den nächsten Kapiteln beschrieben, und die Candidabalance. Es ist möglich, daß Dr. Wright Medikamente absetzt, die andere Ärzte vorher verschrieben haben, wenn sie sich im Test als unwirksam, toxisch oder allergen erweisen. Natürlich sind die betreffenden Kollegen nicht sonderlich erfreut darüber. Bleibt nur zu wünschen, daß diese Kollegen auch selbst die kinesiologischen Methoden erlernen, um deren erstaunliche Erfolge für ihre Behandlung nutzen zu können.

4

Cryptocides, Parasiten, Epstein-Barr-Virus und Symbiose

Wir werden hier verschiedene infektiöse Stoffe besprechen, von denen man seit kurzem weiß, daß sie bei chronischen ökologischen Erkrankungen eine große Rolle spielen. Oft werden sie nicht oder falsch diagnostiziert oder als »subklinisch« eingestuft. Sie können nach einer Candidiasis oder unabhängig davon auftreten.

Progenitor Cryptocides

Lassen Sie uns zunächst Progenitor Cryptocides (P.C.) behandeln. Dieser Erreger wurde am gründlichsten von Dr. med. Virginia Livingston-Wheeler untersucht. Sie hält P.C. für den »krebserzeugenden Erreger« schlechthin. Streng genommen ist P.C. ein Bakterium, dennoch leitet sich sein Name von der Tatsache her, daß es Größe, Gestalt und Form wechseln kann. Angeblich kann es auf die Größe von Viren schrumpfen, in Zellen und/oder Zellkerne eindringen, kann aber genausogut auch eine größere, sporenartige Form annehmen.
P.C. kann als harmlose, aber auch in seiner »virulenten, krebserzeugenden Form« vorliegen. Frau Livingston vertritt die Auffassung, daß fast alle Hühner P.C. in der krebserzeugenden Form in sich haben! P.C. ist auch im Ei vorhanden. (Das läßt wieder einmal die alte Frage aufkommen: was bringt uns zuerst um, das Ei oder das Huhn?) Anderes Geflügel ist davon offensichtlich nicht betroffen. Durch künstliche Hormone wachsen Küken gezwungenermaßen sehr schnell. Übertragen auf den Menschen müßte er in sechs Monaten statt innerhalb von 18 Jah-

ren erwachsen werden! Hervorzuheben ist, daß nicht wenige Menschen den Verzehr von rotem Fleisch aufgegeben haben und dafür jetzt Hühnerfleisch essen. Wenn jemand eine Veranlagung für Krebs hat, würde Frau Livingston davor warnen. Natürlich enthält jedes amerikanische Fleisch (außer biologisches) Hormone, Antibiotika, Tranquilizer und andere Chemikalien.

In ihrer Klinik in San Diego behandelt Frau Livingston Krebspatienten mit Diät, Ergänzungspräparaten (auch Vitamin-A-Abkömmlingen) und einem abgeschwächten Cryptocides-Impfstoff. Sie berichtet von Heilungsraten um 80% in den vergangenen zwanzig Jahren. Bei den meisten ihrer Patienten war das Immunsystem durch schulmedizinische Behandlung mit Chemotherapeutika und Bestrahlung bereits angegriffen! (Ganzheitliche Methoden werden bekanntlich oft erst zuletzt und nicht von vorneherein ausprobiert.) Für ihre bemerkenswerte Arbeit hat Frau Livingston Hohn und Angriffe geerntet und nicht den verdienten Nobelpreis. Unserer Ansicht nach hätten auch Truss und Randolph den Nobelpreis für ihre Entdeckung der ursächlichen Bedeutung von Allergien und Candidiasis bei so vielen Krankheiten verdient.

Frau Dr. Livingston verschickt auch mit ihrem Impfstoff behandelte Küken, die in Trockeneis verpackt werden. Trotz der Proteste von biologischen Hühnerzüchtern ist dies ihrer Ansicht nach die einzige Möglichkeit, P.C.-freie Hühner zu garantieren. Ihr Impfstoff ist in landwirtschaftlichen Kreisen als wirksamer Anti-Tumor-Stoff bei Hühnern anerkannt. Frau Livingston versucht nach wie vor mit ihrer Arbeit führende Krebsspezialisten zu überzeugen. Die Hauptströmung in der Krebsforschung ist dabei weiter bemüht, fiktive Viren zu finden. Natürlich bekommt nicht jeder, der Hühnerfleisch ißt, Krebs, denn es ist einleuchtend, daß hier eine Reihe weiterer Faktoren von Bedeutung sind. Aus der Sicht verschiedener klinischer Ökologen —

und das ist auch die Position von HEBS — spielt jedoch bei der Schwächung der Abwehrkraft des Immunsystems Candida albicans eine bedeutende Rolle.

1974 machte Frau Dr. Livingston die erstaunliche Entdeckung, daß P.C. durch menschliches Sperma übertragen wird und zudem ein Hormon absondert, das für die Befruchtung sowie für das Wachstum und Überleben des Fötus essentiell ist! Choriogonadotropin (CG), so heißt dieses Hormon, ermöglicht offensichtlich fötales Zellwachstum und wirkt als Schutz gegen das mütterliche Immunsystem. P.C. ist daher unerläßlich für jedes beginnende Leben! Bei einem geschwächten Immunsystem kann P.C. aus seinem Schlaf erwachen und wieder CG oder HCG (Human CG) absondern. Ist kein Fötus da, der es für sein Wachstum verwendet, führt es möglicherweise zu Tumorwachstum. Ähnlich wie C.a. hat jeder Mensch P.C. in sich, und nur übermäßiges Wachstum oder plötzliche Veränderung der Virulenz von P.C. können problematisch werden.

Wir vermuten, daß die *Schilddrüse* bei Cryptocides-Effekten — sei es beim Menschen oder bei den Hühnern — eine Schlüsselrolle spielt. Man weiß, daß Forscher als Modell für eine Schilddrüsenerkrankung des Menschen — der Thyreoiditis — Küken verwenden. Außerdem betonen einige ganzheitlich arbeitende Ärzte, daß Krebspatienten früher oft Schilddrüsenerkrankungen hatten. (Wir fügen hinzu, daß viele Krebspatienten an Nagelpilz, Mundsoor u. ä. litten.) HEBS-Tests zeigen, daß P.C. durchaus die Schilddrüse schädigen kann und daß nicht selten vorher Candidaimbalancen bestanden. Im Rahmen einer Candidabalance kann der Körper ganz spezifisch auch für P.C. ausbalanciert werden, allerdings nicht umgekehrt. Tritt der Erreger als Pilz auf oder sogar im sporenartigen Zustand, kann P.C. auch Acetaldehyd und andere Pilzprodukte absondern. (Bakterien scheiden im allgemeinen kein Acetaldehyd aus.) In diesem Fall jedoch kann durch P.C. auch die Herz- und Gehirnintegration erheblich gestört werden. (Siehe dazu Kapitel 6 und 7.)

Zum Schluß ist noch auf die Cryptocides-Allergie hinzuweisen. Allergologen berichten von Frauen, die gegen das Sperma ihres Mannes allergisch sind. Möglicherweise ist hier P.C. oder das HCG-Hormon die allergene Komponente. In sehr seltenen Fällen führt orale oder vaginale Aufnahme von Sperma zu anaphylaktischen Reaktionen! Doch unmöglich läßt sich mit Sicherheit herausfinden, welcher Bestandteil des Spermas die Reaktion auslöst.

Parasiten

Ein Parasit kann jeder Keim sein, der in oder auf dem menschlichen Wirt auf dessen Kosten lebt (C.a., Bakterien, Viren u.a. gehören auch dazu). Allerdings werden wir hier nur einzellige Protozoen und Würmer behandeln. Wie schon dargelegt, kann es zu einem Überwuchern dieser Organismen kommen, weil primär Magen-Darm-Trakt oder das Immunsystem geschwächt sind. Hat der Wirt zu wenig Salzsäure im Magen und/oder zu wenig Pankreasenzyme, können sich Parasiten breit machen, denn diese genannten Stoffe verdauen normalerweise nicht nur die Nahrung, sondern auch durch die Nahrung aufgenommene Keime.

Betrachten wir nun die beiden *einzelligen Protozoen*, die Ökologen bei 80% aller Menschen mit Candidiasis antreffen — Entamoeba histolytica (eine Amöbe) und Giardia lamblia. Wieder kann man diese Organismen in winzigen Mengen auch im Verdauungskanal Gesunder finden. Doch bei vielen mit Candida überwuchert einer dieser beiden Keime. Zudem können sie dem Wirt Nährstoffe entziehen und den Darm durchlässig machen, indem sie sich in die Darmwand »eingraben«. Erinnert sei daran, daß so Allergien durch Übertritt unverdauter Nahrung ins

Blut ausgelöst werden können. Auch können die Parasiten vom Verdauungskanal aus in andere Organe wandern. Giardia zum Beispiel hat eine Vorliebe für die Gallenblase. Auf diese Weise werden möglicherweise entferntere Organe durch Parasiten oder durch deren ins Blut abgesonderte Ausscheidungsprodukte geschädigt. In Leber und Bauchspeicheldrüse können sich Parasitentoxine als erstes bemerkbar machen.

Die meisten ökologisch Kranken haben hoffentlich durch Parasiten im Verdauungskanal keine größeren Beschwerden. Hier hat sich die übliche Stuhluntersuchung als völlig ungeeignet erwiesen. Die Parasiten sind fest an der Darmwand verhaftet und werden nicht mit dem Stuhl ausgeschieden, es sei denn bei einer starken Diarrhö (wie bei Montezumas Rache). Manche Ökologen haben daher einen parasitologischen Test, den Abklatschtest vom Rektum, übernommen. Bei diesem Test wird ein Rohr in den Enddarm eingeführt, durch das eine Probe von der Darmwand entnommen und unmittelbar darauf mikroskopisch untersucht wird. Die Parasiten werden sichtbar und können bestimmt werden. Wenn Ihr Ökologe nicht über die entsprechende Ausrüstung verfügt, müssen Sie sich an einen Parasitologen wenden. Große Krankenhäuser oder Universitäten sollten einen Parasitologen haben oder zumindest in der Lage sein, Sie an einen solchen zu überweisen. Höchstwahrscheinlich kennt dieser Arzt ökologische Krankheiten nicht. Manche Patienten mußten vorgeben, sie seien seit ihrer Reise auf »eine Insel in den Tropen« erkrankt, andernfalls hätte man sie nicht ernst genommen und nicht untersucht. Durch diesen Test wird nichts verletzt, höchstens der eigene Stolz.

Giardiasis nimmt heute in den USA überhand. Über 50% des Trinkwassers ist mit diesem Parasiten kontaminiert, der (anders als Bakterien) durch Chlor nicht abgetötet wird. Wir haben schon gesagt, daß beide Parasiten auch mit der Nahrung aufgenommen werden können. Auch weiß man, daß sie durch Köche in Restaurants übertragen wurden. Andere Überträger sind Haustiere und nicht richtig gekochtes Fleisch. Die meisten ökologisch Kranken haben entweder Giardia oder Amöben oder beide, obwohl viele von ihnen nie auf »einer Insel in den Tropen waren«. Amoebiasis steht im Zusammenhang mit rheumatoider Arthritis und sogar zu Beschwerden von Zahnfleisch und Vagina.

Ökologen richten ihr Augenmerk meist nicht auf die größeren Parasiten, die Würmer. Dennoch meinen viele Naturheilkundler, daß die meisten von uns Würmer haben. In den USA glauben Ärzte nur zu gerne, daß wir dafür viel zu zivilisiert sind. In einigen europäischen Ländern ist es üblich, zusammen mit den Haustieren regelmäßig alle sechs Monate eine Entwurmungskur zu machen. Man muß als Wurm- oder Parasitenträger keineswegs abgemagert oder ausgemergelt aussehen. Der rektale Abklatschtest sollte in jedem Falle Würmer oder — was wahrscheinlicher ist — deren Eier sicher nachweisen können.

Das Abtöten der Würmer ist mitunter kompliziert. Naturheilkundler und ganzheitlich arbeitende Mediziner können darüber schauerliche Geschichten erzählen. Meist ist es schwierig, den Wurm vollständig loszuwerden. Abtötende oder austreibende Wurmmittel erwischen oft nicht den Kopf dieser gegliederten Wesen. Mitunter ist der Kopf fest in dem Wirt festgebissen und will nicht nachgeben. Ein altes Hausmittel besagt, man solle in einer Wanne mit Ziegenmilch sitzen und dabei Kräuter oder Medikamente nehmen, um so den Kopf des Wurmes loszuwerden. Wenn köstliche Ziegenmilch für die Würmer bereitsteht, lösen sie sich vielleicht, doch meist ist eine »helfende Hand« nötig.

Einige Naturheilkundler behaupten, rezeptpflichtige Antiparasitika seien wirkungslos und überdies sehr toxisch für die Leber. Die meisten darf man höchstens 10 Tage lang anwenden. Blutkontrollen sind mitunter nötig, um Leberschäden zu vermeiden. Wir haben Menschen getroffen, bei denen diese starken antiparasitären Mittel mehr Schaden angerichtet haben als die Parasiten selbst.

Außerdem gibt es genug wirkungsvolle Naturheilmittel. In Heft 2, 1987 der HEBS-Mitteilungen *(Human ecology and energy balancing scientist)* stellt die Mitherausgeberin Dr. Irene Yaychuk verschiedene gegen Würmer wirksame Naturheilmittel vor. Dazu gehören Knoblauch, getrocknete Papayasamen, Seetang, homöopathische Verdünnungen von Ipekakuahnae, Aloe vera, Echinacea, schwarze Walnußblätter, russischer Schwarzrettich und Verdünnungen von besonderen Hydrogen-Peroxiden aus der Nahrung. Muzin ist ein weiteres Mittel, es enthält Rizinussäure. Die Schleimstoffe fördern die Peristaltik, und die Säure des Rizinusöls aktiviert die Darmfunktionen. Ganz neue Verbindungen sind auch Par-Quing und Paracan-144 (ein Zitrusextrakt). Werden beide zusammen eingenommen, töten diese Wirkstoffe *bakterielle Überwucherung* und auch Parasiten. Bakterielles Überwuchern hat für viele ökologisch Kranke ernste Konsequenzen. Sowie der Darm nicht mehr richtig arbeitet, können verschiedene Keimarten die Oberhand gewinnen. Der oben zitierte Artikel von Dr. Irene Yaychuk beschreibt übrigens im zweiten Teil die einzelnen Schritte für eine Energiebalance bei Parasiten. HEBS-Mitteilungen — auch frühere Ausgaben — können über die HEBS in den USA bezogen werden (s. Anhang E). Ich bin der Herausgeber der vierteljährlich erscheinenden Mitteilungen, die über den neuesten Stand auf den Gebieten menschliche Ökologie, Ernährung und Nährstoffe, Integrationsbewegungen und Kinesiologie berichten.

Zurück zu den Parasiten. Ein reichlich Salzsäure-produzierender Magen und eine Bauchspeicheldrüse, die geeignete Mengen Pankreatin bildet, gehören zu den ersten Abwehrmechanismen des Körpers gegen diese Parasiten. Darum und auch wegen ihrer hohen Vitamin-C-Produktion können niedrige Säugetiere verweste Dinge essen, auf die uns sehr schlecht würde.

Einige Kinesiologen haben herausgefunden, daß individuell ausgetestete energetisierende, ausgelassene oder harmonische Musik dem Körper helfen kann, die Parasiten auszuscheiden! Ein wirklich ganzheitliches Vorgehen! Versuchen Sie immer den Grund oder die Ansteckungsquelle für Ihre Parasiten herauszufinden. Viele nehmen sie von ihren Haustieren auf. Uns hat es immer wieder in Erstaunen versetzt, wie manche Menschen sich von ihren Lieblingen küssen oder belecken lassen, nachdem sie sich auf der Straße herumgetrieben und Sachen angestellt haben, die wir hier nicht beschreiben können. Von Katzen weiß man, daß sie Toxoplasmose- und Candidaträger sind. Wichtig ist auch, Fleisch genügend zu erhitzen. Fisch oder Fleisch im rohen oder halbrohen Zustand können Beschwerden verursachen, wenn Magen-Darm oder das Immunsystem geschwächt sind. Glücklicherweise kann der Körper durch eine Energiebalance für alle hier erwähnten Erreger ausbalanciert werden! Diese nichtmedizinische, natürliche Methode ist ebenso sicher und ungefährlich wie die verschiedenen Übungen in diesem Buch.

Epstein-Barr-Virus und andere Viren

Neben einzelligen Parasiten beobachtet man bei ökologischen Erkrankungen häufig auch chronische, unterschwellige Virusinfektionen. Großen Bekanntheitsgrad unter den »ökologischen Viren« hat das *Epstein-Barr-Virus* erlangt. In ihrer chronischen Form wird diese infektiöse Krankheit als Chronisches Epstein-Barr-Virus oder **CEBV** bezeichnet. (Es wird auch »Chronisches Erschöpfungssyndrom« und »Yuppiekrankheit« genannt.)

Das EB-Virus ist mit dem Erreger der Mononukleose (»Kußkrankheit«) identisch. Zu Beginn dieses Jahrzehnts wurde ein chronisches, nichtakutes Syndrom entdeckt, das durch das gleiche Virus verursacht wird. Es treten weder Leber- und Milzschwellungen noch monatelange paralyseähnliche Symptome wie in der akuten Form auf. Die *Symptome von CEBV* sind Müdigkeit, Depressionen (Hormone und Neurotransmitter werden durch dieses Virus geschädigt), Muskelschmerzen, Kopfschmerzen, starke Überempfindlichkeit gegen Chemikalien, geschwollene Lymphdrüsen, »häufige Erkältungen« und Halsschmerzen.

Die Überempfindlichkeiten gegen Chemikalien sind hier ganz heimtückisch. Die weitverbreiteten *Baumharze* (überall in Farben bis hin zu Möbelpolituren anzutreffen) sind dabei die entscheidenden Chemikalien. Sie leiten nicht einfach eine Allergie per se ein, sondern können das — vielleicht bis dahin stumme — Virus tatsächlich reaktivieren. Ich frage mich manchmal, ob es nicht vielleicht in jedem Menschen schlummert. Vielleicht wäre die chronische Form völlig unbekannt, wenn wir nicht traurigerweise unsere moderne Umwelt hätten!? Erinnert sei daran, daß ökologisch Kranke durchlässiger für die Außenwelt sind, d. h. nur wenn der Körper diesen Baumharzen Zutritt ins Blut gewährt, kann EBV reaktiviert werden. Beachten Sie, daß Sellerie natürlicherweise sehr reich an Viren sein kann und getestet werden sollte.

Die Energiebalance für CEBV hat sich als sehr wirkungsvoll erwiesen gerade auch bei Menschen, denen Diät, ergänzende Präparate und vermeidende Maßnahmen kaum zu einer Besserung verhalfen.

Vorher müssen jedoch korrekte Tests durchgeführt werden. Um dem Wunsch des Patienten nachzugeben, führen die meisten Ärzte den üblichen EB-Virus-Test durch. Dieser ist jedoch nur positiv, wenn Antikörper der akuten EB-Form vorliegen — nicht bei der chronischen Form. Die Labors können hier die geeigneten Untersuchungen durchführen. Sie weisen erhöhte Spiegel von drei oder vier Antikörpern oder Immunglobulinen nach. Eines dieser Labors ist in Anhang B aufgeführt. Durch diese Tests läßt sich sogar bestimmen, ob die chronische oder akute Form früher einmal vorgelegen hat.

Ich kann mich erinnern, wie ich in dem Jahr nach Abschluß des Physikstudiums durch ein Virus sehr krank geworden bin und eine Woche ans Bett gefesselt war. Danach hatte ich ständig Halsschmerzen und war sehr viel müder. (Die Ärzte an der Universität in Stony Brook verschrieben übrigens Valium!) Wenn ich zurück auf mein Leben blicke, bin ich sicher, daß ich unter Allergien und Candida gelitten habe. Doch dieses (damals noch völlig unbekannte) Virus-Syndrom war »der Anfang vom Ende«. Darauf bekam ich sehr starken Heuschnupfen und, wie in der Einleitung bereits dargelegt, kämpfte ich wenige Jahre später um mein Leben. Jahre danach hatte ich häufig Drüsenschwellungen und »Viren«. Nach der »Candida-Balance« 1983 erledigte sich das Problem CEBV und Candidiasis von selbst. Hinterher habe ich mich dann noch einem kompletten Antikörper-Test auf EB-Virus unterzogen. Das Ergebnis lautete: »Hinweis auf vergangenes chronisches EBV, jedoch gegenwärtig ohne Befund!« (Ich hatte nie Mononukleose!) Zweifellos haben bei mir Allergien, Candidiasis und ein schwaches Immunsystem zum CEBV geführt. Ist dieser Zustand einmal eingetreten, macht sich die Krankheit noch schneller bemerkbar. C.a. kann daher wegbereitend für CEBV sein, und das gleiche gilt auch umgekehrt. Wir haben in unserer Praxis Menschen gesehen, die zuerst das EB-Virus aufgenommen haben. Eine völlig unangebrachte Antibiotikabehandlung kann dann zu einer Candidiasis führen.

Weltweit und besonders in Australien und Neuseeland ist die Zunahme einer weiteren Krankheit, der Myalgischen Encephalomyelitis (ME) oder auch Postvirales Syndrom (PVS) genannt, zu beobachten. Dabei kommt es zu einer starken Erschöpfung der Muskeln bzw. zu Muskelschwund und nicht selten sogar zu Knochenbrüchen! Bei zahlreichen ME-Patienten wurde das Coxsackie-Virus nachgewiesen. Zugleich sind alle Merkmale von HAC (s. weiter oben) erkennbar. Bei einer Seminarreise in beide Länder konnte ich mit großer Freude sehen, wie sehr HEBS diesen bedauernswerten Menschen helfen kann. Schon während des Seminars beobachteten wir unmittelbare, dramatische Besserungen! Einer konnte noch nicht einmal mehr seine Arme verschränken, bis er die Rochlitz-Herz-Integration durchgeführt hatte (siehe Kapitel 7). Bei anderen Personen normalisierte sich der Blutdruck wieder.

In bestimmten Fällen von umweltbedingten Krankheiten spielen nicht nur EBV und Coxsackie-Viren, sondern auch das Cytomegalie-Virus (CMV) und Herpesviren eine Rolle. AIDS-Patienten, deren Immunsystem wie bei ökologisch Kranken geschwächt ist, haben die meisten dieser Viren. Doch machen Sie sich keine Sorgen, statistisch gesehen bekommen ökologisch Kranke kaum AIDS oder Krebs. Offenbar ist die Ätiologie hier anders. Die von HEBS vorgeschlagene Lösung im Falle von Viren lautet auch hier: Ernährungs- und Nährstofftherapie, Vermeidung allergieauslösender Substanzen und zusätzlich eine Ausbalancierung der Körperenergien. Wie C.a. und Parasiten, so können alle Menschen einige dieser Viren in sich haben. Entscheidend ist, ein übermäßiges Wachstum erst gar nicht entstehen zu lassen bzw. es gezielt einzudämmen. Vielen Menschen kann schon allein durch die Candidabalance geholfen werden, während andere zusätzlich eine spezifische Energiebalance für das EBV benötigen. Um es nochmals deutlich zu sagen, eine Energiebalance ist keine medizinische Behandlung. Vielmehr werden Energieblockaden gelöst, damit so die natürlichen Abwehrkräfte des Körpers wieder voll funktionieren können. Es gibt spezifische Nährstoffe, die den Körper im Kampf gegen Viren unterstützen wie z.B. Vitamin A, Vitamin C und die Aminosäure Lysin. Laurinsäure und die beiden künstlichen Konservierungsstoffe BHA und BHT werden mitunter auch empfohlen. Siehe Anhang D.

Symbiose

Wie Sie vielleicht schon vermutet haben, kann eine Person mit einem schwachen Immunsystem ein übermäßiges Wachstum von mehreren in diesem Kapitel erwähnten Keimen gleichzeitig haben. Symbiose ist der biologische Fachausdruck für ein Zusammenleben zweier (oder mehrerer) Organismen in der gleichen ökologischen Nische. Einer von ihnen sondert Substanzen ab, die der andere zum Überleben braucht.

Prof. Dr. Eunice Carlson hat bei ökologisch Kranken eine bedeutsame Symbiose entdeckt. Sie erinnern sich vielleicht daran, daß in den siebziger Jahren Frauen das *Toxic Shock Syndrome* (**TTS**) bekommen haben und daran gestorben sind — bis Frau Carlson die Ursache herausfand. Es war das übermäßige Wachstum von Staphylococcus aureus bei Frauen, die bestimmte Tampons verwendet hatten. Daraufhin wurden die Tampons geändert. Einige Jahre später entdeckte Frau Carlson, daß TTS nur bei Frauen mit chronischer Candidiasis in der Scheide auftrat! Von dieser sehr erfolgreichen Symbiose von Staph. aureus und C.a. hat sie sehr anschauliche Mikrographien angefertigt. Wenn die Hefezellen Staph. aureus umlagern, kann das Immunsystem letztere nicht erwischen. Aus Frau Carlsons Untersuchungen ging hervor, daß gesunde Frauen auch nach intravaginaler Implantation von einer Million Staph.-aureus-Keime kein TTS entwickelten. Bei Frauen mit Candidiasis genügten dagegen schon fünf Bakterien, um ein TTS auszulösen! Wir sehen daran, wie sich andere Krankheiten durch das übermäßige Wachstum eines Keimes (und/oder ein schwaches Immunsystem) ausbreiten können. Einige ganzheitlich arbeitende Mediziner meinen, daß C.a. mit dem Wirt anderer Organismen eine Symbiose eingehen kann. Dazu gehören andere Pilze wie z. B. Mucor racemosus (der auch in natürlichem Kompost vorkommt), Clostridium, Penicillium und Aspergillus. Auch Chlamydia, ein bakterienartiger Erreger, kann unter Umständen mit Hefe eine Symbiose eingehen. Zu den anderen potentiellen Symbionten gehören Parasiten, Viren und Cryptocides. Wir wagen hier die Vermutung, daß bei allen chronisch ökologisch Kranken Symbiosen vorliegen. Die einseitige Betrachtung von krankhaften Zuständen ist meist nur ein sehr vereinfachter Annäherungswert. Auch in der Physik ist es üblich, zunächst einfache Denkmodelle aufzustellen und diese dann aufzugeben, wenn sich weitere Anhaltspunkte ergeben.

In HEBS haben wir den Begriff »Symbiose« erweitert zu dem Begriff »Effektive Symbiose«. Aus Untersuchungen über menschliches Verhalten weiß man, daß ein bekannter Geruch häufig gleichzeitig visuelle Erinnerungen wachruft (oder umgekehrt). Durch Zusammenspiel von neuronalen Impulsen können bei Erinnerungen daher mehrere Sinne beteiligt sein. Analog meinen wir, daß zwei oder mehr gleichzeitig auftretende Energieimbalancen zu einer »Symbiotischen Imbalance« zusammengeschlossen werden können. Es ist daher möglich, daß jede ständige oder ständig wiederkehrende ökologische oder sogar emotionale Imbalance mit einer Candidaimbalance eine Symbiose eingehen kann. Symbiotische Faktoren können andere Organismen, jede Art von Allergie, Emotionen u. ä. sein. Zum HEBS-Behandlungsprogramm gehört deshalb auch eine »Antisymbiotische Balance«, wenn zwei oder mehr negative Synergisten die Körperenergien gleichzeitig geschwächt haben. Das entspricht dem Vorgehen von Ärzten, die beim Toxic Shock Syndrome gleichzeitig Hefen und Staph. aureus behandeln. Bemerkenswerterweise funktioniert eine aufeinanderfolgende Korrektur eines übermäßigen Wachstums oder einer Energieimbalance meist nicht. Wie sich am Beispiel der TTS-Symbiose wieder zeigt, ist das Ganze mehr als die Summe seiner Teile. Viele Krankheiten könnten eines Tages als Symbiosen angesehen werden, insbesondere auch AIDS, denn bei dieser

Krankheit sind viele Erreger beteiligt. C.a. (ein Dickdarm-Keim) und Cryptocides (im Sperma) spielen vielleicht auch bei AIDS eine Rolle. Dies sind nur Spekulationen, und nach Zerstörung des Immunsystems ist die Unterscheidung von Ursache und Wirkung schwierig. (Andere Forscher stellen die Hypothese auf, AIDS werde durch Syphilis, durch künstliche Viren aus den Windpocken- und Hepatitis-Impfstoffen und natürlich durch das HIV-Virus hervorgerufen. Ganz sicher steckt unser Wissen über AIDS noch in den Kinderschuhen.)

Vielleicht findet man in Zukunft noch andere Erreger, die wie C.a. und P.C. unter geeigneten Bedingungen Größe, Gestalt und sogar ihr genetisches Material verändern können. Wir konzentrieren uns darauf, die Selbstheilungskräfte des geschädigten Immunsystems zu unterstützen, und hierzu ist eine Energiebalance ebenso wichtig wie eine Ökologiebalance. Das soll in den nächsten Kapiteln deutlich werden.

5

Muskel-Biofeedback-Test und Kinesiologie

Nun wenden wir uns von den rein ökologischen Themen ab und beginnen mit dem zweiten Teil der von HEBS entwickelten Lösung, nämlich dem Energietesten und dem Ausbalancieren von Energieungleichgewichten. Untersuchungen von Imbalancen (einschließlich ökologischen) im Körper machen ein Feedback-System erforderlich, das uns Auskunft über den gegenwärtigen Zustand des Körpers und über seine Reaktion auf äußere Reize gibt. Biofeedback ist heute ein geläufiger Begriff. Zur Streßbewältigung und bei Lügendetektoren werden Veränderungen der elektrischen Hautleitfähigkeit als Reaktion auf so »esoterische« Dinge wie Gedanken oder Gedächtnis benutzt.

In den frühen sechziger Jahren entdeckte der Chiropraktiker Dr. George Goodheart, daß sich sehr geringe Veränderungen der Muskelkraft als präzises Feedback-System eignen. Arme bzw. Beine werden in bestimmte Positionen gebracht, um so einzelne Muskeln besser isolieren zu können. Ein solcher Test ist keine Kraftprobe. Die zu prüfenden Gliedmaßen sind lediglich gegen den leichten Zug oder Druck des Testers in ihrer Ausgangsposition zu halten. So läßt sich der Zustand des betreffenden Muskels genau feststellen. Doch Dr. Goodheart ging weiter. Er entdeckte, daß schwach testende Muskeln fast augenblicklich stark wurden, wenn er sie in einer bestimmten Weise bearbeitete. Er fand ferner heraus, daß Muskeln eine Verbindung zu ganz bestimmten Energiebahnen (Meridianen) des Körpers haben. Andererseits ist aus der chinesischen Medizin schon seit Jahrtausenden eine Zuordnung von Meridianen zu bestimmten Körperorganen und -funktionen bekannt. Es existiert also, so Goodheart, ein Feedbacksystem von den Muskeln zu den Akupunkturmeridianen und von dort wiederum zu den Organen: die sogenannte *Muskel/Meridian/Organverbindung*. Der Zustand der entsprechenden Akupunkturmeridiane läßt sich somit durch Veränderungen der Muskelkraft unmittelbar bestimmen. Auch kann man indirekt den Energiezustand der Organe durch Austesten der entsprechenden Muskeln feststellen. Ist die Energie in einem Meridian blockiert, können wir daraus allerdings nicht auf pathologische Zustände (Krankheiten) im Organ schließen. Das sollte dem Arzt überlassen bleiben. In diesem Sinne ist der Muskeltest also kein medizinischer Test. Wir können allerdings feststellen, daß Energiebahnen, die einem bestimmten Organ zugeordnet werden, blockiert sind.

Goodheart bezeichnete seine Entdeckung als »Angewandte Kinesiologie« (**AK**) und gab seine Erkenntnisse an Chiropraktiker weiter. Einer seiner ersten Schüler war Dr. John Thie. Thie ging mit diesen Entdeckungen an die Öffentlichkeit, wofür ihm viel Lob gebührt. Damit handelte er gegen die erklärte Absicht einer Reihe seiner Kollegen. Goodheart gründete in den frühen siebziger Jahren das International College of Applied Kinesiology (ICAK), das hauptsächlich Chiropraktiker und Ärzte aufnimmt. Etwa zur gleichen Zeit gründete Thie in erster Linie für »Laien« die »Touch for Health« Foundation. 1973 veröffentlichte er das *Touch for Health*-Buch, die deutsche Ausgabe erschien 1984 unter dem Titel: Gesund durch Berühren. Weltweit wurden von diesem Buch mehrere Millionen Exemplare verkauft. Seit dieser Zeit wurden auch Touch for Health (**TFH**)-Kurse in aller Welt abgehalten. Das ICAK veröffentlicht außerdem zweimal jährlich eine wissenschaftliche Zeitschrift, leider kann sie nur von den Mitgliedern bezogen werden.

Die Angewandte Kinesiologie (AK) war von Goodheart zunächst nur als Untersuchungsmethode zur Überprüfung des funktionellen Zustands der Muskeln und der Wirbelsäule gedacht. Seit den ersten Anfängen ist das ursprüngliche Konzept jedoch enorm erweitert worden. Wir meinen, Goodheart verdient für seine originelle Entdeckung und seine vielen späteren Beiträge den Nobelpreis für Medizin. Die potentiellen Möglichkeiten von Muskeltests und Muskelbalance für den Gesundheitsbereich sind schier unerschöpflich! Diese Methode wird heute von Chiropraktikern, Ärzten, Zahnärzten, Ernährungs- und Nährstofftherapeuten, Psychologen, Masseuren, Erziehern, Sehtherapeuten und vielen anderen angewendet. Auch in seiner einfachsten Form lassen sich mit dem Muskeltest viele Imbalancen feststellen und mit bestimmten Korrekturverfahren wieder ins Gleichgewicht bringen.

Was besonders für den Muskeltest spricht ist, daß viele Imbalancen sofort getestet werden können. Allergietests sind seit 1973 fester Bestandteil aller TFH-Kurse und werden in der entsprechenden Literatur immer wieder erörtert. Zahnärzte können schnell Zahnerkrankungen feststellen und Psychologen sind in der Lage, emotionalen Streß aufzudecken und zu korrigieren. Wir verwenden hier statt »Muskeltest« den Begriff »Muskel-Biofeedback-Test« (MBT), weil er klarer zum Ausdruck bringt, was wirklich vor sich geht. Der MBT läßt sich beispielsweise sehr gut zur schnellen Bestimmung des Vitamin- und Nährstoffzustands im Körper einsetzen. (Nie sollte der MBT allein anstelle von Blut-, Harn- oder Haaranalysen durchgeführt werden.) Dr. Riddler entdeckte, daß sich Vitamin- bzw. Nährstoffmängel oder -überschüsse durch Berühren bestimmter Körperpunkte und durch gleichzeitigen MBT nachweisen lassen. Viele dieser Punkte sind auch Akupunkturpunkte. Durch Stimulation dieser Reflexpunkte können körperliche Prozesse beeinflußt und die Nährstoffmängel oder -überschüsse korrigiert werden. So wurden die »Riddler-Punkte« auch tatsächlich entdeckt und dann anhand von Bluttests überprüft. Meine erste Entdeckung auf diesem Gebiet waren »Körper-(oder Reflex-)Testpunkte« für Aminosäuren. Zum tieferen Verständnis des MBT-Phänomens haben wir in der Zwischenzeit ein biomathematisches Modell ausgearbeitet.

Bevor wir mit dem Muskeltest beginnen, ist noch auf einige Faktoren hinzuweisen, die die Genauigkeit des Muskeltests beeinträchtigen können.

Vor dem Test zu beachten (soweit möglich)

- Schauen Sie während des Muskeltests geradeaus.
- Halten Sie nicht den Atem an, atmen Sie während des Testvorgangs aus.
- Geben Sie Ihr Bestes. Lassen Sie den Arm sinken, wenn der Muskel »schwach« testet, also nicht »sperrt«.
- Tragen Sie kein Metall am Körper, besonders keine elektrischen Uhren und auch kein Metall (Schmuck) um den Hals oder um die Taille.
- Halten Sie Ihren Kopf frei. Lassen Sie negative Gedanken draußen, sie könnten den Test beeinflussen.
- Tragen Sie lose, bequeme Kleidung aus Baumwolle, am besten helle Farben.
- Sorgen Sie für natürliches Tageslicht.
- Vermeiden Sie laute Geräusche und laute Musik.
- Testen Sie niemanden, der hungrig oder durstig ist.

HEBS beginnt die Arbeit mit der Kontrolle der Testfähigkeit. Die Überprüfung der Testbereitschaft ist sozusagen das »A und O« der Angewandten Kinesiologie, denn nur so ist sichergestellt, daß es zu keinen Testfehlern bzw. verfälschten Testergebnissen kommt. Für klare Testergebnisse benötigen wir zunächst einen klaren Indikatormuskel. Kommt es z. B. zu einer fehlerhaften Verschaltung von Energiebahnen im Körper, zum sogenannten *Switching*, so entsteht eine *neurologische Desorganisation* und der Körper gibt über den Muskeltest umgekehrte Ant-

worten auf die ihm gestellten Fragen. Ökologisch Kranke sind
häufig »geswitched«, d.h. sie sind nicht eingeschaltet für den
Test, es kommt dann zu unklaren Testergebnissen. Da dies auch
den Tester betreffen kann, sollten beide, Tester und zu testende
Person vor dem Test routinemäßig ihre Körperenergien »einschalten«. Das Vorgehen zielt darauf ab, die Körperenergien in
den drei Dimensionen oben-unten, rechts-links und vorne-hinten funktionsfähig zu erhalten. Weitere Informationen darüber,
was eine fehlerhafte Verschaltung (Switching) bewirken kann,
finden sich im Kapitel 8 dieses Buches.

Vorbereitung von Tester und Testperson (Switching-Korrektur)

1. Reiben sie den Nabel und die beiden Punkte oberhalb der
   Oberlippe und unterhalb der Unterlippe (wie in Abb. 4 dargestellt).

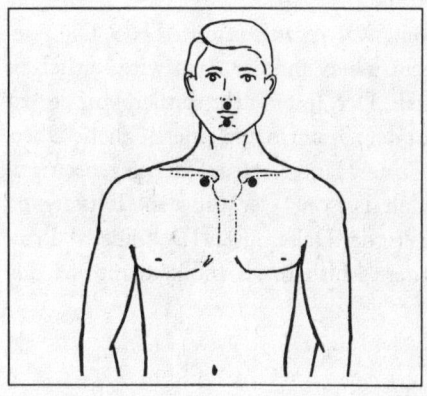

Abbildung 4: Schalten Sie
sich ein, indem Sie eine
Hand auf den Bauchnabel
legen. Die Punkte massie-
ren Sie mit der anderen
Hand. Beziehen Sie auch
die (nicht abgebildeten)
Steißbeinpunkte mit ein.

2. Reiben sie den Nabel und die Akupunkturpunkte Niere 27
   (s. Abb. 4) auf beiden Körperseiten. Niere 27 liegt neben
   dem Brustbein und unterhalb des Schlüsselbeins, genau in

dem von beiden gebildeten Winkel. Einige Kinesiologen empfehlen die N 27-Punkte täglich zu massieren, bis sie nicht mehr schmerzhaft sind. Das bezieht sich besonders auf die in Kapitel 8 beschriebenen neurologische Desorganisation.

3. Reiben Sie Nabel und Steißbeinspitze (direkt über dem After). Reiben Sie mit beiden Händen jede Punktekombination jeweils fünf bis zehn Sekunden. Eine andere Möglichkeit besteht darin, eine Hand auf den Nabel zu legen (oder sanft an beiden Nabelseiten zu massieren) während Sie zugleich die anderen Punkte nacheinander stark reiben. Diese drei Korrekturpaare normalisieren den Energiefluß vorübergehend in den drei Dimensionen oben-unten, rechts-links und vorne-hinten. Die drei Dimensionen sind auch als Pitch, Roll und Yaw bekannt und werden im Kapitel 8 genauer beschrieben. Diese Korrektur der Körperenergien reicht aus, um uns für den Test einzuschalten.

Nun sind wir arbeitsbereit. Wir verweisen auf Abb. 5. Die getestete Person sollte aufrechtstehen und der Arm wird seitlich in der Waagerechten gehalten. Der Tester steht seitlich von der zu testenden Person, also vor dem Testarm, um eine mögliche Übertragung zu vermeiden. Eine Hand liegt auf der gegenseitigen Schulter der zu testenden Person. Der für den Testvorgang zumeist benutzte Muskel ist der Deltamuskel (Deltoideus). Prinzipiell können auch andere Muskeln als Indikatormuskel dienen.

Regeln für den Muskeltest

Fragen Sie zunächst nach, ob bei der Testperson irgendwelche Verletzungen vorliegen. Die zu testende Person soll umgehend den Test abbrechen können, wenn sie irgendwelche Schmerzen

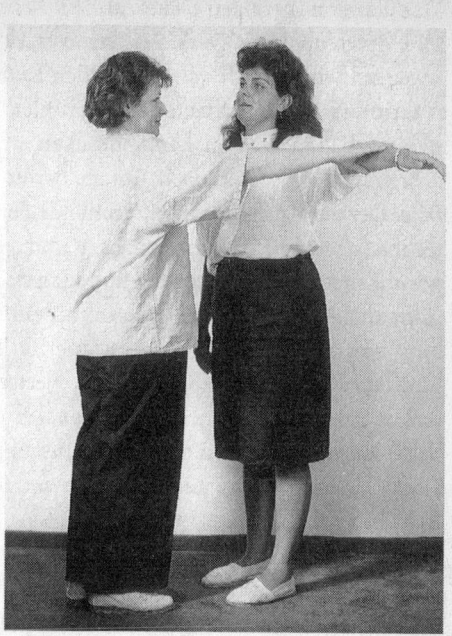

Abbildung 5: Muskeltest im Stehen. Der Tester steht vor der zu testenden Person.

verspürt. Legen Sie mehrere Finger oder die flache Hand direkt oberhalb des Handgelenks ihres Partners. Sagen Sie dann das Wort »Halten«, während Sie leichten Kontakt mit dem Testmuskel aufnehmen. Warten Sie dann eine volle Sekunde. Dann wenden Sie langsam steigenden Druck für zwei Sekunden in Richtung Fußboden an. Der Druck des Testers erfolgt langsam und gleichmäßig. Je feiner der Druck ausgeübt wird, um so genauer sind die Informationen. Nie den Test hastig durchführen. Kann die getestete Person mit ihrem Gegendruckvermögen nachkommen, »sperrt« der Muskel, dann testet der Testmuskel »stark«. Kann der Muskel dem Druck nicht standhalten, ist er weich, weicht er aus, dann sagen wir, der Muskel testet »schwach«.

Der Tester steigert den Druck also *sehr langsam*. Es ist ganz entscheidend, auch die getestete Person wirklich fühlen zu lassen, was geschieht. Der Tester steigert den Druck, bis er die Muskelreaktion richtig einschätzen und erfühlen kann. Wenn der Arm nicht gehalten werden kann, drücken wir ihn nicht mehr als achtzehn Zentimeter nach unten, damit er nicht nach unten fällt. Der am häufigsten vorkommende Fehler beim Muskel-Biofeedback-Test ist, daß viel zu hart und viel zu schnell getestet wird. Ein kleiner Prozentsatz übt auch zu wenig Druck aus und fühlt nicht richtig in den Muskel hinein.

Sind wir dann mit der Vorbereitung für Tester und Testperson und den Regeln für den Muskeltest vertraut, stellen wir sicher, daß wir einen starken Indikatormuskel (meistens den Deltoideus) haben. Wir sagen dann, der Muskel testet im Klaren stark. Dieser Muskel wird auch als *»starker Indikatormuskel«* oder **SIM** bezeichnet.

Zwei weitere Tests helfen uns den Test noch weiter zu präzisieren. Der erste Test überprüft eine eventuell vorliegende Dehydration, also den Flüssigkeitshaushalt. Für den Test ziehen Sie vorsichtig an einer Haarsträhne der Testperson und testen gleichzeitig den SIM. Ist der SIM jetzt schwach, reichen Sie etwas Wasser und testen ein paar Sekunden später erneut. Nun sollte der Muskel stark sein! Wir bestehen zu 80% aus Wasser, und durch Dehydration (Mangel an Flüssigkeit) wird der Körper schnell geschwächt, es kommt zu Switchingproblemen, oder der Testmuskel ist einfach nicht so präzise, wie er sein könnte.

Für den *»Blutzucker-Energie-Test«* verweisen wir nun auf Abbildung 6. Legen Sie den Daumen etwa 2,5 cm oberhalb des Nabels, während Sie gleichzeitig Zeigefinger und Mittelfinger (die sich an den Spitzen berühren) auf einen Punkt etwa 2,5 cm vom Daumen auf der linken Körperseite der Testperson plazieren. Die Finger bleiben dort und Sie testen zugleich den SIM. Bei einem

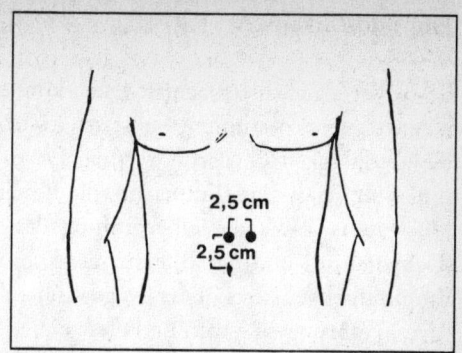

Abbildung 6: Blut-
zucker-Energie-Test-
punkte

schwachen SIM empfehlen wir Nahrungsmittel zu essen, die
den Blutzuckerspiegel nicht beeinträchtigen (Informationen dazu weiter vorn), oder wir führen eine Energiebalance durch, die
in Kapitel 8 als »Blutchemie-Balance« beschrieben wird. Gerade
bei ökologisch Kranken ist es oft nötig, die Blutchemie vor dem
Test zu korrigieren, da sonst der Muskel etwas zittrig oder angespannt ist.

Es braucht etwas Zeit, um zu erfühlen und richtig einzuschät-
zen, ob der Arm schwach oder stark ist. Hier ist also nicht der
Kraftaufwand entscheidend, entscheidend ist, daß wir ein Gefühl dafür bekommen, wann der Muskel »sperrt«. Der Druck,
mit dem wir arbeiten, kann letztlich nur wenige Gramm betragen, unabhängig davon, ob wir Menschen vom Schwarzeneg-
ger-Format oder ein fünfjähriges Mädchen testen. Es geht hier
nicht darum, wer die stärkeren Muskeln oder den stärkeren Wil-
len hat. Interessant ist, daß, wenn ein Muskel schwach testet, die
Testreaktion meist nur 10% schwächer ausfällt im Vergleich zu
einem starken Muskeltest.

125

Empfindlichkeitstest

Bevor wir im nächsten Schritt testen können, ob eine Empfindlichkeit gegen bestimmte Substanzen vorliegt, muß zunächst die Testfähigkeit überprüft werden. Dazu gehört die Vorbereitung von Tester und Testperson, die Beachtung der Regeln des Muskeltests sowie die Überprüfung des Flüssigkeitshaushalts (Dehydration) und der Blutchemie. Die offizielle Version des Empfindlichkeitstests in der Angewandten Kinesiologie besteht darin, Nahrung zu kauen und diese einige Sekunden lang unter der Zunge zu halten. (Vorläufige Untersuchungen weisen dabei auf eine recht gute Genauigkeit hin.) In einem Artikel in *Science* wurde nachgewiesen, daß ein spezifisches Signal unmittelbar von der Unterzungengegend ans Gehirn geht. Wir haben jedoch gegen diese Methode verschiedene Einwände. Da die Nahrung möglicherweise ins Blut resorbiert wird, kann sie Reaktionen auslösen. Aus diesem Grunde läßt sich dieses Vorgehen vielleicht sogar als »medizinischer« Test auslegen. Tatsächlich weisen einige klinische Ökologen auf diese Weise Allergien nach, ohne den MBT zu kennen oder anzuwenden. Es sollen dabei Symptome provoziert werden, die man — so nötig — dann medikamentell behandelt. Sublinguales MBT ist zudem nicht so genau wie die weiter unten dargestellte Methode. Auch sollen bei den üblichen kinesiologischen Tests im Falle von Chemikalien Substanzen inhaliert werden. Bei HEBS werden Nahrungsmittel und chemische Substanzen in ein Fläschchen gefüllt und dann getestet. So vermeidet man eine Symptombildung, z. B. die Reaktivierung des EB-Virus. Ganz wichtig ist nochmals festzuhalten, daß die folgenden Tests Energietests sind! Legt man eine Substanz (und damit auch deren elektromagnetisches Feld) auf den Körper (oder sogar fünf Zentimeter davon entfernt), läßt sich der MBT mit großer Genauigkeit durchführen! Hypothetischerweise funktioniert das folgendermaßen: Jede Substanz besitzt ihr eigenes charakteristisches elektromagnetisches Feld. Ebenso sind die Meridiane (in der Haut) von Natur aus elektromagnetisch. Das Allergen ist also von einem elektromagnetischen Feld umgeben, das mit den Energien der Körpermeridiane (oder anderen Körperenergien) harmoniert bzw. nicht harmoniert. Wir verwenden das in Abbildung 7 gezeigte *Testschema*.

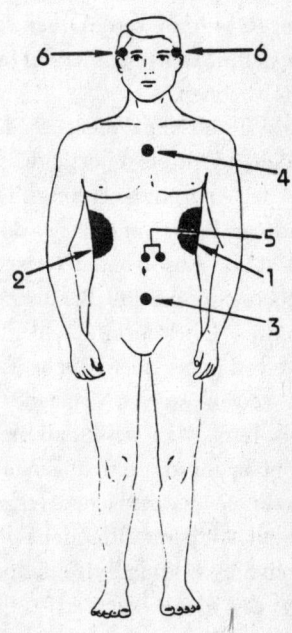

Abbildung 7: Testschema

Zum Bereich 1 gehören Bauchspeicheldrüse und Milz. Testbereich 2 ist der Leber zugeordnet. Punkt 3 liegt 2,5 cm unter dem Nabel und ist der Alarmpunkt für den Meridian »Dreifacher Erwärmer« (Er zeigt endokrine Imbalancen an). Testbereich 4 ist für die Thymusdrüse. Testbereich 5 ist für den Blutzuckertest. Merken Sie sich die Testbereiche/-punkte, um festhalten zu können, welche Substanzen welche Imbalancen bei dem jeweiligen Testbereich hervorruft. Testbereich 6 ist den Gehirnhälften zugeordnet. Die jeweilige Substanz sollte bei allen Testbereichen stark testen. Bringen Sie die Substanz an einen Testbereich und der Indikatormuskel testet schwach, so haben Sie eine Empfindlichkeit für die Energie dieser Substanz aufgedeckt. Pressen Sie eine Substanz nie fest gegen den Körper, sondern halten Sie sie sanft gegen den Körper (oder im Abstand von wenigen Millimetern). Druck auf den Körper kann (auch nichtwahrnehmbaren) Schmerz erzeugen und so den Indikatormuskel schwächen.

Dieses Testschema dient als Leitfaden und sollte modifiziert werden, wenn die Umstände es erfordern. Vermutet zum Beispiel der Arzt ein bestimmtes Lebensmittel als Auslöser von Arthritis im Knie, kann der es dorthin legen und testen! Die meisten HEBS-Absolventen verwenden gewöhnlich die ersten vier Testbereiche/-punkte. Bei über der Hälfte aller durch HEBS festgestellten Überempfindlichkeitsreaktionen ist eine Energiebalance von Leber oder Bauchspeicheldrüse beteiligt. Solche Resultate zeigen sich oft gerade nicht in »medizinischen Allergie«-Tests. Man weiß, daß die meisten dieser Untersuchungen bei Nahrungsmitteln ungenau sind, und die HEBS-Tests sind eben keine medizinischen Tests! Doch mit dem MBT lassen sich 95% aller Überempfindlichkeiten nachweisen!

Testen Sie stets nur Einzelnährstoffe, keine Kombinationen. Die Frage der Menge kann strittig sein. Ein kleines Apfelstückchen ist oft o.k., ein ganzer Apfel jedoch nicht. Lassen Sie nie Nahrungsmittel länger als zehn Sekunden auf dem Körper liegen, denn die Energien des Körpers können sich an diesen Streß »adaptieren«. Viele Tester nehmen Fläschchen aus Plastik oder Glas. Informieren Sie sich, wo Sie Laborbedarfsartikel finden können und stellen Sie sich Ihren eigenen Testkasten zusammen und haben Sie auch eine Kontrollsubstanz verfügbar. Manche verwenden auch fertige Testkästen oder homöopathische Verdünnungen. Diese enthalten jedoch Alkohol und decken nur »Allergien« und keine »Überempfindlichkeiten« auf, die bei den meisten viel häufiger sind.

Diese großartige Testmethode bietet Möglichkeiten wie keine andere! Sie können Beleuchtungskörper, Fernsehgeräte, Geräusche, Farben u. a. testen. Sie können Dinge testen nur, indem Sie auf sie schauen oder in ihrer Nähe stehen usw. Zurück zu den Nahrungsmitteln: Bei einer schwachen Muskelreaktion auf einen ganzen Apfel können Sie Schale, Kerne und Fruchtfleisch getrennt testen. Ist die Schale »schwach«, kann es an Schimmelpilzen oder Pestiziden liegen. Probieren Sie es mit einem biologischen Apfel!

Wir haben herausgefunden, daß die weit verbreiteten MBT-Methoden für **Tests auf Ergänzungspräparate** (Vitamine) häufig nicht genau sind. Wenn der Organismus einen Nährstoff ganz dringend benötigt, kann der Test verfälscht werden. Das gilt unabhängig davon, ob die Substanz auf den Körper gebracht oder ob sie unter die Zunge gelegt wird. Es ist hier also Vorsicht geboten. Lassen Sie keinerlei Vitamin-Tests bei sich zu, es sei denn nach folgender Methode. Brechen Sie ein winziges Stück ab und legen Sie die Substanz nacheinander auf die einzelnen Bereiche des Testschemas (Abbildung 7/Anm. 34) und testen Sie den Indikatormuskel. Eine Reihe von Ungenauigkeiten, die sich durch die herkömmlichen Hauttests und Blutallergietests ergeben, können so korrigiert werden. In sehr seltenen Fällen kann der Muskeltest durch Enzymmangel oder Verdauungsbeschwerden beeinträchtigt werden. Testet der Indikatormuskel schwach, so liegt das in diesem Fall nicht an der Testsubstanz. Auch emotionale Gründe können eine Rolle spielen (Test und Korrektur hierfür finden sich in Kapitel 11). Einige Personen gaben an, sie seien allergisch gegen »alles«. Dies ließ sich jedoch durch den MBT nicht bestätigen. Natürlich dachten wir in diesen Fällen auch daran, daß das HEBS-Testverfahren vielleicht hier nicht

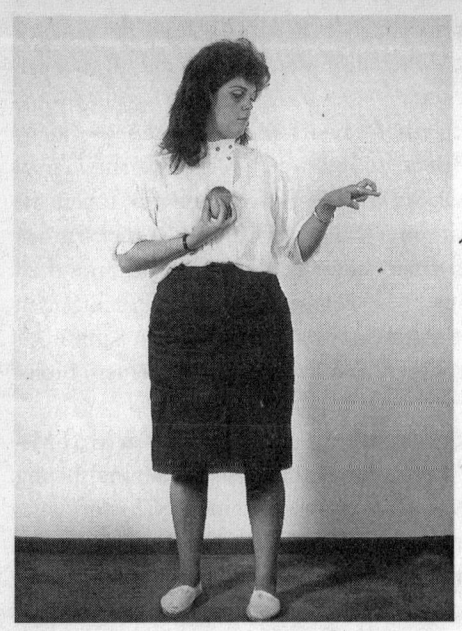
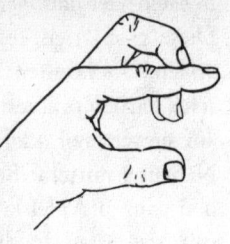

Abbildung 8 (links) u.
Abbildung 9: Selbsttest

korrekt genug sein könnte. Wir fanden jedoch so gut wie immer, daß Verdauungsprobleme (z. B. Dumping-Syndrom) oder mehr noch emotionale Schwierigkeiten die Erklärung für diese Resultate waren. Erwähnt werden soll hier, daß bei diesen Tests in sehr seltenen Fällen stärkere Reaktionen auftreten können, obwohl die betreffende Substanz vorher nicht in den Körper gelangt ist. Manche Leute mußten niesen, wenn man ein Glasfläschchen mit Pollen auf den Thymus brachte, und hyperaktive Kinder »legten sofort wieder los«, sowie sie Zucker auf den Bauch gelegt bekamen. Das sind jedoch Ausnahmen. Generell gilt, der Muskel-Biofeedback-Test ist, wenn er korrekt ausgeführt wird, der schnellste, billigste, genaueste und am wenigsten symptomeerzeugende Test überhaupt. Vergessen Sie dabei nie, daß wir Energieimbalancen und keine »medizinischen« Allergien testen!

130

In den Abbildungen 8 und 9 ist ein **Selbsttest** abgebildet. Auf diese Weise können Sie bei sich jede in diesem Buch erwähnte Imbalance testen! Sie sollten herausfinden, wie korrekt der Selbsttest für Sie ist. Der Selbsttest wird möglicherweise bei einigen nie so genau sein wie ein Test durch eine andere Person, doch vielleicht ist gerade keine andere Person verfügbar. Nachdem Sie, um Testfehler zu vermeiden, sich selbst testbereit gemacht haben (s. Vorbereitung des Testers/Regeln des Muskeltests/Dehydration/Blutchemiekorrektur), halten Sie Ihre Finger wie in der Abbildung 9 dargestellt. Der Mittelfinger übt Druck auf den Zeigefinger aus und der Zeigefinger wird getestet (s. Regeln für den Muskeltest).

Zum Schluß beschreiben wir eine Methode, mit der Sie Kleinkinder oder Menschen mit zu schwachen (oder zu starken) Muskeln testen können! Es ist der sogenannte **Surrogat-Test** (s. Abbildung 10).

Sie tun dazu folgendes. Testen sie den als Stellvertreter für Ihre Testperson fungierenden Partner. Beide, Testperson und Surrogatperson, sollten über einen starken Indikatormuskel verfügen. Als nächstes wird die Surrogatperson, während diese die Hand der Testperson hält, getestet (auch ein anderer Hautkontakt ist möglich). Der Indikatormuskel sollte stark testen. Wenn nicht, treten vielleicht durch den direkten Kontakt emotionale Imbalancen auf, vorausgesetzt die Testperson hatte anfangs einen starken Indikatormuskel. Legen Sie jetzt der Testperson die Testsubstanz auf den Körper und testen Sie den Arm der Surrogatperson. Ist der Indikatormuskel schwach, liegt bei der Testperson und nicht bei der Surrogatperson eine Überempfindlichkeit vor, denn die Testsubstanz berührt nur die Testperson! Das ist keine Zauberei, noch ist es, das gilt für HEBS allgemein, in irgendeiner Weise »mystisch«. Es entspricht genau dem, was auch bei Biofeedbackapparaturen geschieht. Die Versuchsanordnung mit einem Biofeedbackgerät ist dabei etwa folgender-

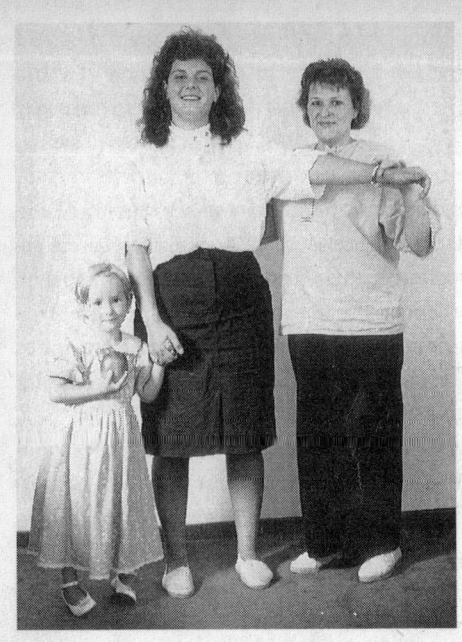

Abbildung 10:
Surrogat-Test

maßen. Die Testperson berührt eine Surrogatperson, die wiederum mit einem Biofeedbackgerät verbunden ist, das beim Nachweis von Streß ein Signal gibt. Während sich die Surrogatperson entspannt, stellt sich die Testperson eine bestimmte, sie belastende Situation vor. Das Biofeedbackgerät gibt daraufhin ein Signal. Die energetische Situation der Testperson ist also über die Surrogatperson an das Biofeedbackgerät weitergeleitet worden. Genau das geschieht auch bei einem Muskel-Biofeedback-Test (MBT). Beim MBT fallen allerdings die erheblichen Kosten für die Apparaturen weg und er ist überall »zur Hand«.

6

Gehirnintegration und die Dyslexie-Verbindung

Dyslexie bezeichnet im engeren Sinn eine erhebliche Leseinsuffizienz, dann aber auch in einem weiteren Sinne eine Lese-Rechtschreibschwäche. Im wissenschaftlichen Sprachgebrauch wird Dyslexie zunehmend mit Funktions- und Integrationsstörungen des Gehirns in Verbindung gebracht. Wie wir sehen werden, haben ökologisch Kranke und Menschen, die unter Dyslexie leiden, viel gemeinsam. Tatsächlich haben Desorientiertheit, schlechtes Gedächtnis und Koordinationsprobleme bei ökologischen Erkrankungen und bei Dyslexie häufig die gleichen Ursachen, nämlich eine Integrationsstörung des Gehirns. Obwohl es mancher ökologisch Kranke nicht wahrhaben möchte, daß er Lese- und Rechtschreibschwierigkeiten hat, und Menschen mit Dyslexie oft den ökologischen Aspekt schwerlich akzeptieren, so sind beide Störungen doch eng miteinander verbunden. Auch ist es durchaus möglich, daß Menschen eine hohe Intelligenzleistung zeigen und zugleich eine interhemisphärische Integrationsstörung vorliegt. Tatsächlich gibt es unter ökologisch Kranken und Dyslexikern viele hochintelligente Menschen. Der ökologisch Kranke ist dabei oft aufgrund von verschiedenen Beschwerden nicht in der Lage, seine Fähigkeiten zum Ausdruck zu bringen, und Personen mit Dyslexie fehlte bisher die Gelegenheit dazu. Wir werden zunächst die Theorie hinter dieser Entdeckung darlegen und dann zu einfachen Übungen übergehen, mit denen sich diese Imbalancen korrigieren lassen.

Beginnen wir mit der Dyslexie. Es wird geschätzt, daß etwa 80% der amerikanischen Bevölkerung gelegentlich in »leichter« Form Leseschwierigkeiten haben. Experten machten verschiedentlich emotionale Probleme oder Seh- und Hörbeschwerden als Ursache für Dyslexie verantwortlich. Andere befürworten eine medikamentöse Behandlung z. B. durch Antihistaminika u. a.

Die Untersuchung des Zusammenhangs von Allergien und Dyslexie ist erst neueren Datums. Dr. med. Doris Rapp hat hierzu interessante Forschungsergebnisse vorgelegt, die eindrucksvolle Veränderungen der Handschrift vor und nach einer Injektionsbehandlung gegen Allergien zeigen. Während vorher die Buchstaben z. B. seitenverkehrt geschrieben werden, ist die Schrift nach der Behandlung wieder völlig normal.

Daß eine Störung der Gehirnfunktionen auch durch bestimmte Chemikalien verursacht werden kann, hat in der letzten Zeit HEBS nachgewiesen. Hierbei spielen Formaldehyd und Acetaldehyd eine besondere Rolle. Beide gehören zur chemischen Klasse der Aldehyde. Aber wie können diese Verbindungen eine Leseschwäche verursachen? Um dies zu beantworten, müssen wir einen Blick auf die beiden Großhirnhemisphären werfen.

Seit den letzten 100 Jahren weiß man zunehmend mehr über die Unterschiede zwischen der rechten und linken Gehirnhälfte. Die Forschungsergebnisse stammen meist von Operationen nach Hirnverletzungen oder aus Untersuchungen nach der chirurgischen Durchtrennung der beiden Hemisphären. Die linke Hirnhälfte arbeitet analytischer und kurzzeitiger. Sie besitzt logische, sprachliche und mathematische Fähigkeiten. Dagegen ist die rechte Hälfte hauptsächlich auf emotionale, musikalische sowie geometrische und räumliche Fähigkeiten spezialisiert. Das rechte Gehirn sieht sozusagen das gesamte Bild und wird deshalb auch »Gestalt«-Hemisphäre genannt. (Es gibt Menschen, bei denen die normalen Funktionen der beiden Hemisphären vertauscht sind, doch ist dies unserer Erfahrung nach sehr selten.) Die beiden Seiten des Gehirns werden durch ein Nervenfaserbündel, auch *Corpus callosum* genannt, verbunden. Wir haben herausgefunden, daß das Corpus callosum bei Dyslexie und bei ökologischen Erkrankungen in seiner Funktion beeinträchtigt ist. Obwohl ökologisch Kranke meist keine schwere Dyslexie haben, erwähnen sie doch Symptome wie Schlaf- oder Müdigkeitsanfälle beim Lesen oder daß sie eine Zeile wiederholt lesen müssen, um den Inhalt zu verstehen. Viele geben auch an, daß sie sehr wenig lesen. Ihr schlechtes Gedächtnis, insbesondere für Namen, steht eindeutig im Zusammenhang mit einer Integrationsstörung des Gehirns. Der Kürze wegen werden wir im folgenden durchgängig von Gehirnintegration sprechen, obwohl Gehirnhemisphärenintegration sicher der präzisere Ausdruck ist.

Was spielt sich nun beim Lesen ab? Wir lesen von links nach rechts, und wenn sich die Augen hauptsächlich links in der jeweiligen Augenhöhle befinden (linkes Sehfeld), wird in erster Linie die gegenüberliegende (d. h. rechte) Gehirnhälfte aktiviert. Umgekehrt wird das linke Gehirn aktiviert, wenn wir in das rechte Sehfeld schauen. Bekanntlich ist die linke Gehirnhälfte für die rechte Körperhälfte verantwortlich und umgekehrt. Nach einem Hirnschlag in der linken Hemisphäre können Lähmungen in der rechten Körperhälfte auftreten. Streß beim Lesen entsteht, wenn sich die Augen vom linken Sehfeld (rechte Gehirnhälfte ist aktiviert) in Richtung Mittellinie bewegen. Bevor die Kontrolle an das linke Gehirn übergeben werden kann (um das rechte Sehfeld wahrzunehmen), wird die Mittellinie überquert und damit das Corpus callosum aktiviert. Wenn dieser Vorgang nicht richtig funktioniert, treten Probleme auf. Alles zwischen wiederholtem Lesen einer Zeile bis zur völligen Leseunfähigkeit kann daraus resultieren. Hierzu gehört auch, Buchstaben, z. B. »b« statt »d« oder ein »e« seitenverkehrt zu lesen oder zu schreiben. Ein schlechtes Gedächtnis für Namen (wie bei vielen ökologischen Krankheiten) gehört ebenfalls hierhin. Untersuchungen an Menschen, deren Gehirnhälften operativ getrennt worden waren, zeigen, daß diese Patienten, wenn ihnen ein Objekt in die linke Hand gegeben wurde (sie wird durch die rechte Gehirnhälfte kontrolliert), sie dieses weder benennen noch beschreiben konnten. Beide Gehirnhälften können in diesen Fällen einfach nicht miteinander kommunizieren! Die unterschiedlichen Formen von Leseschwäche und auch andere Funktionsstörungen des Gehirns sind Folge einer Dysfunktion des Corpus callosum. (Den Menschen im Osten, die von oben nach unten lesen, bleibt zumindest dies erspart.)

Betrachten wir nun einige Methoden zur Behandlung von Dyslexie. Fachleute behaupten, 10—20% aller amerikanischen Kinder haben eine Leseschwäche. Spezielle Förderklassen sind weit verbreitet. Dyslektiker geben oft viel Geld für spezielle Sehhilfen und psychiatrische Hilfe aus, oder sie entwickeln eigene Kompensationsstrategien, mit denen sie überleben können. Einige nutzen Kassettenrecorder als Hilfsmittel, andere sind auf die Hilfe von Ehegatten oder Freunden angewiesen. Viele haben erhebliche Probleme in der Schule und machen nur sehr langsame Fortschritte. Wir behaupten, daß dies zweifellos emotionalen Streß erzeugt, jedoch ist emotionaler Streß hier nicht die Ursache.

Wenden wir uns nun einer faszinierenden, jedoch sehr einfachen Übung, der Überkreuzbewegung, zu. Dabei werden gleichzeitig rechte und linke Körperhälfte bewegt. Gehen, Laufen, bestimmte aerobische Übungen und verschiedene Techniken beim Skifahren sind Überkreuzbewegungen. Achten Sie einmal darauf, wie viele Menschen bei der Überkreuzbewegung Schwierigkeiten haben.

Dr. Doman und Dr. Delacato haben vor über dreißig Jahren als erste Lernschwächen und neurologische Störungen mit der Überkreuzbewegung behandelt. Sie forderten ihre Patienten auf, den linken Arm und das rechte Bein anzuheben bzw. umgekehrt. Sie sollten das jetzt einmal selbst für sich ausprobieren! Die Überkreuzbewegung wurde von Goodheart in die Angewandte Kinesiologie aufgenommen und von Thie in das TFH.

In den letzten Jahren haben andere Kinesiologen weitere Verfeinerungen hinzugefügt. Einige Kinesiologen haben bei Dyslexie empfohlen, zunächst für einige Monate die homolaterale Bewegung (Arm und Bein der gleichen Seite anheben) auszuführen, wenn die Betreffenden die Überkreuzbewegung noch nicht schafften. Der Grundgedanke dabei ist, daß Kleinkinder normalerweise zuerst gleichseitig kriechen und etwa nach einem Jahr anfangen, auch überkreuz zu krabbeln. Manche Kinesiologen sagen, Dyslexie käme durch »falsches Krabbeln zum falschen Zeitpunkt«. Als Physiker erscheint mir diese Erklärung zu ungenau, zu metaphorisch, denn es drängt sich sofort die Frage auf, warum hat (oder konnte) das Kind nicht zur rechten Zeit richtig krabbeln? HEBS arbeitet seit 1983 auf diesem Gebiet und ist bestrebt, ökologische, kinesiologische und lerntheoretische Ansätze zusammenzubringen.

1984 hat Dr. med. Truss einen Grundbaustein zu diesem Puzzle geliefert. Er behauptete, daß Candida sehr viel Schaden durch einen von ihm abgesonderten Stoff, Acetaldehyd, anrichte. Acetaldehyd kann das Nervensystem, das Hormon- und Immunsystem sowie Stoffwechselprozesse schädigen. Truss wies auch darauf hin, daß nur wenige Chemikalien für den Körper so schädlich sind wie Acetaldehyd. Acetaldehyd vermag die Rezeptoren für Acetylcholin — dem wohl wichtigsten Überträgerstoff im Corpus callosum — zu stören. Ausgehend von der Truss-Hypothese begann ich mit einigen kinesiologischen Versuchen. Während ich auf Acetaldehyd von einer Firma für Chemiebedarf wartete, führte ich das unten beschriebene Experiment mit verdünntem Formaldehyd durch. Diese Verbindung ist der nächstverwandte (und kleinste) »Bruder« vom Acetaldehyd in der chemischen Reihe der Aldehyde. Einige Zeit später kam es dann zur Entwicklung einfacher, aber sehr wirkungsvoller Übungen zur Korrektur von Dyslexie (Sie haben richtig gelesen!). Wir haben die Überkreuz-Übungen zunächst mit verdünntem Formaldehyd, der Dyslektikern auf die rechte Hirnhemisphäre geklebt wurde, durchgeführt. Resultat: die durch die Überkreuzbewegung eigentlich zu erwartende Integration der Gehirnhälften blieb aus! Daraufhin führten wir eine Energiebalance für Candida bzw. Formaldehyd nach dem Prioritätssystem durch. Diese Behandlungsweise wird im HEBS-Aufbaukurs vermittelt und weiter hinten im Kapitel 8 näher erklärt. Indem die Korrekturen jeweils nach Priorität vorgenommen wurden, wurde die Integration der Gehirnhälften im Laufe der Behandlung von selbst erreicht. Es waren also keine speziellen Übungen zur Gehirnintegration mehr notwendig. Nachdem später dann auch Acetaldehyd bei mir eingetroffen war, konnte ich die mit Formaldehyd erzielten Ergebnisse wiederholen. Ähnliche Resultate haben wir bei anderen toxischen Chemikalien nicht beobachtet.

1984 habe ich dann die **Rochlitz-Aldehyd-Dyslexie-Hypothese oder RADH** entwickelt. RADH sagt aus, daß ein (oder beide) Aldehyd(e) das Corpus callosum schädigen kann. Insbesondere wird die Verbindung zwischen dem Corpus callosum und der rechten Hirnhemisphäre (oder seltener auch zur linken) gestört. Ein Jahr nachdem ich diese Hypothese aufgestellt hatte, las ich in einem Zeitungsbericht den Hinweis, daß Dr. Steven Barker 1980 in seinem Artikel im *Journal of Medical Hypotheses* geschrieben hatte, Formaldehyd könne Schizophrenie (eine andere Integrationsstörung des Gehirns!) auslösen. Tatsächlich sollen beispielsweise Schizophrene ein vergrößertes Corpus callosum haben. Vielleicht sind sie zu sehr integriert. Möglicherweise können sie deshalb manch merkwürdige Gedanken nicht in nur einer Gehirnhälfte lassen, was die meisten von uns offensichtlich tun können.

Um Abschaltvorgänge im Körper zu beschreiben, wird in der Kinesiologie und zunehmend auch im Bereich der Neurobiologie der Begriff »abgeschaltet« (»switched off«) verwendet. Einige

Kinesiologen und andere Autoren sind der Meinung, daß bei Dyslexie die rechte Gehirnhälfte abgeschaltet ist. Unsere Hypothese demgegenüber lautet, das Corpus callosum und insbesondere seine Verbindung zur rechten Hemisphäre sind bei Dyslexie durch Aldehyd blockiert. Nach neueren Forschungsergebnissen verfügen Dyslektiker über ein ausgezeichnetes peripheres Sehvermögen und das rechte Gehirn ist eingeschaltet, wenn die Testperson in das linke Sehfeld schaut. Natürlich ist auch hier wieder der Schlüssel darin zu finden, daß beide Gehirnhälften gleichzeitig eingeschaltet sein müssen.

Da die Leber u. a. auch für die Entgiftung der Aldehyde zuständig ist, kann sie ebenfalls bei Überlastung »abgeschaltet« sein. Ein Folgesatz aus der RADH besagt, daß zur Korrektur von Dyslexie jedes einzelne abgeschaltete System gleichzeitig innerviert bzw. angeschaltet werden muß. Im folgenden werden wir das anschaulich machen.

Untersuchen wir zunächst die Aldehyde. *Formaldehyd* ist heute ziemlich gut bekannt. Dieses allgegenwärtige Umweltgift ist toxisch, allergen und karzinogen und kommt in Gebäuden, Isoliermitteln, Holzprodukten, Kleidung, Schaum (hypoallergisch?), Kissen, Teppichen, Kosmetika (heute in den USA verboten) und sogar in Wasser und Milch vor. Wenn Sie ein Hemd aus hundertprozentiger Baumwolle kaufen, das »sanforisiert« oder »bügelfrei« ist, wurde es mit Formaldehyd behandelt. Formaldehyd wird auch aus Aspartam (der unter den verschiedensten Bezeichnungen weltweit am häufigsten verkaufte Süßstoff) folgendermaßen gebildet. Aspartam enthält die Aminosäure Asparaginsäure und Phenylalanin und zudem 10% Methanol. Das ist der »Fusel«-Alkohol, an dem viele Menschen starben oder erblindet sind, als in den zwanziger Jahren durch die Prohibition gewöhnlicher Alkohol verboten war. Methanol wird im Körper zu Formaldehyd umgewandelt.

Formaldehyd entsteht auch im Körper. Es ist ein Stoffwechsel-Abfallprodukt (wie z. B. beim Aminosäuren-Abbau) und hoffentlich kurzlebig. Formaldehyd ist für ökologisch Kranke einer der schlimmsten Schadstoffe. Auch erlangte er nach dem arabischen Ölembargo 1973 traurige Berühmtheit. Ein daraus hergestelltes Schaumderivat wurde in vielen Häusern zur Isolation verwendet. Alles von Kopfschmerzen bis zu Venenentzündungen war die Folge! (Später werden wir sehen, daß der Verlust von Gehirn- und Herzintegration zu den ersten Symptomen gehört.) Formaldehyd wird auch als Konservierungsstoff für Leichen verwendet. Mehrere Ärzte haben uns erzählt, daß ihre Allergien und gesundheitlichen Beschwerden erstmals im ersten Studienjahr auftraten, als sie viel an Leichen präparieren mußten. Die Leber besitzt Enzyme zur Entgiftung von Formaldehyd, jedoch nicht in unbegrenzter Menge, und außerdem müssen diese auch den Acetaldehyd entgiften.

Man kennt verschiedene Acetaldehyd-Quellen. Er wird von Pilzen (und nicht von Bakterien) abgesondert und kommt auch in Zigarettenrauch (wie auch Formaldehyd), Industrieabgasen (auch Autoabgasen) und alkoholischen Getränken vor. Acetaldehyd ist kein körpereigenes Stoffwechselprodukt — im Gegensatz zum Formaldehyd — und vermutlich auch viel schädlicher als Formaldehyd. Hat die Mutter nun eine Candida-Erkrankung (vielleicht ohne es zu wissen), kann das Kind, so behaupten wir, mit einer Veranlagung für Dyslexie oder Hyperaktivität geboren werden. Candidabeschwerden können in der Vagina oder im Uterus vorliegen, aber nicht notwendigerweise, denn Acetaldehyd ist sehr flüchtig und kann ins Blut übertreten und an andere Stellen gelangen. So kann auch ein übermäßiges Wachstum von Candida im Darm die Ursache sein. Acetaldehyd würde die Gehirnintegration blockieren noch bevor das werdende Baby überhaupt eine Chance bekommt. Wie wir schon gesagt haben ist es kein Zufall, daß Dyslexie- und Hyperaktivitäts-Epidemien bei Kindern zugleich mit epidemischen vaginalen oder anderen

Candida-Infektionen bei den Müttern dieser Kinder auftreten. Das ist auch der Grund dafür, warum das Baby nicht zur richtigen Zeit richtig krabbeln kann. Wenn das Kind ansonsten genetisch stark ist, entwickeln sich vielleicht darüber hinaus keine weiteren Symptome oder Krankheiten.

Die Gehirnintegration ist eines der empfindlichsten Energiesysteme im Körper (und daher am schwersten aufrechtzuerhalten). Darum sind einige sonst gesunde Athleten bekanntermaßen dyslektisch. Beispiele dafür sind der olympische Zehnkampfathlet Bruce Jenner oder der größte Taucher aller Zeiten, Olympiasieger Greg Luganis. Nach allem, was wir wissen, ist ein übermäßiges Wachstum von Candida bei beiden sehr unwahrscheinlich. Von beiden weiß man aber sehr genau, daß sie unter Dyslexie litten. Vor einer Sendung muß Jenner mit Freunden oder seiner Frau stundenlang seine Texte üben. Während bei diesen großen Athleten die fehlende Gehirnintegration wahrscheinlich die einzige Imbalance ist, haben die meisten dyslektischen Kinder oft noch viele andere Beschwerden — nicht selten Asthma, Heuschnupfen oder mehr systemische Allergien.

Prof. Geschwind von der Harvard-Universität vertritt eine eigene Dyslexie-Theorie. Er hat Autopsien zahlloser Dyslektiker durchgeführt und dabei beobachtet, daß häufig die linke Hemisphäre größer als die rechte war, insbesondere bei Männern. (Er unterstrich auch, daß viele Dyslektiker beachtliche mathematische Fähigkeiten aufweisen.) Er stellte die Theorie auf, daß fötale chemische Abnormalitäten von Hormonen, u. a. auch von Testosteron, zu einer Unterentwicklung der rechten (und Überentwicklung der linken) Hemisphäre führen könnten. Gemäß RADH würden wir behaupten, daß dies eine weitere Folge, jedoch nicht die Ursache ist. Tatsächlich hat Truss umrissen, daß Acetaldehyd auch die Geschlechtshormone, zu denen Testosteron gehört, beeinflußt. Nach unserem Wissensstand ist die RADH die erste umfassende Dyslexietheorie. Wir würden uns wünschen, daß Wissenschaftler die Konzentration der Aldehyde jeweils vor und nach einer Integrationsübung bzw. den Korrekturen einer erweiterten HEBS-Balance überprüfen. Wir können hier die Theorie verlassen und zum konkreten *Gehirnintegrationstest* übergehen. Es ist sehr leicht, diese Imbalance zu prüfen. Wieder wird der Deltamuskel (Deltoideus) verwendet, nachdem er sich im Klartest als stark erwiesen hat (Sie erinnern sich an das Auffinden eines SIM). Zeichnen Sie nun ein großes »X« auf ein weißes Blatt Papier. Halten Sie es auf Augenhöhe genau vor (Abstand ca. 30 cm) die Testperson und testen Sie gleichzeitig den Deltamuskel. Ist er schwach, liegt eine fehlende Gehirnintegration vor. Korrigiert wird folgendermaßen: **HEBS-Gehirnintegrations-Übung.** Siehe Abb. 11.

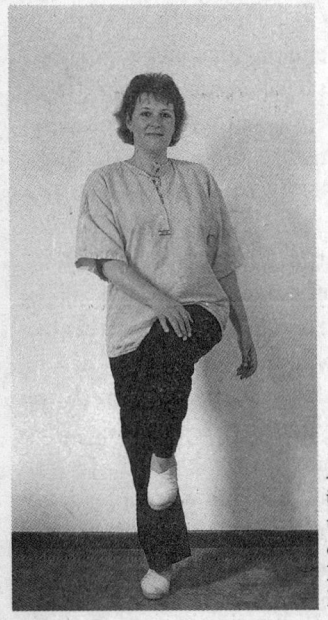

Abbildung 11: HEBS-Gehirnintegrationsübung. Summen (oder zählen) Sie dabei und lassen Sie die Augen im Kreis wandern. Berühren Sie das gegenüberliegende Knie; führen Sie so jeweils beide gegenüberliegende Arm- und Beinpaare zusammen.

Machen Sie die Überkreuzbewegung, indem die rechte Hand das linke Knie berührt (während das Knie angehoben ist) und summen Sie dabei. Halten Sie das Ellenbogengelenk die ganze Zeit gestreckt. Lassen Sie Arm und Bein im Moment ihrer Berührung fallen und wiederholen Sie das ganze mit der linken Hand und dem rechten Bein. Eine oder zwei Minuten lang wiederholen. Während dieser Übung bewegen Sie nacheinander jedes gegenüberliegende Arm- und Beinpaar. Wenn Sie etwas desorientiert sind, hilft Ihnen vielleicht ein Spiegel oder jemand, der Ihnen zuschaut. Der Wunsch, Arm und Bein derselben Seite zu berühren, kann Zeichen einer »dyslektischen Tendenz« sein. Das Verlangen, homolaterale (einseitige) Bewegungen durchzuführen, rührt daher, daß Sie noch nicht für die Überkreuzbewegung eingeschaltet sind. Als letzten Schritt verfolgen Sie während der Übung mit den Augen einen großen imaginären, vor Ihnen befindlichen Kreis. Lassen Sie Ihren Blick zuerst mit und dann gegen den Uhrzeigersinn wandern. Sie dürfen sich dabei Zeit lassen. Ihr Partner kann den Kreis mit der Hand oder einem Bleistift beschreiben, während er vor Ihnen steht. Sie schauen mit dem Gesicht stets geradeaus, während nur die Augen im Kreis wandern. Diese Augenfolgebewegungen aktivieren die verschiedenen Bereiche des Gehirns, während die Augen in die jeweils verschiedenen Richtungen des Sehfeldes schauen. Wenn Sie damit fertig sind, testen Sie erneut das »X«. (Einige Menschen müssen während dieser Korrektur zählen, anstatt zu summen. Durch Muskeltest können Sie feststellen, ob dies nötig ist. Wenn z. B. der »X«-Test jetzt noch schwach ist, wiederholen Sie den ganzen Vorgang und zählen dabei.) Nun sollte er stark sein. Sie können die Testperson auch auffordern, vor und nach der Korrektur laut vorzulesen. Vielleicht nehmen sie eine Leseprobe auf Kassette auf, denn viele ökologisch Kranke und Dyslektiker mißtrauen mitunter einer solch raschen Korrektur! Durch diese Übung kann auch die »klassische Dyslexie« gebessert werden!

Wie funktioniert das? HEBS hat hierfür eine, wie wir meinen, schlüssige Erklärung vorgelegt. Kehren wir zurück zu RADH. Wir haben gesagt, daß zur Korrektur dyslektischer Ausprägungen gleichzeitig rechte Gehirnhälfte, Corpus callosum und möglicherweise auch die Leber aktiviert werden müssen. Und genau das geschieht während dieser Übung. Alle Überkreuzbewegungen aktivieren das Corpus callosum (aus diesem Grunde haben ja gerade Dyslektiker und ökologisch Kranke Schwierigkeiten mit der Überkreuzbewegung). Das Summen aktiviert vor allem die rechte Hirnhemisphäre. Durch die Handbewegung (Berühren des gegenüberliegenden Knies) werden über bestimmte Muskeln (s. Angewandte Kinesiologie/TFH) das Gehirn und die Leber aktiviert. Erinnern Sie daran, daß AK/TFH von einer spezifischen Muskel-/Meridian-/Organ-Beziehung ausgehen. Die Armbewegung aktiviert Muskeln, die in diesem Fall primär dem Gehirn und der Leber zugeordnet werden. Es sind der Supraspinatus (Gehirn) und der Rhomboideus (Leber), doch das ist für die praktische Ausführung nicht so wichtig.

Dyslexiekorrektur durch die Überkreuzbewegung wird seit 1982 praktiziert, doch hat HEBS 1985 erstmals zeigen können, wie sie wirkt.

Eine andere Gehirnintegrationsübung ist der (in Abbildung 12 gezeigte) sogenannte HEBS-Ententanz, weil seine Bewegung an das Schlagen der Flügel erinnert. Bewegen Sie stets die gegenüberliegenden Arm- und Beinpaare. Vergessen Sie nicht, zu summen und zugleich die Augenfolgebewegungen zu machen. Wenn Ihnen durch die Augenfolgebewegung schwindelig werden sollte, *hören Sie sofort auf* und gehen Sie über zur Pitch-, Roll- und Yaw-Korrektur im Kapitel 8. Sind Sie einmal »eingeschaltet«, so wirken weitere Überkreuzbewegungen von da ab weiter stärkend. Sollten Sie sich nicht sicher sein, ob die Überkreuzbewegung stärkend wirkt, so testen sie den Indikatormuskel, während die zu testende Person auf das Symbol »X« schaut.

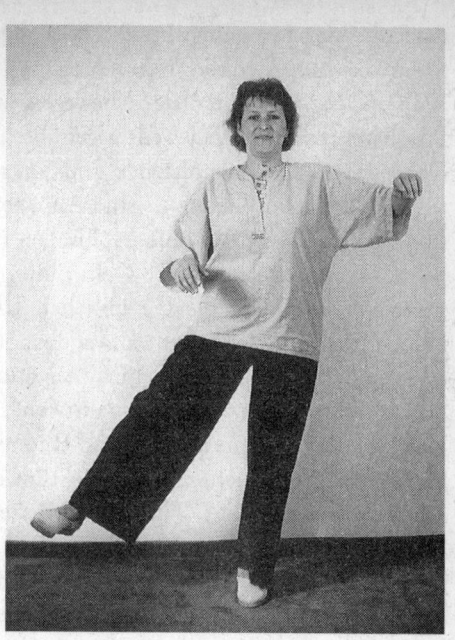

Abbildung 12:
Der HEBS-Ententanz

Natürlich hält diese Korrektur nicht ewig, da umweltbedingte Erkrankungen und Aldehydbildung aus den verschiedensten Gründen wieder auftreten können. Leider behaupten einige Kinesiologen, es gäbe dauerhafte Heilungen oder Korrekturen. Im Zeitalter von Schokolade und Tschernobyl ist das natürlich Unsinn!

Ein populäres Konzept in der Kinesiologie besagt, daß das homolaterale Bewegungsmuster schwach testen müsse. Der Autor kann damit nicht übereinstimmen. Er ist vielmehr der Auffassung, daß wir für jede Art von Aktivität stark testen sollten.

Ein weiteres Konzept ist die HEBS-Entdeckung der Meta-Integration, was hier nicht weiter ausgeführt werden kann. Dieses Konzept bietet erstmals eine Erklärung dafür, warum das Gehirn zu jedem Zeitpunkt homolaterale und contralaterale (Gedanken- oder Bewegungs-Feedback) Komponenten verarbeitet. Sogar die Augen haben Verbindung zu beiden Hemisphären. Während Sie sich homolateral bewegen, steuern die Gehirnhemisphären zugleich die jeweils gegenüberliegende Körperhälfte. Daher lassen sich homolaterale und contralaterale Komponenten nie wirklich isolieren. Es sind Annäherungen. *Meta-Integration* deckt sich mit den holographischen Eigenschaften des Gehirns. Die erweiterten HEBS-Gehirnintegrationstechniken sind sogar bei Invaliden, die die üblichen Überkreuzbewegungen nicht durchführen können, anwendbar. Dieser Personenkreis schaut z. B. bei der HEBS-Gehirnintegrationsübung auf das »X« und summt dabei. Zugleich aktivieren Sie die beteiligten Hauptmuskeln (Supraspinatus und Rhomboideus, um diese zu finden empfiehlt sich z. B. die Lektüre des Buches »Gesund durch Berühren« von J. Thie). Die Muskeln können durch die Spindelzellenmethode behandelt werden, indem Sie den Muskelbauch in der Muskelmitte zusammendrücken oder — falls es der Test anzeigt — von ihr wegspreizen. Wenn eine Person nicht summen kann, reicht es, gute Musik zu hören. Dieses Vorgehen kann auch anstatt oder (besser) zusätzlich zur Benutzung der sehr teuren Cross-Crawl-Maschinen, die vielen mit neurologischen oder neuromuskulären Erkrankungen geholfen haben, angewendet werden.

Die Gehirnintegrationsübungen sind bei ökologischen Erkrankungen sehr erfolgreich. Sie sollten zweimal täglich durchgeführt werden. Anschließend fühlen Sie sich wesentlich energiegeladener, koordinierter und besser im Gleichgewicht. Das ist allerdings erst der Beginn, um den Körper wieder in die Balance zu bringen und energetische bzw. neurologische Fehlschaltungen zu korrigieren. So kann eine Person in einem allgemeinen Sinn durch die Überkreuzbewegung integriert sein. Zugleich testet die betreffende Person jedoch schwach, wenn sie auf ein spezielles emotionales Problem getestet wird und dabei auf das »X«

schaut. Um dies zu testen, lassen Sie Ihren Partner auf ein »X« schauen, und zugleich soll er an dieses spezifische emotionale Problem denken, während Sie den Indikatormuskel testen. Oft zeigt sich bei uns dann als erste Korrektur der Bereich Nährstoffe. Sehr hilfreich können die in Kapitel 3 aufgeführten Anti-Aldehydnährstoffe sein. Wir halten Molybdän für das wichtigste Anti-Aldehyd-Spurenelement und ein effektives Mittel, um Streß abzubauen.

Schließlich möchten wir noch bemerken, daß das Corpus callosum wie alle Gehirnzellen eine hohe Stoffwechselrate hat. Daher benötigt es viel Sauerstoff und Glukose. Zweifellos können auch Hypoglykämie und Sauerstoffmangel (wie z. B. bei ökologischen Erkrankungen) eine Funktionsstörung des Corpus callosum verursachen, ohne daß eine Aldehyd-Imbalance vorliegt. Kürzlich haben Wissenschaftler herausgefunden, daß Pestizidrückstände, organische Lösungsmittel und sogar Nahrungsmittelzusätze die Lernfähigkeit und das Erinnerungsvermögen beeinträchtigen können. Formaldehyd war übrigens ebenfalls unter den genannten Chemikalien. HEBS ist bereits zu denselben Testergebnissen gelangt nur durch den Muskel-Biofeedback-Test! (Wenn Sie Lernstörungen oder neurologische Probleme bereits bei Kindern vermeiden wollen, dann lassen Sie Ihre Kleinen nicht auf neuen Teppichen krabbeln, die Formaldehyd und Pestizide abgeben.) Dieselben Chemikalien werden auch mit der Alzheimerschen Krankheit, Parkinson und anderen degenerativen Gehirnerkrankungen in Verbindung gebracht.

7

Herzintegration und Herzdesintegration
(»Das dyslektische Herz«)

Im Jahre 1985 wurde von HEBS eine kinesiologische Korrektur entwickelt, der große Bedeutung für Ökologie, Kardiologie und Lerntheorien zukommt. Häufig klagen ökologisch Kranke über Beschwerden wie kalte Hände und Füße, blasse Gesichtsfarbe, Störungen des Blutdrucks (meist zu niedrig), Herzrhythmusstörungen, Steifheit und Schmerzen. (Erinnert sei an den Coca-Pulstest, der Änderungen des Herzschlages aufgrund von allergischen Reaktionen nachweist.) Auch sind viele Personen, die Dyslexieprobleme haben, und allergische Kinder häufig blaß und haben kalte Hände und Füße. Ich kann mich an derartige Beschwerden in meiner Kindheit erinnern. Ähnlich wie die »zerebralen Beschwerden« im vorherigen Kapitel können diese Symptome bei ökologisch Kranken oft durch keine Behandlung gemildert werden. Manche Ärzte behandeln kalte Hände und Füße routinemäßig mit Schilddrüsen-Präparaten. (Manchmal wird noch nicht einmal ein richtiger Test gemacht). Wie wir sehen werden, kann das sogar völlig irrelevant sein.

Betrachten wir zunächst wieder die Theorie. Auch das Herz besitzt Hemisphären mit etwas unterschiedlichen Funktionen, ähnlich wie das Gehirn. Das Kreislaufsystem gibt uns auch heute noch viele Rätsel auf. Häufig schlagen die vier Herzkammern und der periphere Puls nicht mit gleicher Frequenz. Sowjetische Forscher betrachten das Herz »als zweites Gehirn« mit holographischen Eigenschaften. Westliche Wissenschaftler haben kürzlich entdeckt, daß das Herz eine endokrine Drüse ist und Hormone produziert, die den Blutdruck regulieren und auch auf andere Organe — wie Nieren oder Gehirn — wirken. Auch konnte eine biochemische Verbindung zwischen Gehirn und Herz nachgewiesen werden. Das Herz ist nach alldem weit mehr als eine »Pumpe« (Dieses Kapitel kann ebenfalls einen Hinweis darauf geben, warum künstliche Herzen nicht funktionieren können). Wir kennen alle die Redewendung, wonach das Herz der Sitz von Gedanken und Gefühlen ist. 1985 machte ich die Entdeckung, daß auch die Herzhemisphären desintegriert, sozusagen »dyslektisch« sein können. Wir verwenden diesen Begriff etwas notgedrungenermaßen, denn er beschreibt, daß das Herz nicht in einer integrierten Weise arbeitet — das Herz ist mit sich und dem Gehirn nicht mehr im Gleichklang. Ein weiterer Folgesatz aus der RADH besagt, daß auch Aldehyde (oder andere Verbindungen) das Herz dyslektisch/desintegriert machen können. Ein desintegriertes Herz zeigt sich nicht im EKG, ebensowenig wie man Dyslexie im EEG messen kann. (Jüngste statistische EEG-Computer-Auswertungen lassen jedoch zumindest ein dyslektisches Profil erkennen. Vielleicht kann man in ähnlicher Weise eines Tages einmal die HEBS-Entdeckung des dyslektischen/desintegrierten Herzens nachweisen.)

Zur Korrektur des desintegrierten Herzens zeigen wir später zwei einfache, aber wirkungsvolle Übungen. Betrachten wir aber zuerst den Test, mit dem wir feststellen, ob eine Herzdesintegration vorliegt. Sie testen den Deltamuskel oder einen anderen starken Indikatormuskel, während die Testperson die Hand auf ihr Herz legt. Der Indikatormuskel sollte stark sein. Dann halten Sie der Testperson, die noch immer die Hand auf dem Herzen hat, wieder das »X« entgegen und testen den Indikatormuskel. Wenn der Muskel schwach wird, liegt ein desintegriertes Herz vor. Es handelt sich hier nicht um eine medizinische Erkrankung! Es ist durchaus möglich, daß ein Mensch mit einer Herzkrankheit ein integriertes Herz hat und im Test stark testet, während eine andere Person medizinisch gesehen ein völlig gesundes Herz hat und dabei schwach testet, denn das Herz ist zu diesem Zeitpunkt nicht integriert. Betrachten wir nun die erste Korrektur. Diese Entdeckung aus dem Jahre 1985 war als Korrektur meiner eigenen allergisch bedingten Herzrhythmusstörungen gedacht (was sie auch tat!). Sie wird als **Rochlitz-Herz-(und Gehirn-)Integrationsübung** bezeichnet und ist eine weitere Variante des Überkreuzbewegungsmusters. Sie bewirkt eine Integration von Herz und Gehirn und wird auch als die »Vogelscheuche« bezeichnet. Wir verweisen hier auf die Abbildungen 13 bis 16.

Beginnen Sie mit dem rechten Arm, wie in Abbildung 13 dargestellt. Heben Sie den Ellenbogen so weit auf Schulterhöhe wie es angenehm ist und bringen sie ihn zur Körperseite. Unterarm und Hand zeigen zum Boden, so daß beide sich im rechten Winkel zum Oberarm befinden. Das ist die Ausgangsposition für die »Vogelscheuche«. Jetzt rotieren Sie die Schulter nach vorn, wobei Arm und Hand bleiben, wie sie sind. Halten Sie diese Vogelscheuchen-Position und kreisen Sie nur mit der Schulter zur linken Seite. Wenn der Ellenbogen die Mittellinie erreicht hat, schnellt der Unterarm in die Waagerechte. In diesem Moment heben Sie das gegenüberliegende (linke) Knie an und lassen anschließend Arm und Bein nach unten sinken, d. h. der Arm geht zur Seite und das Bein zurück auf den Boden. Sie wiederholen die Überkreuzbewegung mit dem anderen gegenüberliegenden Arm-Beinpaar. Diese Übung sollte nicht homolateral (gleichseitig) durchgeführt werden. Vergessen Sie nicht zu summen, während Sie die Überkreuzbewegung ausführen. Einige müssen auch zählen statt zu summen, um sich für diese Überkreuzbewegung einzuschalten. Nach etwa dreißig Sekunden fügen Sie, wie bereits bei der Gehirnintegrationsübung, noch die kreisenden Augenfolgebewegungen hinzu. Verlieren Sie die Balance, liegt das meist weniger daran, daß diese Übung besonders schwer ist, sondern vielmehr an Gleichgewichtsproblemen, an einer

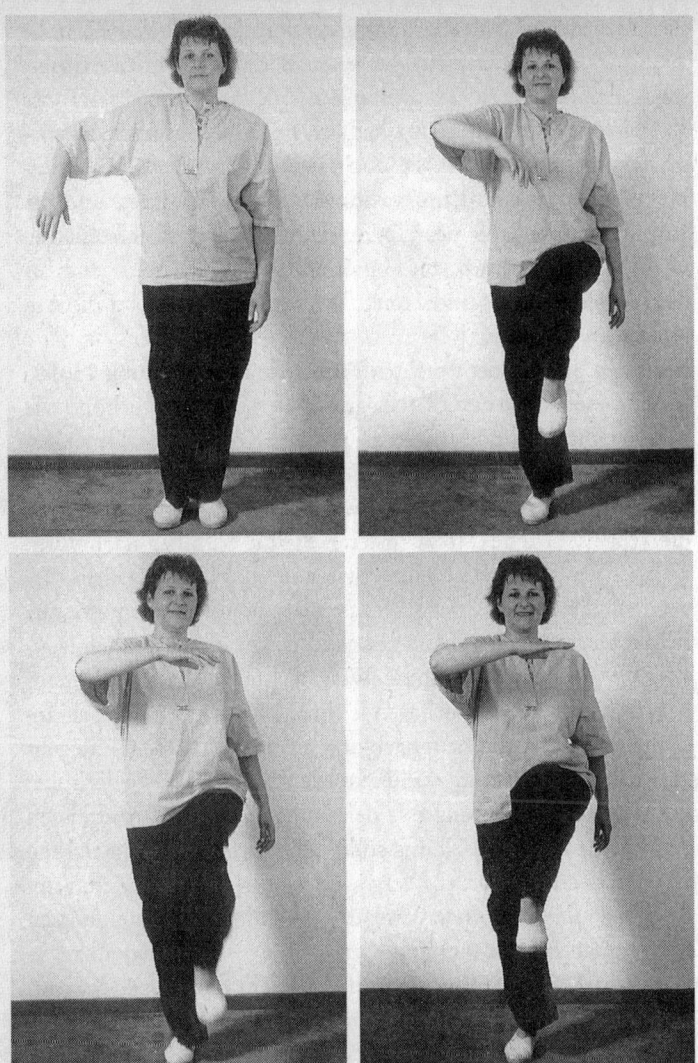

Abbildungen 13—16: Rochlitz-Herzintegrationsübung. Bilderfolge im Uhrzeigersinn von oben links: 1) Ausgangsposition, 2) der erste Teil, 3) der zweite Teil abgeschlossen, und zum Schluß in Bewegung

mangelnden Gehirnintegration oder an einer Pitch-Roll-Yaw-Imbalance (siehe nächstes Kapitel). Bleiben Sie gelassen und geben Sie nicht sofort auf! Geben Sie Ihr Bestes. Lassen Sie sich von einem Freund oder Verwandten helfen, wenn Ihnen irgendeine Korrektur dieses Buches schwierig oder unverständlich erscheint! Führen Sie die Übung eine oder zwei Minuten lang durch. Wenn Ihnen körperliche Bewegung verboten ist, kann die nächste, unten beschriebene Übung für Sie besser geeignet sein. Kommen Sie dabei außer Atem, vielleicht, weil Sie sich bis jetzt zu wenig bewegt haben, so ist es an der Zeit damit anzufangen! Diese Übung kann, wie auch die Gehirn-Integrationsübung, im Bett liegend durchgeführt werden.

Nach der Übung testen Sie die Herzintegration erneut wie zu Beginn. Sie sollte jetzt stark testen. Falls nicht, führen Sie die Übung nochmals durch, diesmal zählen Sie jedoch dabei, statt zu summen. Sie sollten sich jetzt stärker, energiegeladener und wacher fühlen. Diese Übung ist äußerst wichtig zur Korrektur von MS (Multipler Sklerose), besonders wenn eine Seite schlimmer als die andere ist. Ganz offensichtlich aktiviert die Herz- (und Gehirn-) Integrationsübung den Blutfluß und die Nerventätigkeit. Bei einer stark hinkenden, MS-kranken Frau, deren einer Fuß seit 15 Jahren gefühllos war, konnten wir beobachten, wie die Empfindung im Fuß innerhalb von Sekunden zurückkehrte. Die Frau konnte laufen! Auch schwoll ihr Knöchel vor unseren Augen in Sekundenschnelle ab! Die HEBS-Absolventin Ann MacAlpin Cain berichtet, daß die Herzintegration sie, nachdem sie von ihrem Pferd geschlagen worden war, vor schweren Verletzungen bewahrt hat. Auch ihre Mutter konnte so einen Bluterguß nach einem starken Schlag auf ihr Schienbein verhindern. Wir selbst beobachteten, daß sogenannte »gefrorene Muskeln« leicht zu korrigieren waren. Ein australischer Student erlebte eine sofortige Besserung seiner varikösen Venen. Das Messen des Blutdrucks vor und nach der Übung ist ein nützlicher Kontrolltest für die Effektivität dieser Übung. Wir konnten häufig beobachten, wie sich hoher Blutdruck innerhalb von Minuten normalisierte oder zumindest sank. (Die Ausdrucke liegen uns vor, eine Veröffentlichung ist geplant.) Auch niedriger Blutdruck läßt sich normalisieren bzw. anheben, doch sieht man das nicht so leicht und so unmittelbar, weil nahezu jede Bewegung den Blutdruck steigert. Das macht die Ergebnisse bei der Senkung von hohem Blutdruck um so bemerkenswerter.

Hier ein anderer Kontrolltest für die Effektivität dieser Übung. Vor und nach der Herzintegrationsübung untersuchen wir den Bewegungsspielraum eines Beines. Die Testperson liegt auf einem Tisch oder auf dem Boden. Sie notieren genau, bis zu welchem Punkt ein Bein ohne Schmerzen zur Seite abduziert (gespreizt) werden kann. Markieren Sie die Position des großen Zehs. Vermerken Sie auch, wo Kopf und Hüften waren. Um sicher zu gehen, bringen Sie sie nachher wieder in die gleiche Ausgangsposition. Wenn die Person auf einem Tisch liegt, markieren Sie die Stelle senkrecht unterhalb der Zehe auf dem Boden. Verwenden Sie das Bein, das sich bei der Abduktion (Spreizen) schwerer tut. Nach der Herz- und Gehirnintegrationsbewegung testen Sie erneut. Wir haben Änderungen zwischen achtzehn und neunzig Zentimeter beobachten können! (Änderungen unter neun Zentimeter sind nicht aussagekräftig genug. Auch bei »sehr dehnbaren« Menschen zeigen sich starke Verbesserungen. Eine Tänzerin konnte schließlich sogar ihr Bein um den Hals legen. Wie kommt es dazu? Die Antwort lautet: Aufgrund einer verbesserten Versorgung mit Blut erhöht sich auch das Dehnungsmaximum der Adduktoren (Anzieher des Oberschenkels). Wenn das für die Adduktoren zutrifft, so sollte dies auch für andere Muskeln des Körpers gelten! Viele bemerken, wie sich die Hände innerhalb von Sekunden oder Minuten erwärmen. (Wie wir noch sehen werden, kann falsche Ernährung diese Korrektur wieder außer Kraft setzen!)

Eine Abwandlung dieser Übung kommt aus der UdSSR. Die meisten Truppen marschieren in einer Art Überkreuzbewegung, wobei der freie Arm entweder nach vorne oder seltener auch Richtung gegenüberliegendes Knie schwingt. Am 1. Mai kann man beobachten, daß marschierende russische Truppen dabei den Arm ganz ähnlich nach oben zur entgegengesetzten Seite bewegen. (Natürlich können sie durch das Gewehr das andere Gliedmaßenpaar nicht betätigen. Sie beginnen auch nicht mit der optimalen »Vogelscheuchen«-Position.) Die HEBS-Integrationsübung ist offenbar sehr gut geeignet, um eine bessere Durchblutung zu bewirken! So berichten Athleten von erheblichen Leistungssteigerungen durch diese Übung, auch wenn eine Herzintegration bereits zu Beginn vorlag. Augenscheinlich wird hier auch das Herzminutenvolumen erhöht.

Unsere zweite Herzintegrations-Übung wird als **HEBS MAESTRO** bezeichnet. Einige Studien gehen davon aus, daß Übungen mit den Armen für Herz und Kreislauf besser geeignet sein können als Laufen, Rennen oder Gehen. Dieses »Arm-Jogging« wird aus beruflichen Gründen besonders von Dirigenten, von denen viele über neunzig Jahre alt werden, praktiziert! Ein Kinesiologe hat behauptet, daß Dirigenten mehr »Lebensenergie« oder »Thymusenergie« hätten. Das könnte sein, ist aber als Erklärung zu metaphorisch. Nachdem uns Dr. Fred Shull einen Artikel über »Arm-Jogging« geschickt hatte, dachten wir über dieses Thema nach und kamen zu der folgenden Erklärung. Der Dirigent macht am Pult nichts anderes als eine permanente Herzintegrationsübung. Er benutzt beide Arme während er summt oder gute Musik hört und blickt währenddessen in die verschiedenen Richtungen, um dem Orchester Anweisungen zu geben. Genau wie bei der Rochlitz-Herzintegrationsübung wird auch hier das Herz gestärkt. Die Herz- und Gehirnintegrationsübung und HEBS MAESTRO sind ein ausgezeichnetes Herz-

Kreislauf-Training, und eine wiederholte Anwendung hält das Herz in optimalem Zustand.

Hier nun die Beschreibung für HEBS MAESTRO. Siehe dazu Abbildung 17.

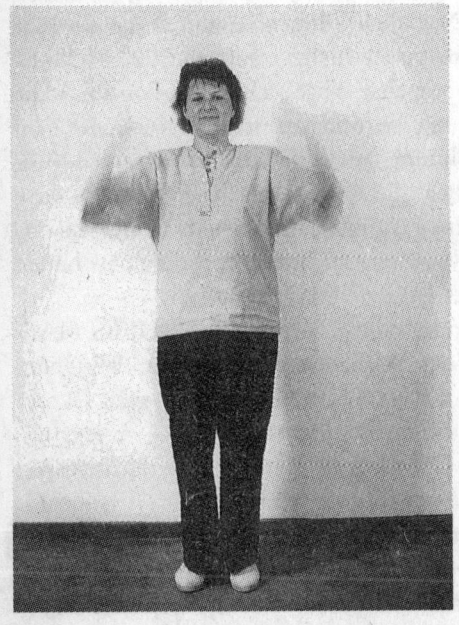

Abbildung 17:
HEBS MAESTRO

Die Ellenbogen zeigen nach oben und etwas zur Seite, während Sie mit den Händen (nicht mit den Augen) vor Ihnen zwei Halbkreise (zwei »Cs«) Rücken an Rücken beschreiben. Summen Sie dazu und bewegen Sie die Augen kreisförmig mit bzw. gegen den Uhrzeigersinn. Wenn Sie den Anweisungen für beide Herzintegrationsübungen in Folge von Schmerzen nicht folgen können, machen Sie die Übungen soweit das für Sie angenehm ist. Geben Sie Ihr Bestes. Im Gegensatz zu der Herz- und Gehirnintegrationsübung wird bei HEBS MAESTRO nur das Herz und nicht das Gehirn integriert. Sie können den Spreiztest des Beines wieder vorher und nachher durchführen. HEBS MAESTRO ist zwar leichter durchzuführen, die Herz-Gehirnintegrationsübung ist unserer Erfahrung nach jedoch wirksamer.

Wie können beide Übungen das Herz integrieren? Die Antwort wird verständlicher, wenn wir die Übungen im Rahmen der Meridian-Integrationstheorie von Rochlitz betrachten. Durch Aktivierung von bestimmten aus AK und TFH bekannten Muskeln im Überkreuzbewegungsmuster (bei gleichzeitigem Summen oder Zählen) wird das entsprechende Organ gestärkt und integriert. Im Falle der Herz- (und Gehirn-)Integrationsübung und bei HEBS MAESTRO wird der Subscapularis (Unterschulterblattmuskel) aktiviert, der dem Herzen zugeordnet ist. Für die Herzintegrationsübungen gilt übrigens, was weiter oben bereits gesagt wurde; es gibt, wie auch sonst auf der Welt, keine permanenten Korrekturen. Zu Beginn der beiden Übungen haben wir eine Hypothese über deren Wirkung aufgestellt. Die experimentellen Befunde, Normalisierung des Blutdrucks und Erhöhung des Dehnungsmaximums der betreffenden Muskeln, wurden vorausgesagt und sind jederzeit nachprüfbar!

Was die diätetischen Faktoren für hohen Blutdruck betrifft, so sind diese längst bekannt. Es ist nicht korrekt, wenn behauptet wird, die Ursachen seien unbekannt. Sofern keine Herz-Kreislauf- oder Nierenerkrankung vorliegt, können die meisten Menschen ihren Blutdruck selbst normalisieren! Während meines Studiums stieß ich auf einen ernährungswissenschaftlichen Text, der vor über dreißig Jahren geschrieben worden war. Darin hieß es, daß Kopfschmerzen häufig durch Nahrungsmittel ausgelöst werden, die eine bestimmte Chemikalienklasse — die Monoamine — enthalten. Sie sind vasoaktiv — d. h. sie verändern den Durchmesser der Blutgefäße. (Wir glauben darüber hinaus, daß diese Veränderungen auch durch jede Allergie hervorgerufen werden können.) Monoamine kommen in Käse, Wein, fermentierten Nahrungsmitteln, Kaffee, Schokolade, Zitrusfrüchten, Bohnen und Bananen vor. Ich habe anderen Menschen davon erzählt und beobachtete immer wieder, daß sie ihren Blutdruck durch Umstellung der Ernährung innerhalb von Tagen normalisieren konnten. Unterstellt also, es liegt kein pathologischer Befund vor, so gehen wir davon aus, daß Käse am häufigsten hohen Blutdruck verursacht und die meisten Schimmelkäse am stärksten zu erhöhtem Blutdruck führen! Salz und Cholesterin aus der Nahrung sind nicht Ursache für hohen Blutdruck. Erst, wenn die zugrundeliegenden Allergien und die in diesem Kapitel dargestellten Ernährungs- und Energiefaktoren nicht korrigiert werden, kann sich der Zustand durch Salz und Cholesterin verschlimmern.

Das Herzkreislaufsystem benötigt viele Nährstoffe, um richtig funktionieren zu können. Dazu gehören Vitamin C, P (Bioflavonoide), E, B_6, Lezithin, Eikosapentaensäure, die Mineralien Magnesium, Selen und Silizium, die Aminosäuren Carnitin und Taurin, Coenzym Q und Mukopolysaccharide. Zu letzteren gehört Agar Agar (aus Seetang) oder CSA aus dem Aortagewebe des Rinds.

Obgleich sich also mit der Rochlitz-Herzintegration oder dem HEBS MAESTRO der Blutdruck normalisieren läßt, hält die Korrektur nur, wenn auch die Ernährung entsprechend geändert wird. Das ist ein weiteres anschauliches Beispiel dafür, warum wir in HEBS sagen, wir brauchen eine Lösung, die sowohl eine Energiebalance wie auch eine Ökologiebalance beinhaltet!

Der Körper geht nach einer bestimmten homöostatischen Hierarchie vor. Unter Streß gibt er als erstes die für das Überleben weniger entscheidenden Regulationssysteme auf. Offensichtlich ist die Herzintegration wichtiger als die Integration des Gehirns.

Das blasse, kränkliche, dyslektische oder allergische Kind — was unserer Behauptung nach oft ein und dasselbe ist — hat vermutlich seine Herzintegration verloren. Im allgemeinen gilt, daß Menschen ohne Herzintegration auch die Gehirnintegration fehlt, allerdings nicht umgekehrt. Davon ausgenommen scheinen nur ältere Menschen zu sein. Wir haben bei einigen älteren Menschen beobachtet, daß die Gehirn-, aber nicht die Herzintegration intakt war. Wieder ist die Herzintegration bei MS-Kranken wahrscheinlich die am vordringlichsten zu korrigierende Energieimbalance. Daneben sind noch Korrekturen von Imbalancen bei Pitch, Roll und Yaw sowie Stellungskorrekturen der Schädelknochen von großer Bedeutung (Kapitel 12). Menschen, die nur auf einer Seite körperliche Beschwerden haben, benötigen sehr wahrscheinlich ebenfalls die Integrationsübungen.

Bei ökologisch Kranken ist häufig zu beobachten, daß sich eine Herz- oder Gehirndesintegration weder durch die Verabreichung von Nährstoffpräparaten und antimykotischen Mitteln, noch durch eine weitgehende Vermeidung der Errungenschaften des zwanzigsten Jahrhunderts wirkungsvoll behandeln läßt. Genau das ist aber das zentrale Thema dieses Buches! Ohne eine Energiebalance bleibt die ökologische Balance unvollständig.

Der (unserer Hypothese nach häufig durch Formaldehyd oder Acetaldehyd ausgelöste) Verlust der Gehirn- und Herzintegration zieht bei ökologisch Kranken oft weitere Beschwerden nach sich, wie etwa neurologische, immunologische, endokrine und Herz-Kreislauf-Erkrankungen. Wir hoffen auch, daß Kardiologen zukünftig ihr Augenmerk auf den Nutzen dieser Übungen für ihre Patienten richten werden.

Das Integrationskonzept ist inzwischen (1985) von mir wesentlich erweitert worden. Es geht über die Integration von Herz und Gehirn hinaus und umfaßt alle Meridian/Organsysteme. Die Darstellung aller Meridian-Integrationsübungen geht über

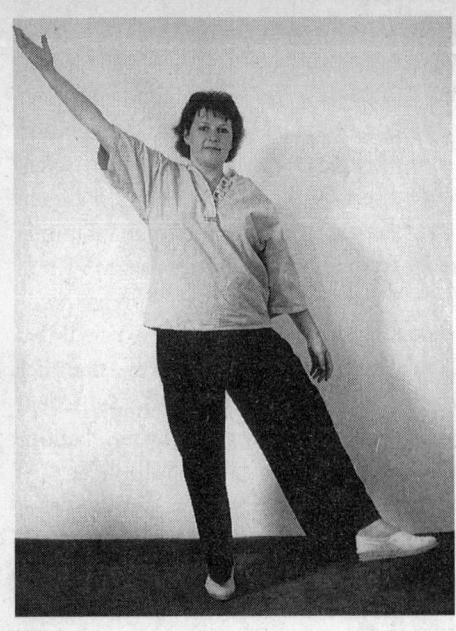

Abbildung 18:
HEBS-Integrations-
übung für den
Nierenmeridian

den Rahmen dieses Buches hinaus. Um Meridiane und Organe
zu integrieren, werden die jeweils zugeordneten Arm- und
Beinmuskeln (siehe Angewandte Kinesiologie/TFH) im Überkreuzbewegungsmuster bewegt. Betrachten Sie Abbildung 18,
in der eine Integrationsbewegung für den Nierenmeridian abgebildet ist. Meridianintegrationsübungen werden seit 1985 in den
HEBS-Seminaren gelehrt und erscheinen demnächst in Bd. II
der HEBS-Veröffentlichungen.

Lassen Sie unsere Diskussion der Herzintegration mit einer anderen Entdeckung abschließen. Wir konnten beobachten, daß
die Verbindung des Subscapularis (Unterschulterblattmuskel)
zum Herzen intuitiv von vielen Völkern verstanden wird und
Kindern offenbar angeboren ist. Bei Begrüßungsritualen, Ab-
schiedszeremonien und in Tänzen werden Armbewegungen

160

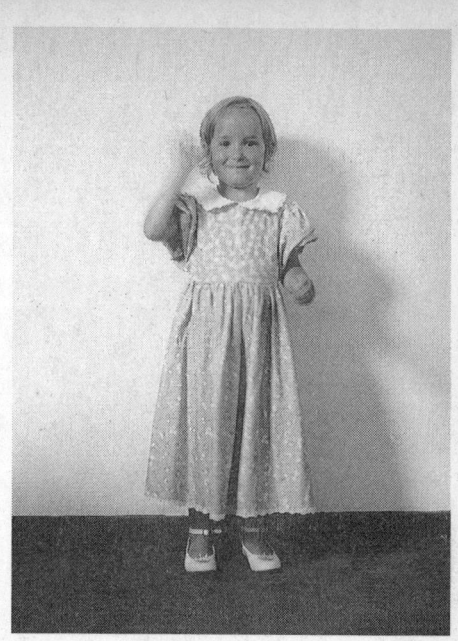

Abbildung 19:
Lebewohl vom
Herzen sagen

ausgeführt, die dem Herz zugeordnete Muskeln aktivieren. Und
wie winkt ein kleines Kind, wenn es lebewohl sagen will? Ja, es
grüßt vom Herzen her! Siehe Abbildung 19.

8

Energiebalance mit Kinesiologie

Nun sind wir soweit, auch den letzten noch fehlenden Bereich, nämlich die Energiebalance, kennenzulernen. Zusammen mit der Herz- und Gehirnintegration und den Balancierungsmethoden aus dem Kapitel über Psychologie (Kapitel 10) geben die in diesem Kapitel beschriebenen Techniken ökologisch Kranken Energie, allgemeines Wohlbefinden, Balance, Koordination, Lese-, Denk- und Konzentrationsfähigkeit wieder zurück. Das muß keineswegs Jahre dauern! Manch einer überwindet diese Schwierigkeiten nie, einfach weil Ökologen diese Methoden noch nicht angewendet haben. Oft kann eine Veränderung innerhalb von Minuten geschehen. Wenn die ökologischen Ratschläge beachtet werden, dann halten diese Korrekturen auch. Der Körper vermag sich dann langsam zu erholen, und die meisten können nach und nach die ökologischen Einschränkungen lockern und sich wieder gesund fühlen. Wir zeigen unten einige einfache Methoden, durch die Energieimbalancen aufgrund von Candida, Allergien oder Hypoglykämie korrigiert werden. Alle diese Balancierungsmethoden können Sie selbst durchführen! Denken Sie bitte daran, daß wir hier stets eine Korrektur der Energieimbalancen im Auge haben. Wir behaupten nicht, irgendeine Krankheit heilen zu können. Andererseits muß man klar sehen, daß ökologisch Kranke ohne eine Energiebalance ihre Gesundheit nicht zurückgewinnen können. Das ist jedenfalls unsere alltägliche Erfahrung mit Menschen, die zu uns kommen.

Die meisten Verfahren in diesem Kapitel korrigieren das, was Kinesiologen als fehlende neurologische Organisation bezeichnen. Feedback über den MBT ermöglicht uns, den Zustand von in Medizinerkreisen noch weitgehend unbeachteten strukturell-neurologischen Schaltkreisen festzustellen. In Kapitel 5 wurde bereits bei der Vorbereitung zum Muskeltest gezeigt, wie sich Tester und Testperson durch die Massage bestimmter Punkte wieder »einschalten« können. Kinesiologen haben Methoden zum Test und zur Korrektur von Schaltkreisen entwickelt, die zur Aufrechterhaltung von Koordination, Gleichgewicht, Gehen, Sehen, Hören und anderen »Reflexen« notwendig sind. HEBS hat dann hinzugefügt, daß im Falle von ökologischen Imbalancen die kinesiologischen Korrekturen oft nur kurzfristig wirken, eben weil die Entdeckungen der klinischen Ökologie nicht simultan einbezogen werden.

Die erste hier zu behandelnde Methode bezieht sich auf die **Beckenstellreflexe (Cloacalreflexe).** Cloaca bezeichnet die Tatsache, daß bei niederen Tieren Ausscheidungs- und Fortpflanzungsorgane in eine Öffnung oder einen Ausführungsgang münden. Alle Tiere wissen buchstäblich nicht, was »oben und unten« ist, wenn Beckenstellreflexe und Occular- bzw. Labyrinthreflexe nicht richtig zusammenarbeiten. Diese Reflexkombination wurde von höheren Tieren und auch vom Menschen beibehalten. Zur Aufrechterhaltung des Gleichgewichts sind natürlich noch weitere Reflexe von Bedeutung, aber die Kombination von Beckenstellreflexen, Occularreflexen und den Labyrinthreflexen hat sich als grundlegend für eine funktionierende neurologische Organisation erwiesen. Im weiteren Verlauf werden diese Reflexe zusammengefaßt unter dem Begriff Becken-Schädelreflexe.

Wie immer müssen wir auch hier wissen, wie wir die betreffende Reflextätigkeit testen und korrigieren können. Doch zuvor benötigen wir noch Informationen über den sogenannten **»Circuit Lock Modus«**, eine Methode, mit der wir einen Schaltkreis »einfrieren« können. (Die erweiterten MBT-Methoden beziehen mehr und mehr auch Begriffe aus Elektronik und Computerwissenschaft mit ein.) Diese Methode tut nichts anderes, als daß sie die Hand des Testers freimacht, so daß er einen schwachen Punkt nicht länger halten muß. Wenn Sie einen Punkt berühren und der Indikatormuskel testet zugleich schwach, können Sie diesen energetischen Zustand »einfrieren«. Nachdem Sie also überprüft haben, daß der Muskel schwach wird, berühren Sie den »schwachen Punkt« weiterhin und bitten die zu testende Person, die Füße etwa 60—90 cm auseinanderzulegen. Vergewissern Sie sich, daß die Füße vor dem Spreizen der Beine einander berühren. Jetzt braucht der Tester den schwachen Punkt nicht länger zu berühren, denn der energetische Zustand ist jetzt eingegeben. Testen Sie den Indikatormuskel zu Ihrer Vergewisserung, er müßte jetzt schwach testen. Es wird angenommen, daß Propriozeptoren in den Hüftgelenken als Verstärker von Streßsignalen wirken. Diese Signale bleiben so lange »eingefroren«, wie die Propriozeptoren durch das Spreizen der Füße aktiv sind. (Propriozeptoren geben die Lage von Körperteilen in Relation zueinander an.) Wenn die Propriozeptoren nicht richtig funktionieren, fühlen wir uns nicht nur desorientiert, wir sind es tatsächlich. Jedesmal, wenn Sie einen energetischen Zustand »einfrieren« wollen, müssen zunächst die Füße zusammengebracht werden. Damit ist sichergestellt, daß die Propriozeptoren aufnahmebereit sind. Die zu testende Person läßt die Beine dann solange auseinanderliegen, wie Sie an der jeweiligen Imbalance arbeiten. (Sollte die zu testende Person die Beine unabsichtlich wieder zusammenbringen, müssen Sie den schwachen Punkt erneut berühren und diesen neuerlich über den »Circuit Lock Modus« eingeben.)

Nun können wir zu den Becken-Schädel-Reflexen auf der vorderen Körperseite übergehen — siehe Abbildung 20. (Für die Selbstbalance der Becken-Schädel-Reflexe auf der Körpervorderseite siehe auch Abbildung 22.) Es gibt zwei Punkte, die uns als »Haupttestpunkte« dienen. Es sind die Punkte 1 und 2, sie

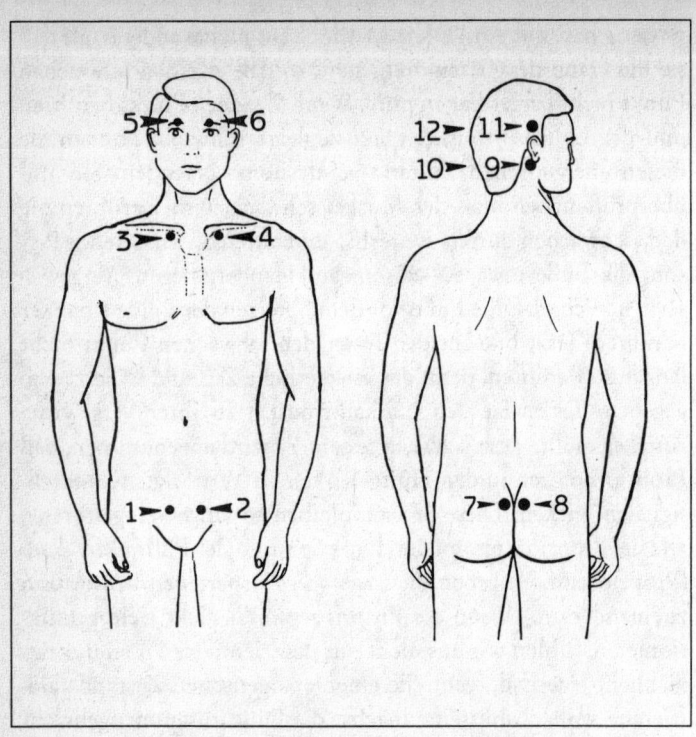

Abbildung 20 und 21: Die vorderen (links) und die hinteren (rechts) Becken-Schädelreflexpunkte

liegen auf dem oberen Rand des Schambeinknochens und 3 cm zu beiden Seiten der Körpermittellinie. Berühren Sie Punkt 1 und 2 einzeln und testen sie jeweils gleichzeitig den Indikatormuskel. Wenn ein Punkt schwach testet, frieren Sie ihn durch Spreizen der Beine ein. Die Füße bleiben in dieser Position, während Sie jetzt nacheinander Punkt 3, 4, 5 und 6 berühren. Wenn einer dieser vier Punkte zur Korrektur von Punkt 1 und/oder Punkt 2 nötig ist, wird der Indikatormuskel stark testen. Die Punkte 3 und 4 kennen Sie bereits als die Akupunkturpunkte

Niere 27. Die vielleicht wichtigsten Punkte sind die Punkte 5 und 6 (die occularen Stellreflexpunkte), sie befinden sich am sogenannten Foramen supraorbitale. Das ist einfach eine kleine Aussparung im Knochenrand oberhalb des Auges. Diese Punkte liegen seitlich (nasenwärts) der Mittellinie, die vom Augenmittelpunkt senkrecht verläuft. Tasten Sie am Knochenrand entlang, bis Sie dort eine Einbuchtung finden. Wenn nun z. B. Punkt 1 im schwachen Zustand durch Spreizen der Beine eingefroren ist und z. B. die Punkte 5 und 6 getrennt den Indikatormuskel stark werden lassen, gehen Sie folgendermaßen vor. Zunächst halten Sie leicht die Punkte 1 und 4 (20 Sekunden lang) und anschließend die Punkte 1 und 6 (wieder 20 Sekunden). Genauer gesagt — eine Hand (eigentlich zwei Finger) halten Punkt 1, während die andere Hand Punkt 4 berührt. Dann der gleiche Vorgang für die Punkte 1 und 6. Sie können danach erneut testen. Nach der Korrektur sollte der Indikatormuskel bei gespreizten Beinen stark testen. Machen Sie die Gegenprobe, wenn Sie die Füße zusammenlegen und Punkt 1 berühren, sollte er jetzt stark testen.

Das Einfrieren eines Punktes durch Auseinanderlegen der Füße ermöglicht uns herauszufinden, welche Punkte den schwachen Punkt korrigieren können. Beachten Sie bitte, daß die Korrekturpunkte (3, 4, 5 und 6), die den Indikatormuskel stark machen, die Punkte sind, die für die Korrektur benötigt werden. Wenn der »eingefrorene« Punkt 1 auf Berühren von Punkt 3 schwach bleibt, ist Punkt 3 nicht beteiligt und Sie können prüfen, ob der nächste mögliche Korrekturpunkt eine Stärkung des Muskels herbeiführt. Während Sie Punkt 1 und einen weiteren Korrekturpunkt halten, fühlen Sie vielleicht einen Kapillarpuls unter Ihren Fingerspitzen. Vielleicht spüren Sie auch, wie der Puls unter beiden Punkten synchron verläuft und Ihnen so sagt, daß jetzt die Korrektur beendet ist. Aber das ist nicht entscheidend. Einige empfinden während dieser Korrektur eine starke

Entspannung, bei anderen normalisiert sich die Atmung oder der Magen fängt an zu »gurgeln« usw. Beachten Sie, daß es auf der vorderen Körperseite acht Korrekturpunkte gibt. Möglicherweise muß man Punkt 1 separat gemeinsam mit den Punkten 3, 4, 5 und 6 halten. Das sind vier mögliche Korrekturen und dasselbe gilt für Punkt 2. Insgesamt sind das acht Korrekturmöglichkeiten (Chiropraktische Kinesiologen, also Chiropraktiker, die Methoden der Kinesiologie in ihre Arbeiten integrieren, führen ähnliche Korrekturen im Rahmen ihrer Behandlung durch, jedoch wenden sie dabei meist stärkeren Druck an. Die Korrektur durch chiropraktische Methoden ist hier nicht unser Thema, wir konzentrieren uns vielmehr ganz auf Methoden der Energiebalance, die von allen angewendet werden können).

Auf der Körperrückseite sind ebenfalls acht Korrekturen möglich. Betrachten Sie Abbildung 21. Die Haupttestpunkte befinden sich hier am Steißbein (die Punkte 7 und 8 entsprechen den Punkten 1 und 2 der vorderen Körperseite). Das Steißbein ist der letzte Knochen der Wirbelsäule und liegt nur etwa 3 cm oberhalb vom After. Der Test der Punkte 7 und 8 erfolgt einige Millimeter links (7) oder rechts (8) vom Steißbein und durch vorsichtigen Druck in Richtung auf die Mittellinie. Wenn beim Berühren von Punkt 7 oder 8 der Indikatormuskel schwach testet, wird der betreffende Punkt durch Spreizen der Beine »eingefroren«. Unsere möglichen Korrekturpunkte sind die Punkte 9, 10, 11 und 12. Verfahren Sie mit diesen vier Punkten wie mit den Punkten 3, 4, 5 und 6 der vorderen Körperseite. Die Punkte 9 und 10 befinden sich hinter dem Ohr auf dem Mastoidknochen, genau 1 cm über einer Erhebung hinter dem Ohrläppchen. Sie können diesen Punkt mit einem Finger berühren, während der andere Finger auf der Erhebung liegt. Kinesiologen sagen, dieser Punkt sei Teil des sogenannten Labyrinth-Reflexes. Die Punkte 11 und 12 sind leichte Einkerbungen am Schädel, etwa 2,5 cm oberhalb von der Ohrspitze und ein wenig hinter der Ohrmitte.

Sie können diesen Bereich mit der Fläche Ihrer vier Finger abdecken, um sicherzugehen, daß Sie ihn erwischt haben. Testen Sie also die Punkte 7 und 8 wie oben beschrieben. Testet ein Punkt schwach, wird er »eingefroren« und Sie prüfen, ob der Indikatormuskel auf Berührung der Punkte 9, 10, 11 und 12 stark wird. Bei der Korrektur werden dann jeweils der Haupttestpunkt und der Korrekturpunkt gleichzeitig gehalten. Die Becken-Schädelreflexpunkte sind also sowohl auf der Körpervorder- wie auf der Körperrückseite vorhanden.

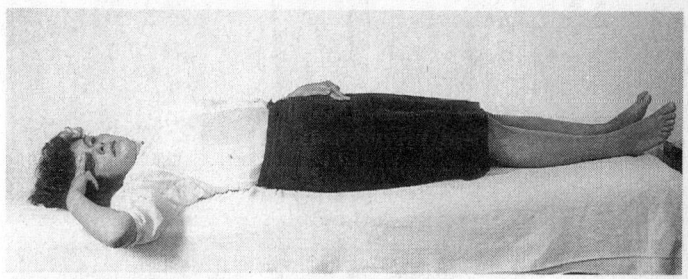

Abbildung 22: Selbstbalance der Becken-Schädelreflexpunkte

Durch die Korrektur beider Becken-Schädelreflex-Kombinationen und nach den Gehirnintegrationsübungen konnte ich mich zum ersten Mal in meinem Leben um die eigene Achse drehen, ohne dabei schwindelig zu werden. Zu meiner Überraschung fühlte ich mich nach einer Behandlung durch Joan Hulse (1983) unmittelbar darauf entspannt, energiegeladen und entdeckte, daß ich zum ersten Mal Rückwärts-Dreh-(Karate-)Kicks ausführen konnte. Die folgende Technik wird nach zwei deutschen HEBS-Absolventinnen als **Mix-Wenz-Technik** bezeichnet. Diese Technik balanciert den Abschnitt zwischen Rumpf und Füßen, während die Korrektur der Becken-Schädelreflexe den Rumpf balanciert (Abb. 23). In diesem Fall ist der Haupttestpunkt am Fußballen (siehe Abbildung 23).

169

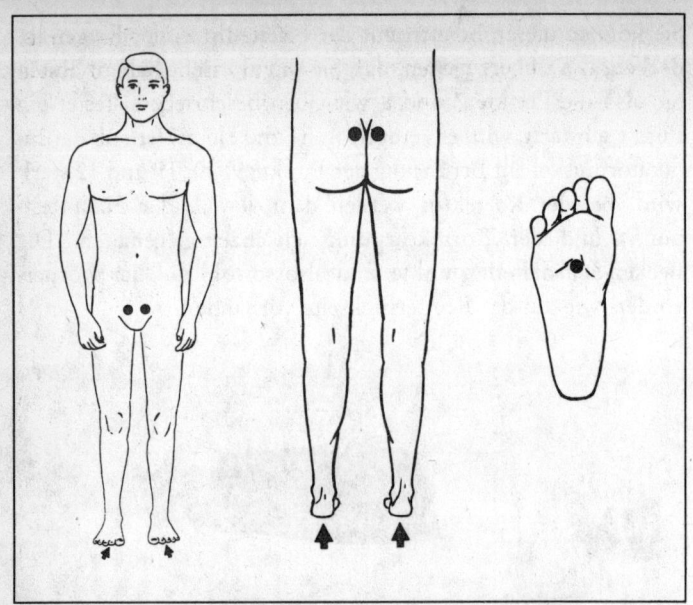

Abbildung 23: Mix-Wenz-Technik. Die vorderen Punkte (links), die hinteren Punkte (Mitte) und der Fußballenpunkt

Der Punkt kann auf Druck schmerzhaft sein. Zu den in Frage kommenden Korrekturpunkten gehören nun die beiden Punkte oberhalb des Schambeinknochens und die beiden Steißbeinpunkte von vorhin. Testen die Fußpunkte schwach, so »frieren« Sie die beiden Punkte an den Fußballen jeweils einzeln für sich ein und testen aus, welcher der vier möglichen Korrekturpunkte erforderlich ist. Anschließend führen Sie die übliche Korrektur durch Berühren der Punktkombination durch. Menschen, in deren Krankengeschichte Fuß- oder Nagelpilz erwähnt sind, benötigen diese Energiebalance besonders.

Wenden wir uns nun der **Zungenbeinkorrektur** zu. Das Zungenbein und seine Muskeln sind ein Indikator für die Gehirnintegration. Das Zungenbein ist ein freibeweglicher hufeisenförmiger Knochen hinter und etwas oberhalb vom Adamsapfel und wird durch zehn obere und untere Zungenbeinmuskeln wie eine Hängematte gehalten (siehe Abbildung 24).

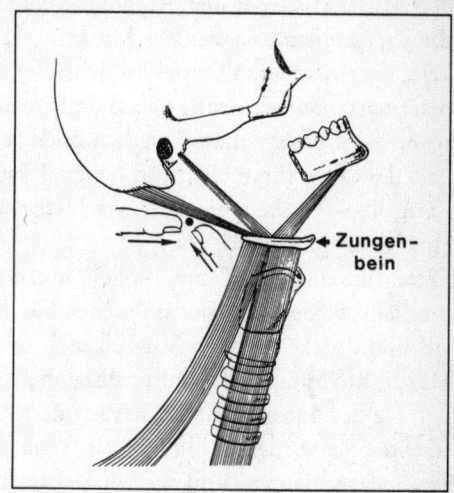

Abbildung 24: Spindel-
zellenmethode an einem
Zungenbeinmuskel

Artikulationsprobleme und häufiges Räuspern gehören zu den Anzeichen einer möglichen Imbalance des Zungenbeins. Der Schnelltest besteht darin, den Zungenbeinknochen vorsichtig nach rechts bzw. links hin- und herzubewegen und ihn dann nach innen, Richtung Halsinneres, zu drücken und nach vorne zu ziehen, gefolgt von einem schnellen Muskeltest. Um das Zungenbein zu finden, greifen sie sanft hinter den Adamsapfel. Hat der Schnelltest zu einer Schwächung des Indikatormuskels geführt, müssen Sie herausfinden, welche Zungenbeinmuskeln betroffen sind und wie diese balanciert werden können. Sie können die oberen und unteren Zungenbeinmuskeln testen, indem Sie an jedem der folgenden Muskeln aus der Abbildung vorsichtig mit den Fingern entlanggleiten und dabei einen Indikatormuskel testen. Getestet werden die Zungenbeinmuskeln, die von der Kinnspitze zum Adamsapfel verlaufen, die beiden Muskeln, die rechts und links von der Brustbeinspitze zum Adamsapfel reichen und die vier diagonal auf den Adamsapfel zulaufenden Muskeln, wie in der Abbildung dargestellt. Zu diesen auf das Zungenbein zulaufenden Muskeln gehören auch die Muskeln, die am äußeren Drittel des Schlüsselbeins (auf beiden Körperseiten) ihren Ursprung haben und am Zungenbein ansetzen, sowie die Muskeln, die neben dem Ende des Unterkiefers unterhalb des Ohres ihren Ursprung haben. Wenn beim Berühren der Zungenbeinmuskeln einige schwach testen, so liegt hier jeweils eine Muskelimbalance vor.

Durch die Spindelzellenmethode können wir die Zungenbeinmuskeln wieder korrigieren. Suchen Sie die Mitte des Muskels auf und drücken sie den Muskelbauch mit den Fingern beider Hände Richtung Muskelmitte zusammen. Drücken (oder kneifen) Sie den Muskel immer in Verlaufsrichtung zusammen. Betrachten Sie wieder Abbildung 24. Wenn z.B. die Muskelfasern senkrecht verlaufen, wird der Muskelbauch in senkrechter Richtung zur Muskelmitte gedrückt.

Testen Sie die einzelnen Zungenbeinmuskeln, bei denen Sie vor der Korrektur eine Schwäche bemerkt hatten, erneut. Sie sollten jetzt stark sein. Führen Sie dann wieder den Schnelltest durch. Er sollte jetzt ebenfalls stark testen. Eine Karate-Technik besteht darin, schnell hinter den Adamsapfel zu fassen, ihn zu ergreifen und an sich zu ziehen. Das kann natürlich die Allergien eines Menschen auf ewig heilen, wenn Sie verstehen, was wir damit meinen. Gehen Sie bitte wie immer vorsichtig vor!

Gehirnintegration, Koordination der Becken-Schädelreflexe, Mix-Wenz-Technik und die Zungenbeinkorrekturen bringen Imbalancen aufgrund von Candida und Aldehyden wieder ins Gleichgewicht. Noch einmal, dies sind keine medizinischen Behandlungen. Diese Korrekturen stellen das Energiegleichgewicht wieder her und steigern das allgemeine Wohlbefinden und — vor allem — sie können nicht schaden. Genau also das, was ökologisch Kranke brauchen (und was Ärzte bis jetzt größtenteils noch nicht verschrieben haben).

Die **Gangkoordinationsreflexe** sind ein weiterer bedeutender Punkt bei der Energiebalance. Sie gehören zu den Zentrierreflexen und sind wichtig beim Stehen, Gehen und zur Aufrechterhaltung des Gleichgewichts. Sie beeinflussen ebenfalls die Gehirnintegration. Die Punkte für die Gangkoordinationsreflexe befinden sich zwischen den Sehnen der Zehen auf dem Fußrücken. Wie in Abbildung 25 dargestellt, gibt es auch Punkte an

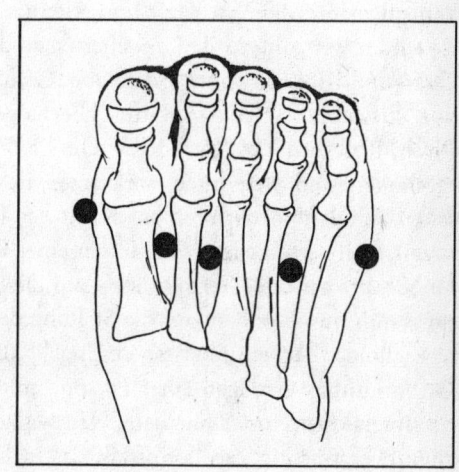

Abbildung 25: Gangkoordinationsreflexpunkte. Der Fußballenpunkt ist nicht abgebildet.

den Seiten der Knochen vom großen und kleinen Zeh und einen in der Mitte des Fußballens. Bei diesem Test wird etwas mehr Druck angewendet als bei den anderen. Wenn ein Reflexpunkt für die Gangkoordination schwach testet, erfolgt die Korrektur durch eine relativ kräftige Massage dieses Punktes. Sagen Sie Ihrem Partner, daß das Reiben etwas weh tun kann. Ihr Partner sollte die Möglichkeit haben, falls die Behandlung zu schmerzhaft für ihn ist, diese abzulehnen. Natürlich ist ein zentrales Thema dieses Buches, daß Sie alle Korrekturen auch selbst durchführen können, was in diesem Falle ja ganz einfach möglich ist. Wenn wir selbst unsere Reflexpunkte massieren, ist esmeist weniger schmerzhaft. Andererseits wird insbesondere sanftes Berühren durch eine andere Person bei den Energiekorrekturen als sehr wohltuend erlebt. Eine andere Person unterstützt auch den energetischen Prozeß, während man sich selbst entspannt und die Balance genießt. Wenn auch die Korrekturen für die Reflexpunkte der Gangkoordination manchmal schmerzhaft sein können, so bringen sie doch zugleich ein deutlich spürbares Mehr an Kraft und Vitalität.

Kommen wir nun zu den erweiterten und fortgeschritteneren Test- und Korrekturmethoden für Gleichgewichtsstörungen oder Desorientiertheit im Raum. Hierzu gehören insbesondere **Pitch, Roll und Yaw**, kurz **PRY**. Die PRY-Test- und Korrekturmethoden sind wesentlich wirksamer als die elektromagnetischen Standardkorrekturen aus Kapitel 5. Pitch, Roll und Yaw bezeichnen verschiedene Positionen eines Flugzeugs im Raum. Goodheart hat diese Terminologie auf die Stellung des Körpers im Raum, insbesondere auf die Stellung des Kopfes, der Schultern und des Beckens übertragen. Es geht also um das räumliche Orientierungsvermögen einer Person, um ihr Raumgefühl. Ist die Interaktion von Kreuzbein, Wirbelsäule und Schädelknochen beeinträchtigt, so beeinflußt das nicht nur die Schädelatmung und die Gehirnprozesse, es führt zugleich auch zu einem erheblichen Energieverlust des Körpers. Schließlich haben PRY-Imbalancen erhebliche Konsequenzen für die neurologische Organisation eines Menschen. Eine Pitchimbalance führt zu einer Desintegration in der Achse Oben-Unten. Beispielsweise gehen für den rechten Bizeps (Oberarmmuskel) bestimmte

Nervensignale nicht dorthin, sondern statt dessen zum rechten Quadrizeps (Oberschenkelmuskel). Eine Rollimbalance hat eine Desintegration der Achse Links-Rechts zur Folge. In diesem Falle etwa gehen für den rechten Bizeps bestimmte Signale zum linken Bizeps. Eine Yawimbalance bewirkt eine Desintegration der Achse Vorne-Hinten. Für den rechten Bizeps gedachte Energie geht jetzt zum rechten Trizeps (Muskel auf der Oberarmrückseite).

Die PRY-Tests wurden von Goodheart ausgearbeitet. Seine Korrekturen waren jedoch in erster Linie chiropraktisch und können nicht von jedem nachvollzogen werden. Statt dessen verwenden wir hier vor allem die von Richard Utt entwickelten neuromuskulären Korrekturen. Der *Test des Pitch-»Computers«* geht folgendermaßen. Die Testperson liegt zunächst ausgestreckt und schaut nach oben. Lassen Sie die zu testende Person dann die Beine anwinkeln und die Füße nahe ans Gesäß bringen, wobei die Füße auf dem Boden (oder auf dem Tisch) aufsetzen. Nun testen Sie den Indikatormuskel. Wenn dieser schwach testet, lassen Sie die Testperson sich zusammenrollen. In dieser Dehnposition führen Sie langsam kleine wiegende, kreisende Bewegungen aus, so daß sich die Auflagefläche von Becken, Kreuzbein und Lendenwirbelbereich durch das feine Bewegungsspiel zu lockern beginnt. In schwierigen Fällen mag auch eine chiropraktische Korrektur angezeigt sein. Lassen Sie nun die Beine, wie am Anfang, wieder geradeaus gestreckt. Die Testperson hebt jetzt den Kopf mit dem Kinn zur Brust und Sie testen den Indikatormuskel. Ist er schwach, massieren Sie den Übergangsbereich zwischen Hinterhauptsbein und Nacken (In schwierigen Fällen einen Chiropraktiker oder Masseur zu Rate ziehen). Der eigentliche Pitch-Test besteht in einem gleichzeitigen Anheben von Kopf und Knie. Aus diesem Grunde mußten wir uns vorher vergewissern, daß beide einzeln zunächst stark sind. Wenn einer schwach testet, können wir mit dem eigentli-

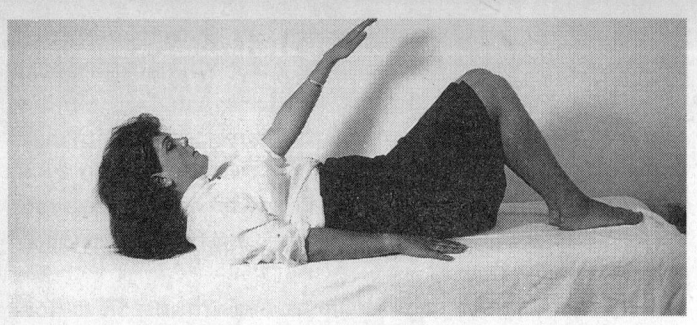

Abbildung 26: Testposition für den Pitch-»Computer«

chen Pitch-Test (siehe Abbildung 26) nicht gleichzeitig beide Positionen in korrekter Weise testen.

Für die Pitchimbalance lautet die Korrektur folgendermaßen. Die Beine liegen wieder flach auf der Unterlage. Die eine Hand wird an die Stirn der Testperson gelegt und die andere an die Unterseite des Kopfes. Während der Korrektur bewegt die Testperson Kopf und Kinn nach oben (auf die Brust zu), während Sie durch Haltewiderstand gegen die Stirn arbeiten (jedoch nicht so fest, daß die Bewegung nach oben gestoppt wird), und die Testperson bewegt sich nach unten, während Sie mit der unteren Hand Druck nach oben ausüben. Die Bewegung (in beide Richtungen) dauert etwa zwei Sekunden. Führen Sie diese sanfte hin- und herschaukelnde Bewegung siebenmal durch, sofern sich die Testperson dabei nicht vorher überanstrengt. Das können Sie durch folgende Anleitung verhindern. Vergewissern Sie sich, daß Ihr Partner nicht den Atem anhält. Erinnern Sie den Partner daran, bei den Korrekturen langsam und tief ein- und auszuatmen. Achten Sie darauf, daß die Testperson nicht die Gesichts- oder Nackenmuskeln anstrengt, wozu viele Menschen neigen. Die meisten sind bei diesen Korrekturen viel zu hart mit sich und überanstrengen sich dabei. Natürlich können Sie alle die PRY-Korrekturen — sofern erforderlich —

176

auch alleine durchführen! Verwenden Sie ganz einfach nur Ihre Hände.

Ein erneuter Test der Pitchposition sollte nun stark sein. Nach dieser Korrektur gibt es bestimmte Veränderungen, die Sie selbst überprüfen können. Erinnert sei daran, daß Pitch sich auf die Desintegration der Oben-Unten-Achse bezieht.

Viele können nach der Korrektur ihre Fingerspitzen näher an die Zehen heranbringen. Notieren Sie das Dehnungsmaximum vor und nach der Korrektur. In einigen Fällen läßt sich auch Höhenangst durch diese Korrektur beseitigen. Wenn nicht, liegt meist eine Phobie vor (mehr über die Phobiebalance in Kapitel 11). Auch sieht bei Menschen mit einer Pitchimbalance das geschriebene »n« und »h« oft gleich aus, was sich mit dieser Korrektur richtigstellen läßt.

Nun können wir zu *Roll* übergehen. Beim Test werden die Beine wie vorhin angewinkelt und die Füße nahe an das Gesäß angezogen. Erst danach werden beide Knie nach links (linker Roll) verlagert und dann ganz nach rechts (rechter Roll). Beide Hüftpositionen werden getrennt getestet und müssen stark sein. Wenn nicht, korrigieren Sie wie im Falle der Pitchimbalance, indem Sie das Becken in kreisenden und seitwärtigen Bewegungen rhythmisch sanft hin- und herwiegen. Die eigentliche rechte und linke Rolltestposition besteht darin, mit zur Seite geschlagenen Knien den Kopf in der gleichen Weise wie in der Pitchposition anzuheben. Testet der Indikatormuskel schwach, liegt eine Imbalance im Rollcomputer vor. Machen Sie dann die folgenden Korrekturen. Wenn der linke Roll schwach war (Kinn zur Brust und Knie nach links), dreht die Testperson den Kopf so weit nach links, wie dies ohne jede Anstrengung möglich ist, und der Tester legt die eine Hand an die Vorderseite (rechte Schläfe) und die andere an die Unterseite (linke Schläfe) des Kopfes der Testperson. Jetzt werden dieselben sanften Auf-und-ab-Bewegungen gegen den nachgebenden Widerstand des Testers wie bei der Pitchimbalance durchgeführt. Das Gesicht muß stets der zu korrigierenden Seite zugewandt sein, d. h. für die linke Roll-Korrektur zeigt es nach links, während der Kopf sich auf und ab bewegt; bei der rechten Roll-Korrektur zeigt es stets nach rechts. Wie vorhin wird wieder auf falsches Atmen geachtet und ob sich die Testperson dabei anstrengt. Gegebenenfalls wird das korrigiert. Machen Sie die Auf-und-ab-Bewegungen sieben- oder achtmal (siehe Abbildung 27).

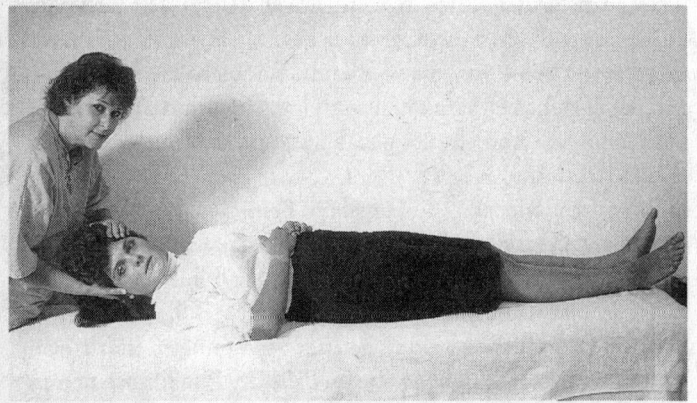

Abbildung 27: Korrektur der rechten Rollimbalance. (Der Kopf wird gegen die obere Hand nach oben gedrückt und gegen die untere Hand nach unten.)

Testen Sie erneut die schwachen Rollpositionen. Sie sollten jetzt stark sein. Hier wieder einige Veränderungen zum Nachprüfen. Vor der Korrektur lassen Sie die Testperson senkrecht stehen und sich dann nach rechts und links zur Seite beugen. Markieren Sie (an den Hosenbeinen) den untersten Punkt, den der rechte und linke Mittelfinger erreicht. Bei einer Rollimbalance sollte zwischen linkem und rechtem Dehnungsmaximum ein deutlicher Unterschied vorliegen. Nach der (den) Korrektur(en) sollte die eine Seite wieder etwas höher und die andere wieder etwas niedriger sein. Ebenso müßte auch die klassische dyslektische

Verwechslung zwischen »p« und »q« sowie »b« und »d« gebessert worden sein. Vielleicht wurde dies jedoch schon durch die Gehirnintegration korrigiert. Wir haben zwischen der Gehirnintegration und dem Rollcomputer (zuständig für die neurologische Integration der Links-rechts-Achse) eine komplizierte Verbindung feststellen können. Weitere Forschungen dazu liegen auch von Liz und Hamilton Barhydt vor. Manche Menschen können sich sofort nach den Pitch- und Rollkorrekturen besser im Kreise drehen, während bei andern vorher noch der Yaw-»Computer« korrigiert werden muß. Auf folgende Weise wird der *Yaw*-»Computer« getestet und korrigiert. Die Beine sind in derselben Position wie beim Roll-Test. Allerdings wird hier der Kopf angehoben und zeigt in die entgegengesetzte Richtung als die Knie. Rechts und links sind definiert als die Richtung der Knie. Beim linken Yaw-Test werden die angezogenen Knie nach links gelagert, während der Kopf angehoben und nach rechts gedreht wird. Testen Sie den Indikatormuskel, nachdem diese Position eingenommen wurde. Der rechte Yaw-Test geht genau umgekehrt. Bei den Korrekturen ist es ein wenig komplizierter. Der Kopf zeigt dabei in die Richtung, in der die Knie (und nicht der Kopf) beim Test lagen. Zur linken Yaw-Korrektur muß daher der Kopf nach links und nicht nach rechts, wie beim eigentlichen linken Yaw-Test, zeigen. Zur Korrektur der linken Yawimbalance wird dann der Kopf sanft nach links gedreht. Gegen den Haltewiderstand an der Stirn bewegt die Testperson ihr Kinn sanft in Richtung Schulter. Dann bewegt sie den Kopf gegen den Haltewiderstand an der Unterseite des Kopfes von der Schulter weg in Richtung Körpermitte usw. Der Kopf braucht dabei nicht angehoben sein, sondern kann, während er sich zur Schulter und wieder von ihr weg bewegt, auf dem Tisch liegen. Die Hände des Testers liegen dabei auf der Stirn und an der Unterseite des Kopfes, um so — wie zuvor — Haltewiderstand geben zu können und die sanfte Schaukelbewegung zu unterstützen. Sie können diese Korrektur auch wieder ohne weiteres selbst durchführen.

Nach der Korrektur der Yawimbalance ist bei vielen Menschen, besonders auch bei ökologisch Kranken, eine deutliche Verbesserung ihres Raumempfindens festzustellen. So ist es ihnen wieder möglich, sich im Kreis zu drehen, oder sie laufen nicht mehr wie bisher in alle möglichen Dinge, die im Wege stehen, hinein.

Ein weiterer Test zur Überprüfung. Vor dem Test lassen Sie die Testperson bei leicht gespreizten Beinen auf dem Boden sitzen. Die Beine sind gerade. Lassen Sie nun Ihren Partner die linke Hand zum rechten Bein hinuntergleiten und markieren Sie das Dehnungsmaximum. Das gleiche gilt für die rechte Hand und das linke Bein. Stellen Sie dann fest, ob nach den Korrekturen etwaige Unterschiede zu beobachten sind. Manchmal bessert sich die Dehnfähigkeit nach vorne nur, nachdem alle PRY-Korrekturen durchgeführt worden sind. Diese von Richard Utt entwickelten PRY-Korrekturen wirken über die neuromuskuläre Korrektur auf die Wirbelsäule ein, was häufig zu einer Korrektur von Wirbelfehlstellungen führt.

Als nächstes wenden wir uns einer Korrektur zu, die in der Sprache der Kinesiologie als »Blutchemie-Korrektur« bezeichnet wird. Zwar können wir dafür keine Garantie abgeben, doch haben uns Menschen immer wieder gesagt, diese Korrektur habe ihr Leben gerettet. Die Blutchemie kann durch so einfache Dinge wie gestörten Blutzucker nach Verzehr von falschen Nahrungsmitteln oder nach längerem Nichtessen aus dem Gleichgewicht geraten sein! Siehe Abbildung 28.

Der Testpunkt für die Blutchemie ist MP 21 (Milz 21). Dieser Punkt befindet sich am Kreuzungspunkt der Rippen mit der Ellenbogenbeuge. Der Milz-Pankreas-Meridian wird hauptsächlich der Bauchspeicheldrüse (Pankreas) zugeordnet. Wenn der Testpunkt berührt wird und der Indikatormuskel schwach testet, »frieren« Sie diesen energetischen Zustand ein, indem Sie

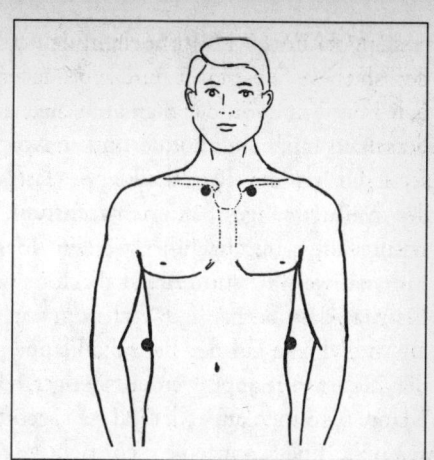

Abbildung 28: Blutchemie-
Energie-Korrektur

die Füße wieder auseinanderlegen. Finden Sie nun heraus, welcher Niere-27-Punkt den Indikatormuskel wieder stark macht. Haben Sie den Korrekturpunkt gefunden, so klopfen Sie gleichzeitig mit beiden Händen unter mäßigem Druck den Punkt MP 21 und den gefundenen Niere-27-Punkt. Diese Punkte können ein wenig schmerzhaft sein. Klopfen Sie beide Punkte jeweils dreißigmal. Am besten mit einem harmonisierenden Walzertakt-Hart-weich-weich. Testen Sie den MP-21-Punkt erneut; jetzt müßte er stark testen. Dies ist eine gleichzeitige Korrektur von Milz-Pankreas-Meridian und Nierenmeridian. Dadurch wird der Blutzucker energetisch ausbalanciert. Nein, diese Korrektur hält nicht ewig. Auch sie ist auf eine ökologische Balance angewiesen.

Betrachten wir nun eine einfache Korrektur, mit der wir über eine Energiebalance die Darmfunktion normalisieren können. Korrigiert werden zwei Darmklappen, die **Ileozäkalklappe** (rechts) und die **Houston-Klappe** (links). Die Ileozäkalklappe befindet sich am Übergang vom Dünndarm in den Dickdarm und liegt etwa in der Mitte zwischen Nabel und dem vorsprin-

genden seitlichen Hüftknochen, dem vorderen, oberen Darm-
beinstachel. Die Houston-Klappe, eigentlich ein Muskel, der
den Mastdarm von der Sigmaschlinge trennt, befindet sich auf
derselben Höhe, nur auf der linken Körperseite. Bei ökologisch
Kranken ist die Ileozäkalklappe fast immer »abgeschaltet«.
Wenn übermäßiges Bakterienwachstum vorliegt, muß die Korrektur öfters durchgeführt werden. Manchmal muß auch das
übermäßige Wachstum zuerst abgetötet werden. Es ist auch möglich, daß das übermäßige Wachstum von Parasiten oder Candida
albicans direkt auf der Ileozäkalklappe stattfindet. Imbalancen
der Houston-Klappe werden weniger häufig beobachtet. Beide
Klappen können entweder (zu sehr) geöffnet oder aber geschlossen sein. Eine Klappe, die nicht richtig schließt, weil sie schwach
oder schlaff ist, führt zu einem sogenannten offenen Klappenproblem. Ein geschlossenes Klappenproblem liegt dann vor,
wenn Muskeln der Klappe angespannt oder spastisch sind.
Wenn Sie unter Diarrhö oder Obstipation leiden, könnte die folgende Energiebalance helfen, besonders wenn Sie auf Meridiantherapie ansprechen. Für die Korrekturen betrachten Sie Abbildung 29.

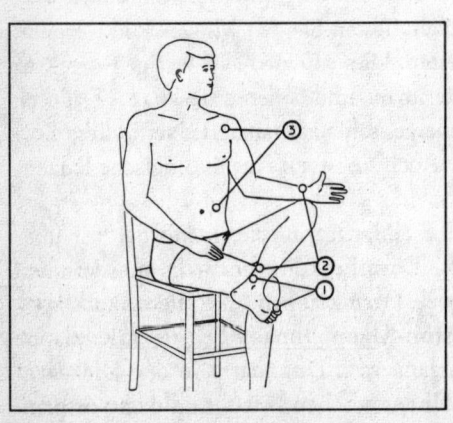

Abbildung 29: Schnell-
korrektur der Ileo-
zäkal- und Houston-
Klappe

Diese Schnellkorrekturen sind für beide Klappen geeignet, egal ob sie geöffnet oder geschlossen sind. Es gibt drei Korrekturen, bei denen bestimmte Akupunkturpunkte jeweils paarweise gehalten werden. Die Kenntnis der Akupunktur ist aber nicht notwendig. Wir geben sie hier nur als zusätzliche Hilfen. Führen Sie alle Korrekturen erst auf der einen und dann auf der anderen Seite durch. Halten Sie beide unter 1 angegebenen Punkte zwanzig Sekunden lang (Milz 2 und Niere 5). Anschließend halten Sie die zweiten Punkte in ähnlicher Weise (Niere 7 und Lunge 8). Die Schnellkorrektur wird mit dem Halten der Punktkombination Ma 25 und Lu 1 abgeschlossen. Sie können diese Korrektur mehrmals täglich durchführen. Bei einigen Menschen ist die Belastungsgrenze dieser Klappen sehr schnell erreicht, wenn sie ihre Diät nicht genau einhalten.

Zum Schluß lernen wir, wie wir **Augen und Ohren** balancieren können. Wenn Sie Ihre Aufmerksamkeit auf einen Punkt im Raum richten und der Indikatormuskel schwach testet oder wenn Sie einfach das Gefühl haben, die *Augen* seien überanstrengt, bietet sich folgende Korrektur an. Beschreiben Sie mit den nach vorne ausgestreckten, gefalteten Händen die sogenannte »Liegende Acht«. Manche würden sie auch das Unendlichkeitszeichen nennen. Sie richten Ihre Aufmerksamkeit auf Ihre gefalteten Hände (und nicht auf den Raum oder die Testperson), die jetzt mit den ausgestreckten Armen in die Luft eine »Liegende Acht« malen. Beginnen Sie immer nach links oben. Betrachten Sie den doppelten Pfeil in Abbildung 30.

Diese Übung, auch Augen-Achten genannt, hilft Ihre Augen wieder einzuschalten und zu integrieren.

Dann testen und korrigieren wir die *Ohrenenergien*. Dieser Test ist ein wenig verzwickt. Während die Testperson geradeaus schaut, schalten Sie zunächst das Ohr ihres Partners folgendermaßen ab. Legen Sie Ihre flache Hand drei bis sechs Zentimeter außerhalb vom Ohr des Partners und machen Sie den Muskel-

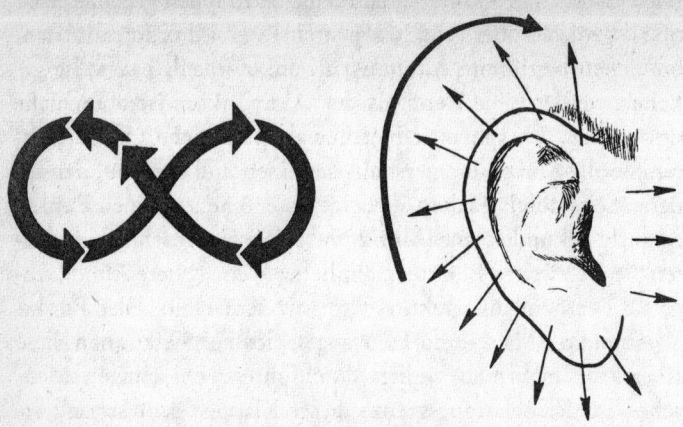

Abbildungen 30 und 31: Einschalten der Augen (Augen-Achten) in Abb. 30 (links) und Einschalten der Ohren Abb. 31 (rechts)

test. Er sollte schwach testen. Nach der Vorstellung der östlichen Medizin sind die Ohren Antennen zur Energieaufnahme. Wenn sie blockiert sind, wirkt das schwächend. Sind die Ohren jedoch von vornherein »abgeschaltet«, gibt es keinen Energiefluß, der abgeschaltet werden kann, so daß der Arm stark bleibt. Wenn daher der Arm im Test stark ist, sind die Ohren abgeschaltet und müssen korrigiert werden. Die Korrektur besteht darin (siehe Abbildung 31), die äußeren Abschnitte des Ohres durch Falten sanft nach hinten zu dehnen, wobei Sie im Uhrzeigersinn vorgehen. Fünfmal wiederholen. Testen Sie erneut wie oben beschrieben. Der Arm wird dann schwach testen. Das bedeutet, das Ohr ist energetisch eingeschaltet! Diese Korrektur wirkt deshalb so stark, weil über die Punkte am Ohr auch Meridiane und Chakren (Nervenplexen) aktiviert werden. Die Ohren können sich auch von selbst abschalten, aber besonders bei lauten, unangenehmen Geräuschen oder durch Schlafen auf der falschen Seite. Wie bei den verschiedenen, in diesem Buch darge-

184

stellten Balancierungsmethoden kann auch diese einfache Korrektur, wenn nötig, zweimal oder mehrmals täglich durchgeführt werden. Lernen Sie selbst Ihr Energieniveau zu steigern! Vor einer Balance fordern wir oft neue Klienten dazu auf, sich im Kreis zu drehen. Nach der Gehirn- und Herzintegration, nach der Korrektur der Figur-Acht-Imbalance (siehe Kapitel 11), nach der Balance von Zungenbein, Becken-Schädelreflexen, PRY, der Blutchemie-Korrektur sowie der Augen- und Ohrenkorrektur fordern wir dann die Klienten erneut auf, sich zu drehen. So gut wie immer zeigt sich eine dramatische Verbesserung und viele stellen fest, daß sie sich zum ersten Mal in ihrem Leben überhaupt um ihre eigene Achse drehen können! Darum haben wir auch oben Übelkeit beim Autofahren oder Unwohlsein beim Karussellfahren in der Kindheit als »Prä-Candidiasis-Imbalance« bezeichnet. Nahezu alle chronisch ökologisch Kranken, die wir gefragt haben, gaben an, daß sie diese Beschwerden in ihrer Kindheit hatten. Bevor sich also ernste chemische Imbalancen manifestieren, ist eine signifikante »elektrische« Imbalance schon lange vorher bereits vorhanden. Es ist immer sehr befriedigend, eine solche Störung im Energiesystem des Körpers korrigieren zu können und so einem lebenslangen Leiden vorzubeugen. Außerdem werden das Immunsystem gestärkt und ökologische Erkrankungen von vornherein verhindert.

Es gibt Menschen, bei denen schon einige der oben genannten Korrekturen ausreichend sind, um eine bemerkenswerte Verbesserung ihrer Gesundheit zu erreichen. Wir sagen, daß diese Menschen mehr unter den schädigenden *elektromagnetischen Auswirkungen von Candida, Aldehyden, Parasiten u. ä.* leiden, aber weniger unter den chemischen Imbalancen selbst! Wir können dies nicht oft genug betonen. Ein ganzes Universum fehlt da in der Vorstellung der Ökologen, und daher leiden viele ökologisch Kranke weiter, trotz aller antimykotischen Mittel, trotz Zusatzpräparaten und einer weitgehenden »Vermeidung des zwanzigsten Jahrhunderts«. Das ist auch der Grund dafür, warum Tausende in der ganzen Welt durch das HEBS-System der Energie- und Ökologiebalance so schnell wieder gesund werden konnten. Ich habe immer gewußt, daß es noch eine bessere Methode, oder zumindest ein zweites Eisen im Feuer geben mußte, und daß sich diese Methoden ergänzen und nicht gegenseitig ausschließen werden. Bei einem sehr starken übermäßigen Wachstum müssen diese Korrekturen manchmal mehrmals täglich durchgeführt werden. Lassen Sie sich dadurch nicht beirren — führen Sie die Balancierungsmethoden ganz nach Ihren eigenen Bedürfnissen durch. Wir konnten feststellen, daß die Energiebalance bei jedem ökologisch Kranken die Zeit zur Überwindung der Erkrankung signifikant abkürzt. Für eine gewisse Zeit sollte zudem eine Diät eingehalten und die Gesamtbelastung durch die Umwelt verringert werden. Neben den oben genannten Korrekturen verfügen professionell arbeitende Kinesiologen natürlich noch über weitere Therapiemöglichkeiten. Das ist in der einschlägigen Fachliteratur nachzulesen, in einem Kapitel allein nicht darstellbar und würde wohl mittlerweile eine ganze Bibliothek füllen.

Nun noch ein Wort zu meiner 1983 gemachten Entdeckung der sogenannten »Candidabalance«. Genau das war es, wodurch ich in weniger als fünf Minuten symptomfrei und wieder gesund wurde. Meistens, wenn wir darauf angesprochen werden, sagen wir, es habe eine Stunde gedauert, da viele nicht glauben können, daß ein zweiunddreißigjähriges Leiden in Minutenschnelle korrigiert werden kann, doch genau das war der Fall. Die Methoden dieser Candidabalance waren verschiedenen anderen Kinesiologierichtungen entliehen und von mir abgewandelt worden. Sollte die Candidabalance einmal nicht funktionieren, können wir dafür keine Verantwortung übernehmen. Diese Balance bezieht sich auf die erstaunliche Tatsache, daß jede einzelne Energieimbalance, z. B. im Falle von Candida oder Aldehyd, mit dem »Circuit Lock Modus« eingefroren werden kann, und daß dieser energetische Zustand durch Austesten der Priorität, d. h. der jeweils effektivsten Behandlungsart korrigiert werden kann. Zum besseren Verständnis dieses Vorgehens empfiehlt sich der Besuch der HEBS-Seminare (siehe Kontaktadressen im Anhang D). Von zentraler Bedeutung ist hier der sogenannte Handcomputer, der von dem bedeutenden Kinesiologen Dr. Alan Beardell entwickelt wurde. Durch bestimmte Handstellungen läßt sich im Behandlungsprozeß die jeweils effektivste Behandlungsart finden, sei sie nun im strukturellen Bereich, im Bereich Ernährung und persönliche Ökologie, im Bereich emotionaler Streßabbau oder im Bereich Meridiantherapie usw. Dieses Vorgehen, immer an den Antworten des Körpers orientiert, hat sich auch im Falle der Candidabalance als äußerst wirkungsvoll erwiesen.

Viele Überempfindlichkeiten gegen Chemikalien und Pollen (zusammen mit Nahrungsmittel-Überempfindlichkeiten) sind so in einer einstündigen Balance korrigierbar. Die noch verbleibenden Nahrungsmittelallergien können ebenfalls mit dem Circuit Lock Modus »eingefroren« und nach Priorität in ähnlicher Weise balanciert werden. Dies ist die stärkste und wirkungsvollste HEBS-Balancierungsmethode. Sie entspricht in gewisser Weise der Homöopathie. Bei dieser 150 Jahre alten medizinischen Wissenschaft erfolgt die grundlegende Heilung über die energetischen Schwingungsmuster stark verdünnter Stoffe. Bei ökologisch Kranken können allerdings homöopathische Mittel problematisch sein, weil viele Rohrzucker, Milchzucker und Alkohol enthalten. Homöopathie erreicht ebenfalls eine ganz individuelle Balance energetischer Vorgänge. Allerdings ist bei der Homöopathie eine zweite Person vonnöten, die das ganze Spektrum homöopathischer Mittel kennt und auswählt. Über das Diagnoseinstrument Muskeltest sagt der Körper selbst, was er benötigt, vorausgesetzt, wir stellen die richtigen Fragen.

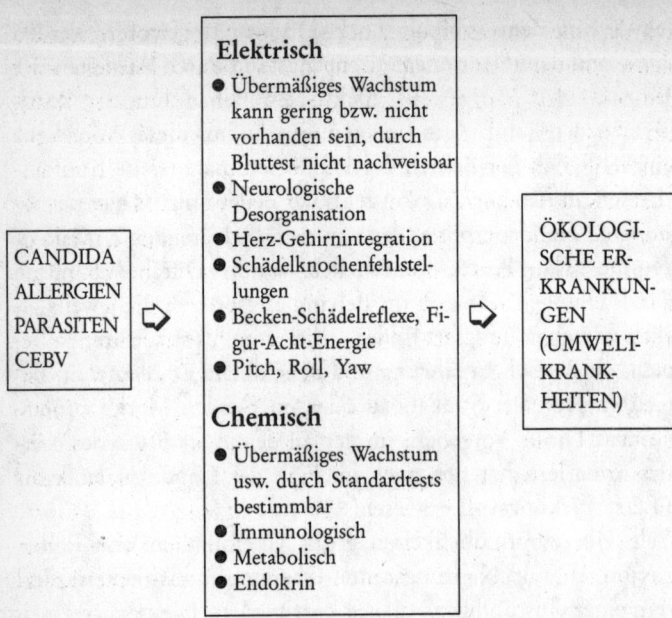

Elektrisch

- Übermäßiges Wachstum kann gering bzw. nicht vorhanden sein, durch Bluttest nicht nachweisbar
- Neurologische Desorganisation
- Herz-Gehirnintegration
- Schädelknochenfehlstellungen
- Becken-Schädelreflexe, Figur-Acht-Energie
- Pitch, Roll, Yaw

Chemisch

- Übermäßiges Wachstum usw. durch Standardtests bestimmbar
- Immunologisch
- Metabolisch
- Endokrin

CANDIDA
ALLERGIEN
PARASITEN
CEBV

ÖKOLOGISCHE ERKRANKUNGEN (UMWELTKRANKHEITEN)

Abbildung 32: Eine ganzheitliche Betrachtung ökologischer Erkrankungen (und der Kinesiologie)

Die Vermittlung der Candidabalance in einem Buch ist nur sehr begrenzt möglich. Sie muß in Seminaren anhand praktischer Übungen erlernt werden. Weltweit stehen jetzt HEBS-Absolventen zur Verfügung, die Programme anbieten für Personen, die noch kein kinesiologisches Vorwissen bzw. irgendwelche Testerfahrung haben. Adressen von HEBS-Behandlern können Sie über die deutsche HEBS-Kontaktadresse erhalten. Natürlich ist das HEBS-Programm kein Allheilmittel, jedoch sind die Behandlungsmethoden in diesem Buch so ausgewählt, daß Sie sich mit diesen Methoden selbst ausbalancieren können, ohne nach dem Prioritätssystem arbeiten zu müssen. Sofern nötig, sollten Sie dies täglich tun!

Aus den hier dargestellten Überlegungen folgt auch, daß sich Menschen trotz eines übermäßigen Candidawachstums wohl fühlen können, einfach weil bei ihnen die in den letzten Kapiteln beschriebenen strukturell-neurologischen Schaltkreise und Schaltungen weitgehend noch funktionieren und nicht abgeschaltet sind (siehe Abbildung 32). Wir konnten Menschen in unserer Praxis sehen, denen es trotz belegter Zunge, Magen-Darm-Problemen usw. offenbar noch gut ging. Hinreichend sicher ließ sich im Test nachweisen, daß die angesprochenen strukturell-neurologischen Schaltkreise noch funktionierten.

Wir können den energetischen Aspekt nicht oft genug hervorheben und hoffen, daß die klinischen Ökologen die andere Hälfte dieses Puzzles in ihr Konzept mit aufnehmen. Damit soll die Bedeutung der »chemischen« Aspekte bei Umwelterkrankungen keineswegs verneint werden. Es hat sich jedoch gezeigt, daß eine wirksame Behandlung auf die gleichzeitige Balance von ökologischen und energetischen Prozessen nicht verzichten kann.

9

Ökologisch richtige Nährstoffergänzung und Ernährung

Nun können wir uns dem Bereich Ernährung und Nährstoffe bei ökologischen Krankheiten zuwenden. Bei Umweltkrankheiten sollte dem ökologischen Gesichtspunkt stets das Primat zukommen, vor irgendwelchen Überlegungen über den Nährwert des betreffenden Ergänzungspräparats. Das wird leider von Behandlern, die mit Ernährungs- und Nährstofftherapie arbeiten, häufig übersehen. Wie stets kann man mit dem MBT auch die Ernährung und die Nährstoffe ganz individuell zusammenstellen. In diesem Kapitel werden wir Ihnen genaue Vorschläge zur Ernährung machen und neue Erkenntnisse auf dem Sektor Nährstofftherapie vorstellen. Hierzu gehören die Verstoffwechselung von essentiellen Fettsäuren, Vitamin B_6 und von Aminosäuren sowie die Phosphorylierung von Vitaminen. Wir werden hier nicht erörtern, was diese Vitamine und Mineralstoffe genau bewirken, denn darüber können Sie sich rasch in Buchhandlungen, Reformhäusern, Naturkostläden oder, falls gewünscht, in medizinischen Bibliotheken informieren. Wenn Sie über Vitamine und Mineralien wenig Bescheid wissen, sollten Sie Literatur zu diesem Thema lesen. Das HEBS-Gesamtprogramm stellt eine Verschmelzung dar von den Bereichen Ökologie, Ernährung bzw. Nährstoffergänzung, Kinesiologie und Integration. Bei Karate heißt es, daß es ganz entscheidend ist, die Hand bzw. den Fuß gebrauchen zu lernen, die wir am wenigsten bevorzugen. Lernen Sie also in gleicher Weise die Gebiete von HEBS kennen, in denen Sie am wenigsten fachkundig sind, statt sich in den Gebieten zu verbessern, die Sie bereits kennen!
Ernährungsvorschläge: Hier nochmals einige »Selbstverständ-

lichkeiten«. Meiden Sie allergene Nahrungsmittel. Testen Sie sich kontinuierlich, denn Allergien können sich ändern. Essen Sie auch für Sie unproblematische Lebensmittel nicht zu oft, denn auch diese können allergen werden. Sehen Sie sich den Anhang C über die »Familien der Nahrungsmittel« genau an, wenn Sie eine Rotationsdiät einhalten wollen. Essen Sie nicht unter körperlichem oder emotionalem Streß. Streßreduzierung vor dem Essen ist sehr wichtig, z. B. durch Halten der Stirnhöckerpunkte (siehe Kapitel 11), durch Meditation usw. Essen Sie nur in ökologisch einwandfreier Umgebung. Sorgen Sie für frische Luft, gute Beleuchtung, Musik, Freunde usw. in Ihrer Umgebung. Meiden Sie elektrische Uhren, LCDs, Fernsehgeräte usw. Essen Sie am Tage und gehen Sie tagsüber wenn möglich an die frische Luft. Kurz nach einem körperlichen Übungsprogramm können Sie essen, da dadurch die üblichen Reaktionen oft vermieden werden können. Wenn Sie sich in einer anstrengenden Aufbauphase des Trainings befinden, ist dies allerdings nicht ratsam.

Essen Sie nicht übermäßig, wie viele Menschen das tun. Dadurch werden die Entgiftungsorgane überlastet und wertvolle Stoffe können nicht aufgenommen werden. Meiden Sie die vier oben bereits genannten Nahrungsmittel-Klassen, die eine Candidiasis begünstigen. Es sind einfache Kohlenhydrate, schimmelhaltige Nahrungsmittel, Allergene und Lebensmittel, die freie Radikale enthalten, insbesondere ölige oder gebratene Nahrungsmittel. Die meisten Allergie- oder Candida-Kochbücher, die wir gesehen haben, enthalten Rezepte mit erhitzten Ölen (oder andere Widersprüchlichkeiten), die wir niemandem empfehlen können. Kürzlich haben einige HEBS-Absolventen angekündigt, daß sie Kochbücher schreiben wollen, die wir dann auf den Markt bringen werden.

Wenn Sie hypoglykämisch sind (was Sie selbst korrigieren können, wenn Sie alle oben erwähnten Vorschläge einhalten), sollten Sie häufig kleine Mahlzeiten zu sich nehmen. So wird das Verdauungssystem weniger belastet. Trinken Sie nicht beim Essen, weil dadurch die Verdauungsenzyme verdünnt werden. Trinken Sie jedoch fünfundvierzig Minuten vor und eine Stunde nach dem Essen reichlich gutes Wasser. Trinken Sie mindestens acht Gläser Wasser täglich. Testen Sie Ihr Wasser chemisch und kinesiologisch. Wenn Sie planen, einen Wasserfilter zu kaufen, sollten sie vorher das gefilterte Wasser mit dem Muskeltest prüfen. Beobachten Sie sich daraufhin, ob Sie neue Lebensmittelsüchte entwickeln. Kauen Sie die Nahrung gründlich. Essen Sie weder Fisch noch Fleisch im rohen oder halbrohen Zustand. Meiden Sie Lebensmittel mit künstlichen Zusätzen, ranzige oder andere Nahrung, die zu lange »übrig geblieben« ist. Essen Sie möglichst keine Nahrungsmittel, die Schimmelpilzen oder Bakterien eine große Oberfläche bieten, wie z. B. Hackfleisch. Essen Sie eine sehr ballaststoffreiche Diät mit sehr viel grünem Gemüse. Sofern nötig, nehmen Sie Verdauungsenzyme vor der Mahlzeit ein. Alkalische Bikarbonate können fünfzehn bis sechzig Minuten nach der Mahlzeit gemeinsam mit Aminosäure-haltigen Zusatzpräparaten eingenommen werden.

Denken Sie daran, daß Ergänzungspräparate für den Körper gekaut besser resorbierbar sind, als wenn sie geschluckt werden. Dies ist der natürliche Weg, mit dem der Körper feststellen kann, welche Nahrungsmittel aufgenommen wurden. Er kann dann die entsprechenden Enzyme bilden. Manche Nährstoffe können von der Mundschleimhaut aus ins Blut resorbiert werden. Auch kann die alleinige Einnahme eines schlecht resorbierbaren Nährstoffes dessen Resorption steigern, weil zwischen ähnlichen Nahrungsmitteln — wie bei Multivitamin-Mineralstoff-Präparaten — eine Konkurrenz besteht. Sie können Ihre Verdauungsenzyme testen lassen. Die vom Arzt verwendete Heidelberg-Kapsel ist eine Möglichkeit. Sie wird geschluckt und während ihrer Passage durch den Verdauungskanal wird der pH-(Säure-Alkalinitätsgrad)-Wert des Magen-Darm-Traktes telemetrisch gemessen. Auch können Sie pH-Papier aus einem Geschäft für Laborbedarf (siehe Gelbe Seiten des Telefonbuches) kaufen. Der Speichel-pH dürfte vermutlich den intestinalen pH widerspiegeln, und er sollte um 7,5 liegen. Der pH im Harn reflektiert den Magen-pH, und er sollte (im Urin) um 5,5 sein. (Älteren Menschen und vielen ökologisch Kranken werden oft Antazida verschrieben, obwohl sie in Wirklichkeit ihren niedrigen Säuregehalt im Magen, der Fermentationen und Schmerzen auslöst, anheben müßten.) Nehmen Sie nicht zuviel Nährstoffpräparate ein. Nehmen Sie deswegen Kontakt auf zu einem Nährstoffexperten. Seien Sie vorsichtig bei Büchern, die mehrere hundert Milligramm B-Vitamine empfehlen. Denken Sie immer daran, daß die übermäßige Zufuhr z. B. von Eisen, Biotin, anderen B-Vitaminen oder Zink unter Umständen zum Überwuchern von Hefen führen kann. Die aus Bakterien stammenden B-Vitamine müssen getestet werden. Vielleicht stellt sich in Blutuntersuchungen oder anderen Tests heraus, daß all diese Nährstoffe für eine gewisse Zeit in kleineren Mengen benötigt werden. Sie können nie genug getestet werden!

Vermeiden Sie übermäßig viel Natrium. Obwohl es keine Allergie erzeugt, kann es zu Ödemen, Wetterfühligkeit, neurologischen und neuromuskulären Symptomen und Dehydration führen, und es wurde auch in Verbindung zum Krebs gebracht. Starkes Verlangen nach Salz kann ein Anzeichen für eine Erschöpfung der Nebennieren sein. Gehen Sie möglichst nicht auswärts essen — Köche und Ober sind mit den Zutaten vielleicht nicht ganz ehrlich. Kochen und servieren Sie Lebensmittel nur in Glas, Porzellan oder Geschirr aus Gußeisen oder Stahl. Meiden Sie die beiden letzteren, wenn Sie gegen Metall empfindlich sind. Testen Sie Ihre Zahnpasta und alle Dinge, die Sie schlucken, einatmen oder mit denen Sie in Berührung kommen. (Testen Sie auch die Beleuchtung, Geräusche und andere Umweltenergien.)

Lernen Sie die Regeln der richtigen *Lebensmittel-Kombination* und richten Sie sich danach. Grundsätzlich sollte man Früchte allein essen. Das gleiche gilt für schwerverdauliche Proteine und fetthaltige Nahrung. Essen Sie mehr komplexe Kohlenhydrate. Grünes Gemüse können Sie mit fast allem kombinieren. Kaufen Sie sich ein Buch über das richtige Kombinieren von Lebensmitteln oder beschaffen Sie sich eine kleine Lebensmittel-Kombinationstabelle. Essen Sie je nach dem gegenwärtigen Stand Ihrer biologischen Uhr — siehe Kapitel 12. Wenn Sie sich durch die Wetterlage beeinträchtigt fühlen, sollten Sie überlegen, ob es nicht ratsam wäre, in dieser Zeit wenig zu essen. Wenn Sie nicht zu Hause sein können, bereiten Sie sich vorher »unproblematische« Lebensmittel zu. Widerstehen Sie Anfällen von Heißhunger. Machen Sie sich keine Vorwürfe, wenn Sie einmal völlig aus der Bahn geworfen worden sind. Kehren Sie dann wieder zum normalen Maß zurück. Betrachten Sie Fasten und Darmspülungen (Colonics) als Möglichkeiten der Erholung für Ihre Verdauungs- und Ausscheidungsorgane. Ich selbst habe mehrmals vierzehn Tage lang ausschließlich mit Wasser gefastet.

Testen und korrigieren Sie Ihr **Säure-Blasen-Gleichgewicht** auf folgende Weise. (Dieser Test geht zurück auf Dr. John Diamond.) Betrachten Sie Abbildung 33. Finden Sie zunächst heraus, ob die Testperson Rechts- oder Linkshänder ist. Bei Rechtshändern lassen Sie die (rechte) Handfläche (waagerecht) 6 Zentimeter von der rechten Schläfe entfernt anheben. (Blockieren Sie nicht das Ohr.) Testen Sie den linken Arm. Wenn er schwach ist, liegt eine Übersäuerung vor. Nehmen Sie den rechten Arm der Testperson und lassen Sie sie damit die linke Schläfe blockieren. Wenn der (linke) Arm im Test schwach ist, liegt ein zu alkalischer Zustand vor. Nun zu den Linkshändern. Wieder führt die dominierende Hand die Blockade durch, in diesem Fall die linke Hand. Getestet wird jetzt der rechte Muskel. Wenn die linke Hand die rechte Schläfe bedeckt und im Test schwach ist,

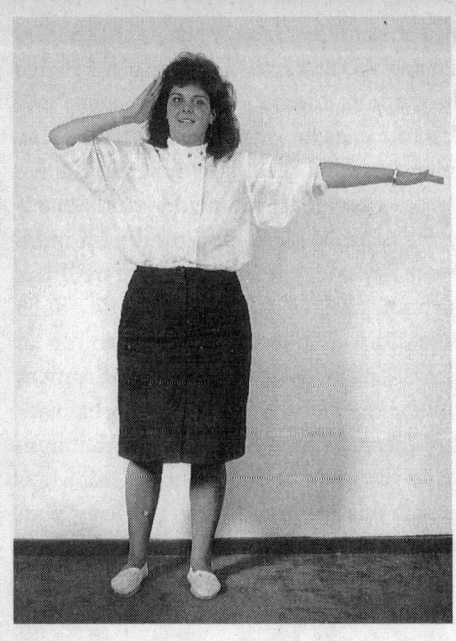

Abbildung 33: Der
Säure-Basen-Test

liegt ein zu alkalischer Zustand vor. Diese Ergebnisse beziehen sich vermutlich auf systemische Zustände, also nicht nur auf den Magen-Darm-Trakt. Wir möchten hervorheben, daß allergische Reaktionen zu einer systemischen Übersäuerung (Azidose) führen können. Bei Arthritis besteht meist eine Übersäuerung. Durch Einnahme alkalischer Salze, eine Stunde nach dem Essen, läßt sich diese Entwicklung verhindern. Durch ein Vermeiden von Allergenen wird die Korrektur ebenfalls wirkungsvoll unterstützt.

Auch eine Ernährungs- und Nährstoffbehandlung ist für die Korrektur der Säure-Basen-Imbalance hilfreich. Bei Übersäuerung werden alkalinisierende Nahrungsmittel benötigt. Dazu gehören viele Früchte und Gemüse (ausgenommen Zitrusfrüchte und Tomaten). Zu starke Alkalinität wird mit Getreide und

Fleisch korrigiert, da diese saure Bedingungen schaffen. Schauen Sie in Ihrem Buch über Lebensmittel-Kombinationen nach weiteren Vorschlägen!

Machen Sie sich klar, daß die meisten ergänzenden Präparate allergen sein können. Ebenso wie Nahrungsmittel, sollten Sie auch Supplemente ständig wechseln. Planen Sie häufige Unterbrechungen bei der Einnahme Ihrer Ergänzungsstoffe ein, auch für den Fall, daß Sie beim MBT etwas übersehen haben könnten. Setzen Sie nie alles nur auf eine Methode (einschließlich MBT). Achten Sie darauf, daß Sie nicht zu viele Proteine und Fette zu sich nehmen, denn diese sind meist die problematischsten Nahrungsmittel. Sie können eine Nährwerttabelle zu Rate ziehen, um beispielsweise den Fettgehalt in Ihrer Diät zu berechnen.

Von RNS wird behauptet, daß es die allgemeine Spannkraft erhöhe. Leider haben viele Kinesiologen vorwiegend hefehaltige RNS-Präparate getestet und empfohlen. Ein Thymusdrüsen-Extrakt ist eine bessere Quelle und enthält überdies Immunfaktoren. Sie sollten ihn natürlich auch testen. Testen Sie Nährstoffe ausschließlich mit HEBS-Methoden (Verwenden Sie dabei nur ein winziges Stückchen des entsprechenden Stoffes). Es sollte möglichst nicht gekaut und dann getestet werden, denn das ist unkorrekt. Dies gilt — wie gesagt — auch beim Test von ergänzenden Präparaten. Bei Bedarf sollte man auch Vitamin-Injektionen erwägen, die Sie allerdings vorher testen sollten, weil sie toxische oder allergene Konservierungsstoffe enthalten können. Möglicherweise sind bei Ihnen auch gar keine Injektionen mehr erforderlich, nachdem die zugrundeliegenden Faktoren (z. B. Überwuchern und Enzymmangel) korrigiert worden sind. Lassen Sie sich durch eine Haaranalyse auf Schwermetallvergiftung testen. Bei starker Aufnahme von Blei, Kupfer oder anderen Schwermetallen liefern die meisten Haaranalysen korrekte Ergebnisse. Denken Sie daran, daß die Temperatur der Nahrung

Ihnen und Ihrem Stoffwechsel schaden kann. Kalte Nahrung oder Getränke erleichtern mitunter das Einschlafen, denn dann kann der hormonale Neurotransmitter Serotonin besser aus der Aminosäure Tryptophan gebildet werden. Heiße Nahrung oder Getränke können die Synthese einer Reihe von Hormonen aus Tyrosin erleichtern.

Wir empfehlen zwar Ergänzungsstoffe, doch sollte dies nie vorbehaltlos geschehen. Sie sind zwar weit weniger gefährlich als Medikamente, doch sollte man sich dennoch einige Punkte vor Augen halten. Zunächst zählen wir einige Gegenargumente auf und anschließend die Argumente für Ergänzungsstoffe.

Argumente gegen Ergänzungsstoffe: Viele sind allergen, verdorben oder ranzig. Viele der Firmen, die hypoallergene Präparate anbieten, sind nicht Hersteller, sondern Verteiler. Das heißt, die Stoffe lagern dann länger irgendwo, bevor sie von uns eingenommen werden können. Auch oxidieren Nährstoffe leicht oder werden ranzig. Dazu gehören auch natürliche Antioxidantien. Beispielsweise wird Vitamin C, Ascorbinsäure, in die toxische Dehydroascorbinsäure oxidiert. In erster Linie kann dadurch die Bauchspeicheldrüse geschädigt werden. Wenn Ihr Vitamin-C-Pulver gelb anstatt weiß ist, sollten Sie es wegwerfen! Ergänzungsstoffe können zudem lange Zeit in Geschäften gelagert worden sein. Manche große Firmen haben sehr niedrige Preise, doch vertreiben sie ausgemusterte Ware der Hersteller. Wie stets bekommen Sie das, wofür Sie zahlen. Manche Verbraucher lassen Ergänzungsstoffe durch zu langes Lagern oder übermäßige Hitze oder Kälte verderben. Wenn sich ein Präparat im Test als schwach erweist, werfen Sie es weg. Da bei einer ökologischen Erkrankung vielfältige finanzielle Belastungen entstehen — bis zu diesem Buch — halten nicht wenige an ihren allergenen Ergänzungsstoffen fest, in der Hoffnung, später einmal davon gesund zu werden. Tun Sie das nicht.

Kinesiologen mit viel Erfahrung im Bereich Nährstofftherapie stellen fest, daß sich ihre Candida-Klienten oft nur bessern, wenn die meisten oder alle Ergänzungsstoffe, insbesondere B-Vitamine, abgesetzt werden. (Bei manchen Menschen können auch durch übermäßig viel B-Vitamine Einschlafstörungen auftreten.) Desgleichen ist es möglich, daß sich bei Vitaminen eine Art Toleranz oder Abhängigkeit ausbildet. Dies geschieht im Körper mit Vitamin C. Säuglinge von Müttern, die sehr viel Vitamin C eingenommen haben, entwickeln eine Art von »reaktivem Skorbut«, wie auch jeder Mensch, der dieses Vitamin abrupt absetzt. Andere vertreten den Standpunkt, daß die Einnahme von Zusatzpräparaten einfach unnatürlich sei.

Nun zu den **Argumenten für Ergänzungsstoffe**. Zunächst: Nachdem Sie alle Gegenargumente kennen, können Sie auf diese eingehen und sie entkräften. Zum Beispiel reduzieren Sie Vitamin C langsam, anstatt es plötzlich ganz abzusetzen. Der Bedarf bzw. Nichtbedarf an Vitamin C kann deutlich sichtbar sein. Eine gelbliche Verfärbung des Urins kann ein Zeichen dafür sein, daß Sie mehr als genug eingenommen haben. Unter Streß, wie z. B. durch eine Erkältung, kann eine sehr viel höhere Dosis nötig sein, um diese Verfärbung des Urins zu sehen. Bis zu diesem Schwellenwert können Sie es einnehmen. Etwas allgemeiner ausgedrückt kann ein Nährstoffmangel die Wurzel einer medizinischen Krankheit oder subklinischer Beschwerden sein. Eine Überempfindlichkeit gegen Natriumglutamat kann die Folge eines Mangels der P5P-Form von Vitamin B_6 (siehe unten) sein und Überempfindlichkeit gegen Schwefel die Folge von Molybdänmangel. In diesen Fällen werden Sie Ihr Wohlbefinden schwerlich ohne Ergänzungsstoffe wiedererlangen. Vielleicht können Sie auch hypoallergene Präparate bekommen (siehe Anhang D). Diese sollten ebenfalls ständig gewechselt werden. Wenn Sie sich umschauen, werden Sie auch Ergänzungspräparate, die nur einen Nährstoff enthalten, finden. Etwas weniger ist mitunter mehr! Diese Präparate können kaum jemals lebensbedrohlich werden wie pharmazeutische Produkte. Medikamente, nicht die Vitamine, haben eine LD 50 (Lethaldosis, auf die 50% der Versuchstiere sterben). Es ist noch darauf hinzuweisen, daß emotionaler und physischer Streß die Nährstoffreserven erheblich verkleinert.

Aus folgenden Gründen sind in den meisten Lebensmitteln viele Nährstoffe nicht mehr enthalten: zu häufige oder fehlerhafte Nutzung des Ackers, Düngestoffe, Pestizide, Tiefgefrieren, Konservierung und Verarbeitung von Nahrungsmitteln, Verlust durch Transport und Kochen. Wie viele Menschen essen heute noch — wie von der Natur gedacht — ausschließlich organische Nahrungsmittel, so wie sie aus dem Boden kommen. Einige ganz wichtige Spurenelemente, wie Molybdän und Selen, sind praktisch nicht mehr im Ackerboden vorhanden. Fassen wir die Diskussion um das Pro und Contra von Ergänzungsstoffen zusammen, so überwiegen die Argumente für Ergänzungsstoffe die Gegenargumente beträchtlich. Manche sagen, »Ergänzungsstoffe machen den Urin sehr teuer« und sind Verschwendung. Wer würde jedoch behaupten, das Geld für eine Feuerversicherung eines Hauses sei hinausgeworfenes Geld, bloß weil es bislang noch nicht abgebrannt ist! Und der teuere Harn ist immerhin sehr viel billiger als die üblichen Rechnungen von Ärzten, die ihren Patienten gegenüber solche Argumente vertreten.

Wie Sie sich erinnern, haben wir ja bereits in früheren Kapiteln über Ergänzungsstoffe gesprochen. In Kapitel 7 sind Nährstoffe zur Unterstützung von Herz und Kreislauf aufgeführt. In Kapitel 2 finden Sie eine Auflistung der Basisstoffe, aus denen die Ergänzungspräparate hergestellt sind. Kapitel 3 stellt Anti-Aldehyd- und Anti-Pilz-Ergänzungsstoffe vor. Wenden wir uns jetzt den Antioxidantien zu.

Antioxidantien: Vitamin A, C, E, B_1, B_2, B_3, B_4, B_5, B_6, B_{15} (oder N,N-Dimethylglycin), p-Aminobenzoesäure, Bioflavonoide; Selen, Zink, Superoxide Dismutase (SOD), Glutathion, Cystein. Diese Antioxidantien fangen die freien Radikalen entweder direkt ab oder werden in Enzyme eingebaut, die diese Aufgabe übernehmen. Zum Beispiel ist Glutathion ein Teil des Enzyms Glutathion-Peroxidase, das die in allen erhitzten Ölen oder anderen Verbindungen vorkommenden gefährlichen Peroxid-Radikalen aus Fetten entgiftet. Freie Radikale sind überaus reaktionsfreudig. Sie besitzen einzelne Elektronen, die, den physikalischen Gesetzen folgend, nur auf der Suche nach einem anderen Elektron sind, um sich ihm eiligst anzulagern. Freie Radikale können jedes Molekül oder jede Zelle zerstören, an die sie sich anheften. Eine Zeitlang galten Schädigungen durch freie Radikale als Teil der Alterungs-Theorie. Und seit kurzem hat man entdeckt, daß ihnen ein großer Teil der Misere bei ökologischen Krankheiten zuzuschreiben ist. Bereits bei allergischen Reaktionen entstehen viele freie Radikale. Es ist wirklich nicht nötig, diese auch noch fix und fertig aus der Nahrung zu beziehen. Einige Experten für Nährstofftherapie gehen davon aus, daß nahezu alle in Amerika verkauften Nüsse ranzig sind. Sie enthalten Fette, die verdorben sind, entweder durch Oxidation oder durch Bildung von freien Radikalen.

Beginnen wir unsere Diskussion mit einigen neuen Erkenntnissen im Bereich Nährstofftherapie. Wie stets schlagen wir hier die Brücke zu Umweltkrankheiten. Dazu können wissentlich oder unwissentlich die meisten Menschen gehören, die ergänzende Präparate einnehmen. *Vitamin B_6* ist nicht selten das wichtigste Vitamin für ökologisch Kranke. Hier einige seiner Funktionen. Es wird für den Aminosäure-Stoffwechsel benötigt, damit Hormone, Enzyme, Neurotransmitter, Antikörper, rote Blutkörperchen usw. gebildet werden können. Auch ist es für die Metabolisierung von Fettsäuren und Kohlenhydraten sowie für den Herz-Kreislauf-Stoffwechsel und neurologische Funktionen erforderlich. Vitamin B_6 kann Ödeme zum Abschwellen bringen, die Ansäuerung des Magens und die Vitamin-B_{12}-Resorption unterstützen.

Andere *erforderliche Nährstoffe für eine ausreichende Resorption und Verstoffwechselung von B_6* sind: Magnesium, Zink, Cystein, andere B-Vitamine, wie B_2, Zitronensäure und alpha-Ketoglutarsäure. Letztere kommt natürlicherweise im Körper vor. Sie ist Teil des Zitratzyklus oder energieliefernden Zyklus des Körpers. Menschen, die unter Müdigkeit, Hypoglykämie und Blasenallergien leiden, kann sie sehr helfen. Ihre umständliche Bezeichnung hindert leider viele daran, sie zu empfehlen. Man kann Zitronensäure ergänzen, um damit die Balance des energieliefernden Zyklus zu erleichtern. Vorsicht ist geboten, denn diese Verbindung stammt meist aus (Pilz-)Fermentationen und nicht aus Zitrusfrüchten.

Schließlich muß der Körper in der Lage sein, B_6 aus der in der Nahrung vorkommenden Vorstufe, dem Pyridoxin, in die eigentliche für den Organismus verwertbare Form, das Pyridoxal-5-Phosphat oder P5P, umzuwandeln. Diese Umwandlung wird als *Phosphorylierung* bezeichnet und findet in der Leber statt. All das, was B_6 im Körper bewirkt, leistet ausschließlich die P5P-Form! Pyridoxin selber kann gar nichts. Und wenn die Leber nicht optimal funktioniert, kann sie diesen wichtigen Phosphorylierungsschritt nicht in ausreichendem Maße durchführen. Wann treten Schwierigkeiten bei der Phosphorylierung von B_6 auf? Ja, bei ökologischen Krankheiten — doch auch Menschen mit bekannten Lebererkrankungen wie Hepatitis, Alkoholismus, Mononukleose (oder EBV) und bei älteren Menschen. Ganz ähnlich werden auch die Vitamine B_1 und B_2 in der Leber phosphoryliert. Thiamin (B_1 wird zu Thiaminpyrophosphat und Riboflavin (B_2) zu Riboflavin-5-Phosphat. Auch andere Nährstoffe können in die aktive Coenzymform umgewandelt werden. Inositol wird zu Myo-Inositol und Pantothensäure (B_5) zu Pantothen.

Ökologisch Kranke und andere Leberkranke können heute glücklicherweise auch phosphorylierte Vitamine über Firmen, die hypoallergene Ergänzungsstoffe anbieten, beziehen — siehe Anhang D.

Sie erinnern sich vielleicht an die Streitfrage um B_6 im Jahre 1983. Die Krankengeschichte von sechs Patienten mit neurologischen Beschwerden auf Megadosen B_6 hat damals durch die Medien viel Staub aufgewirbelt. Diese Dosierungen, die zwischen 1 bis 6 g lagen, waren damals tatsächlich von Ärzten verschrieben worden! Bemerkenswerterweise verschwanden nach Absetzen von B_6 alle Symptome. Wir haben schon erwähnt, daß B_6 für ökologisch Kranke unentbehrlich ist. Wir werden einige der in Frage kommenden Gründe für die oben zitierten neurologischen Beschwerden anführen. Zunächst einmal waren diese Dosierungen nicht in Ordnung. So gut wie nie werden mehr als 100—200 mg benötigt. Tatsächlich sind 50 mg von der P5P-Form schon viel. Es stimmt nicht, daß viel immer das Bessere ist. Pyridoxin gehört zur chemischen Klasse der Pyrimidine, die für das Nervensystem unter Umständen toxisch sind. Zudem erlaubt das Bundesgesundheitsamt (FDA) gewisse Verunreinigungen, die sich mit steigenden Dosen multiplizieren. Daher ist die Möglichkeit der Ausbildung von Allergien oder Vergiftungen durch die Trägerstoffe gegeben. Auch konnte durch Mangel der oben erwähnten B_6-unterstützenden Nährstoffe Vitamin B_6 nicht in der richtigen Weise wirken.

Schließlich zeigt uns die Wissenschaft der Enzymkinetik, wie biochemische Reaktionen ablaufen. Etwas mehr Pyridoxin sollte auch zu einer etwas gesteigerten P5P-Produktion führen. Doch zuviel Pyridoxin kann das System sättigen und die Synthese von P5P hemmen. Und erinnern Sie sich daran, daß die P5P-Form für viele Dinge gebraucht wird — auch für neurologische

Funktionen! Ein Übermaß an Pyridoxin kann daher in Wirklichkeit einen Mangel an P5P ausgelöst und ursächlich alle diese Symptome hervorgerufen haben! Aus alldem folgt, daß ökologisch Kranken P5P (und andere phosphorylierte Vitamine) in kleinen Mengen sehr wohl helfen kann.

Ein anderes, neueres Thema im Bereich Nährstofftherapie ist **der Stoffwechsel von essentiellen Fettsäuren (oder Vitamin F)**. Wir werden dieses Thema hier nur am Rande streifen. Es gibt drei essentielle Fettsäuren. Alle werden in einer bestimmten Menge benötigt. Bei ökologisch Kranken liegt meist ein Mangel der ersten beiden (siehe unten) vor und/oder zuviel von der dritten. Die drei essentiellen Fettsäuren werden im Körper zu *Prostaglandinen* umgewandelt. Das sind hormonartige Substanzen, die von allen Zellen abgesondert werden. Man hat sie das erste Mal im Prostatasekret gefunden, daher ihr Name. Prostaglandine können das Nerven-, Kreislauf- und Immunsystem regulieren oder beeinflussen. Wie wir sehen werden, können sie diese Systeme begünstigen oder schädigen.

Als erstes betrachten wir die Linolsäure. Sie kommt in Sonnenblumenkernen und Leinöl vor. Nach mehreren metabolischen Schritten sollte der Körper sie in Gamma-Linolsäure umgewandelt haben. Wenn der Organismus das nicht kann, sind Nachtkerzenöl und schwarzes Johannisbeeröl die einzigen Nahrungsmittelquellen für die letztere Form dieser essentiellen Fettsäure. Gamma-Linolsäure wird schließlich zu Prostaglandin E_1 (verschiedentlich auch als PE_1 oder PG_1 bezeichnet) umgewandelt. Um zum PG_1 zu gelangen, sind B_6, Zink, Magnesium und Vitamin C sowie Niacin nötig. Die zweite essentielle Fettsäure wird als EPS oder Eikosapentaensäure bezeichnet. Sie kommt in Lachs, Makrelen, Sardinen und anderen Fischen vor. Aus Eikosapentaensäure bildet der Körper Prostaglandin E_3 oder PG_3. Die dritte essentielle Fettsäure wird schließlich als Arachidonsäure bezeichnet und kommt in Erdnüssen und rotem Fleisch vor. Der Körper wandelt sie in Prostaglandin E_2 oder PG_2 um.

Zuviel PG_2 kann nun zu entzündlichen oder Kreislauferkrankungen führen. Aspirin wirkt durch Hemmung der PG_2-Synthese (Aspirin hemmt auch die Synthese von Vitamin C und Interferon). Durch Steigerung von PG_1 und PG_3 läßt sich auf natürliche Weise eine übermäßige PG_2-Synthese verhindern. Da Eskimos Eikosapentaensäure-haltiges Fischöl aufnehmen, treten bei ihnen (trotz des hohen Choleringehaltes) so gut wie keine Herz-Kreislauferkrankungen auf! Die meisten Menschen dürften wohl von dieser dritten essentiellen Fettsäure (aus Erdnüssen und rotem Fleisch) zuviel aufnehmen und haben daher einen Mangel an den beiden ersten, oben erwähnten essentiellen Fettsäuren. Dennoch raten manche Ernährungsberater dazu, einmal wöchentlich Fleisch zu essen. (Etwas Arachidonsäure braucht der Körper.) Man hat die beiden ersten essentiellen Fettsäuren wegen ihrer angeblich guten Wirkung bei Arthritis, Prämenstruellem Syndrom, MS und auch degenerativen (einschließlich ökologischen) Erkrankungen angepriesen. Auch hier wieder erweist sich der MBT als sehr nützlich. Buchstäblich jeder, der auf Empfindlichkeit gegen Nachtkerzenöl getestet wurde, erwies sich als schwach. Daher richtet es unter Umständen mehr Schaden als Gutes an. Erinnern Sie sich daran, daß die meisten Öle sehr schnell ranzig werden. Ökologisch Kranke reagieren auf freie Radikale in ranzigen Ölen sehr empfindlich. Schwarze Johannisbeeren (black currant) sind mitunter besser, oder versuchen Sie, ölhaltige Ergänzungsstoffe ständig zu wechseln, und machen Sie häufig den MBT.

Nun wenden wir uns einem wichtigen Bereich der Nährstofftherapie zu — **dem Stoffwechsel der Aminosäuren**. Auch dieses Thema können wir hier nur am Rande streifen. Aminosäuren sind die Bausteine für alle Proteine im Körper. Dazu gehören Hormone (wie Insulin) und Neurotransmitter (von Nervenzellen abgesonderte und resorbierte chemische Verbindungen, die die Nervenübertragung ermöglichen). Durch sie werden unsere Bewegungen, Gedanken und Gefühle vermittelt. Aminosäuren sind auch Bausteine für die Enzyme der Zellen und der Verdauung. Strukturproteine befinden sich in Haaren und Nägeln. Philpott hat geschrieben, daß der Test auf Aminosäuren das »Fenster zum Stoffwechsel des Körpers« sei. Er empfiehlt zur Überprüfung von Aminosäuren den 24-Stunden-Harn-Test. Hier zieht man den Harntest gegenüber dem Bluttest vor, denn er liefert Aufschlüsse über die Nierentätigkeit. Doch kann man auch beide Tests machen. Ich habe den MBT auf Aminosäuren mitentwickelt, doch sprengt das hier unseren Rahmen.

Wir möchten hervorheben, daß Vitamine und Mineralien Cofaktoren (Helfer) für den Stoffwechsel von Aminosäuren sind. Chemiker stellen das folgendermaßen dar.

$$\text{A.S.1} => \frac{\text{Vitamine}}{\text{Mineralien}} \quad \text{A.S.2}$$

Im folgenden werden wir A.S. als Abkürzung für Aminosäuren verwenden. Durch Vitamine oder Mineralien läßt sich weder ein Mangel noch ein gestörter Stoffwechsel von Aminosäuren korrigieren. Vielmehr sind ergänzende Aminosäure-Präparate und eine Änderung der Diät erforderlich. Nun können wir einige A.S. im einzelnen behandeln.

Zunächst zählen wir die sogenannten *essentiellen Aminosäuren* auf. Es sind Lysin, Tryptophan, Leucin, Isoleucin, Valin, Methionin, Phenylalanin und Threonin. Klassischerweise werden diese acht als essentiell bezeichnet, weil der Körper (theoretisch) alle anderen A.S. aus ihnen synthetisieren kann, doch müssen diese acht A.S. mit der Nahrung aufgenommen werden. Bis vor fünf Jahren war man der Meinung, daß alle acht gleichzeitig in einer Mahlzeit enthalten sein müßten, damit der Proteinmetabolismus (Anabolismus) in korrekter Weise abläuft. Dies war

Anlaß dafür, die Vorstellung von einander ergänzenden Nahrungsmitteln zu entwickeln. Eine dieser Kombinationen waren Bohnen plus Getreide. Getreide enthält wenig Lysin, die somit zur limitierenden A.S. wird. Über den Gehalt letzterer, d. h. die Aminosäure, die am wenigsten vorkommt in einer aus Getreide bestehenden Mahlzeit, wurde die Höhe der Proteinsynthese bestimmt. Aus diesem Grund wurde diese Mahlzeit durch Lysin-reiche Bohnen ergänzt. Dann sind alle essentiellen A.S. in äquivalenten Mengen vorhanden. Heute weiß man, daß eine derartige Ergänzung in jeder Mahlzeit nicht nötig ist, da der Blutspiegel von A.S. mindestens 8 bis 12 Stunden aufrechterhalten bleibt. Solche Ergänzungen können daher bei mehreren Mahlzeiten während des Tages erfolgen. Das ist für Vegetarier eine erfreuliche Nachricht, denn Fleisch enthält häufiger die »komplette« Protein-(A.S.)-Konzentration als pflanzliche Nahrungsmittel.

Zwei A.S. gelten als *semiessentiell*. Das bedeutet, in bestimmten Phasen des Lebens kann der Körper diese A.S. aus den essentiellen A.S. nicht in ausreichender Menge herstellen. Die semiessentiellen A.S. sind also in bestimmten Lebensabschnitten »essentiell«. Histidin muß in Babynahrung vorkommen und Arginin wird im Jugendalter während des raschen Wachstums aus Nahrung benötigt, das dann in das Wachstumshormon eingebaut wird.

Die übrigen A.S. sind *nichtessentiell*. Dazu gehören GABA, Glutaminsäure, Thyrosin, Glycin, Asparaginsäure, Citrullin, Ornithin, Glutamin, Cystein, Cystin, Taurin und Serin. Der Körper kann sie aus den essentiellen A.S. synthetisieren. Doch dies gilt nur für das »theoretisch ermittelte gesunde Durchschnittsindividuum« und nicht für den wirklichen Durchschnittsmenschen oder den ökologisch Kranken. In der Tat können manche Menschen bestimmte »nichtessentielle« A.S. nicht aus den essentiellen A.S. synthetisieren. So werden für sie auch die nichtessentiellen A.S. »essentiell« und müssen über die Nahrung ergänzt werden. Aus diesem Grunde ist der Test auf A.S. so wichtig. Versuchen Sie nie, einen Mangel an Aminosäuren (oder anderen Nährstoffen) an den Symptomen zu messen, insbesondere dann nicht, wenn ein medizinischer oder andere Tests verfügbar sind.

Untersuchen wir nun, wie aus bestimmten A.S. Hormone und Neurotransmitter entstehen. Sie erinnern sich, ein Neurotransmitter ist eine chemische Verbindung, die von einer Nervenzelle abgesondert und von der nächsten resorbiert wird. Er kann den Raum (die Synapse) zwischen beiden Zellen rasch zurücklegen. Obwohl unsere Gehirne vermutlich die kompliziertesten Gebilde des Universums sind, arbeiten die einzelnen Verbindungen nach einem einfachen Prinzip. Ein Neurotransmitter hat nur zwei Möglichkeiten. Er kann steigernd (exzitatorisch) oder mindernd (inhibitorisch) auf die Feuerungsrate der anschließenden Zelle, die ihn resorbiert, wirken.

Die A.S. Tryptophan wird in den inhibitorischen Neurotransmitter Serotonin umgewandelt. Dafür werden Vitamin B_3, B_6, Vitamin C und Kohlenhydrate benötigt. Wenn B_3 (Niacin) erniedrigt ist, wird Tryptophan zu Niacin und nicht zu Serotonin. Serotoninmangel kann zu Schlaflosigkeit, Depressionen, zwanghaftem Verhalten und Überempfindlichkeit gegen helles Licht und laute Geräusche führen. Man kann leicht sehen, wie die hemmende Wirkung von Serotonin für diese Symptome mitunter verantwortlich ist. Unsere Gehirne arbeiten so, daß kontinuierliche Signale gehemmt werden. Aus diesem Grunde bemerken Sie den Stuhl, auf dem Sie sitzen, wenn Sie sich setzen. Doch haben unsere Gehirne bessere Dinge zu tun, als sich ständig damit zu beschäftigen, und deshalb werden diese Signale einige Sekunden später gehemmt, so daß wir den Stuhl nicht mehr länger spüren. Wird ein Signal jedoch nicht gehemmt, empfinden wir Geräusche und Licht als sehr intensiv, und un-

sere Gefühle werden zwanghaft. Zudem wird Serotonin durch
negativ geladene Ionen reguliert, die so einige der oben genannten Symptome oder auch Asthma oder Sinusitis lindern können. Melatonin wird ebenfalls aus Tryptophan gebildet und
durch das Sonnenlicht (durch den Schädel) freigesetzt, das dann
auf die Zirbeldrüse wirkt. Hier ein warnendes Wort: Viele Menschen scheinen auf Tryptophangaben Reaktionen zu zeigen, da
diese häufig aus Hefe oder Milchprodukten stammen. Machen
Sie immer vorher Ihren MBT.

Über seine Wirkung auf das Hungerzentrum kann Phenylalanin den Appetit mindern. Mit Eisen als Cofaktor wird es in die
A.S. Tyrosin umgewandelt. Zusammen mit Jod wird Tyrosin
dann zu dem Schilddrüsenhormon Thyroxin. Auch kann aus
Tyrosin der Neurotransmitter Dopamin entstehen. Die Parkin-
sonsche Erkrankung ist eine Dopamin-Störung. Außerdem entsteht aus Tyrosin das wohlbekannte Hormon bzw. der Neurotransmitter Adrenalin (Epinephrin) und das weniger bekannte
Noradrenalin (Norepinephrin). Aus Phenylalanin und Tyrosin
können die Monoamine Phenyläthylamin bzw. Tyramin entstehen. Erinnern Sie sich an Kapitel 7, daß übermäßige Mono-
amin-Spiegel mitunter Kopfschmerzen und Störungen des Blutdrucks verursachen. Außerdem kann übermäßiges Bakterienwachstum zu toxischem Spiegel dieser beiden Substanzen führen.

Histidin wird in Histamin umgewandelt, das ebenfalls Neuro-
transmitter-Wirkung hat. Häufig ist Histamin bei Allergikern
oder Schizophrenen entweder (paradoxerweise) erniedrigt oder
erhöht. Arthritiker haben nicht selten zu wenig Histidin, insbesondere bei rheumatoider Arthritis. Histidin kommt in Ret-
tichen vor, und vielleicht ruft deshalb diese Nahrungsmittel-Familie bei uns Tränenfluß u. ä. hervor. Außerdem besteht eine Beziehung zwischen Histidin und sexueller Funktion. (Wir hätten
vielleicht das Kapitel mit dieser wichtigen Information begin-

nen sollen.) Histidin ist erniedrigt bei Menschen mit Orgasmusschwierigkeiten und erhöht bei vorzeitiger Ejakulation. Natürlich können auch hier andere Faktoren mitbeteiligt sein.

Glutamin (exzitatorisch) kann sogar die Blut-Hirnschranke passieren und ähnlich wie Glukose das Gehirn stimulieren. Eingesetzt wird es zur Suchtentwöhnung, bei übermäßigem Essen und zur Stärkung des Gedächtnisses. Denken Sie bitte stets daran, nur A.S. einzunehmen, wenn sich im Test die Notwendigkeit dafür gezeigt hat! Glutamin kann in GABA (inhibitorisch) oder Glutaminsäure umgewandelt werden. Wie Truss herausgefunden hat, ist GABA bei Candidiasis-Patienten häufig erniedrigt. Die essentielle Fettsäure Arachidonsäure kann auch als Neurotransmitter wirken, und das sogenannte B-Vitamin, Cholin, wird zu dem wichtigen Neurotransmitter Acetylcholin. Bei der Alzheimerschen Krankheit sind Störungen dieser letztgenannten Substanz beteiligt. Wie andere degenerative neurologische Erkrankungen wurde auch die Alzheimersche Krankheit in Verbindung mit Umweltgiften gebracht.

Lysinmangel und/oder zuviel Arginin spielen bei Herpes eine Rolle. Arginin kommt in Schokolade, Weizen und anderen Nahrungsmitteln vor. Leucin, Isoleucin und Valin sind die sogenannten verzweigten A.S. Sie sehen aus wie ein »Y« und machen 30% der Muskelmasse aus. Leucinmangel kann auch Ursache eines gestörten Glukosestoffwechsels sein. Threonin (bei ökologisch Kranken oft erniedrigt) gilt als schwer resorbierbar. In der Literatur wird behauptet, daß Menschen, die leicht irritierbar sind und mit denen schwer auszukommen ist, nicht selten unter Threoninmangel leiden.

Betrachten wir nun den Methioninstoffwechsel. Im Idealfall bildet der Körper aus Methionin in folgender Reihenfolge nacheinander Cystein, Cystin und Taurin. (Alle diese A.S. enthalten Schwefel.) Die A.S. Cystein wird bevorzugt in die meisten Strukturproteine eingebaut. Wenn Sie Haut oder Haare verbrennen, riecht es nach Schwefel — wie ein verdorbenes Ei. Aus Kapitel 2 wissen wir bereits, daß Methionin bei ökologisch Kranken häufig nicht richtig verstoffwechselt wird. Wir haben gesagt, daß statt dessen toxische, suchtauslösende endorphinartige Verbindungen daraus entstehen. Bei Blut- und Harnuntersuchungen wird dies getestet. Methionin sollte bei Vorliegen einer Stoffwechselstörung gemieden werden. Diese A.S. kommt in Bohnen, Eiern und »lipotrophen« (Fett-metabolisierenden) Faktoren, die in Naturkostläden und Reformhäusern verkauft werden, vor. Bei ökologischen Krankheiten besteht oft ein Mangel an Cystin und/oder Taurin. Taurinmangel kann Epilepsie, Herzrhythmusstörungen, Schlaflosigkeit und übermäßige Zuckungen beim Einschlafen verursachen. Zur Behandlung von Epilepsie haben sich Taurin, Magnesium, Vitamin B_6, die Beseitigung von Allergien und eine Energiebalance als außerordentlich erfolgreich erwiesen. Taurin und Glycin werden in Gallenflüssigkeit umgewandelt. Gallenerkrankungen sind bei ökologisch Kranken ebenfalls sehr häufig.

Über die Nieren kann Taurin verlorengehen. Durch die Peptide Carnosin und Anserin (die aus verschiedenen A.S. zusammengesetzt sind) können die Nieren in einen Schock geraten und sind dann nicht mehr fähig, Taurin zurückzuresorbieren. An einem bestimmten Punkt filtern die Nieren die meisten Blutbestandteile aus. An einem späteren Punkt resorbieren sie dann diese Komponenten einschließlich der A.S. in gereinigter Form wieder zurück. Taurin wird unter Umständen nicht wieder rückresorbiert. Dieses Syndrom wird auch als »pseudoallergische Reaktion« bezeichnet, so können durch Aufnahme der meisten Fleischsorten folgende Symptome ausgelöst werden: Kopfschmerzen, Müdigkeit, Reizbarkeit und Epilepsie. Zu den Fleischsorten gehören besonders Rind, Lamm, Schwein, Huhn, Ente, Truthahn, Kaninchen, Lachs und Thunfisch. (Beachten Sie, daß die beiden letzteren in den beliebtesten Fischkonserven in den USA enthalten sind.) Wir können das vielleicht als Pseudo-Allergie/Suchtsyndrom bezeichnen. Essen Sie nicht zuviel Fleisch. Wenn dieses Syndrom in einem Test auftritt, werden die meisten Fleischsorten gestrichen und gleichzeitig Aminosäure-Präparate verordnet. Dieser Faktor und der Arachidonsäuregehalt kann die Erklärung dafür sein, warum es manchen Menschen besser geht, wenn sie rotes Fleisch reduzieren oder streichen.

Wußten Sie, daß der Körper *Ammoniak* herstellt? Riecht Ihr Urin oder Menstrualfluß manchmal nach Ammoniak? Oder sind Sie dagegen sehr empfindlich? Durch den Harnstoff-Zyklus in der Leber kann der Organismus diesen Ammoniak wieder loswerden. Zuviel Ammoniak kann die Nervenscheiden schädigen. Außerdem können dadurch manchmal Verwirrung, Kopfschmerzen, Konzentrationsstörungen oder Nahrungsmittel-Allergien hervorgerufen werden. Philpott hat herausgefunden, daß sich bestimmte Fälle von amyotrophischer Lateralsklerose durch Elimination übermäßiger Ammoniak-Akkumulation günstig beeinflussen lassen. (Man würde hier eine proteinarme und Allergie-freie Diät einsetzen.) Asparaginsäure und Glutaminsäure können den Abtransport von Ammoniak aus dem Körper und Gehirn unterstützen. (In manchen Präparaten mit Verdauungsenzymen wird Glutaminsäure auch zur Ansäuerung des Magens eingesetzt. Mitunter ist es besser als gewöhnliches Betain-Hydrochlorid.)

Wir konnten zudem beobachten, daß Asparaginsäure Sinusitiden zum Abklingen bringt. Darüber hinaus ist Asparaginsäure auch ein Vorläufer der Nukleinsäuren, aus denen unser genetisches Material besteht — der RNS und DNS.

Carnitin unterstützt den Transport von Fettsäuren durch unsere energieliefernden Organellen, die Mitochondrien. Nach einem Herzinfarkt sinkt der Carnitinspiegel im Herzen auf Null ab, was dann kritisch werden kann. Das Tripeptid Gluthathion ist, wie gesagt, ein starkes Antioxidans. Zusammen mit Vitamin C und Taurin hat es sich bei Grauem Star (Katarakt) als sehr nützlich erwiesen. Kaufen Sie nur »reduziertes« Glutathion. Arginin und Ornitin werden in Thymus- und Wachstumshormone eingelagert. Letztere verstoffwechseln zudem Fette. Daher wurden sie auch in Präparaten zur Gewichtsreduktion angepriesen. Da sie oft jedoch nicht richtig metabolisiert werden, müssen Sie vorsichtig sein. Glycin (inhibitorisch) kommt im Rückenmark vor und ist daneben Bestandteil der Gallenflüssigkeit. Auch wird es für den Glukosestoffwechsel und zur Hämoglobinbildung benötigt.

Nehmen Sie nie zu viele oder nichtgetestete A.S. ein, denn dadurch können die Nieren und andere Organe überbelastet werden. Nehmen Sie auch niemals »Breitband«-A.S.-Präparate ein, denn bei vielen Menschen ist der Stoffwechsel einer oder mehrerer A.S. gestört. Lassen Sie jedoch Ihren A.S.-Stoffwechsel (durch Blut-/Harnuntersuchungen oder MBT) testen (siehe Anhang B). Die Korrektur von Mangelerscheinungen bei Nährstoffen und Stoffwechselstörungen ist für unser Wohlbefinden von entscheidender Bedeutung. Mit den erweiterten MBT-Methoden (Teil des HEBS-Aufbauseminars) lassen sich die dem Nährstoffmangel jeweils zugrundeliegenden Faktoren ermitteln, und ganz so wie bei der Candidabalance können diese Faktoren durch das Austesten der Priorität, d. h. der jeweils effektivsten Behandlungsart, wirkungsvoll korrigiert werden. Es wird dann deutlich, warum einige offenbar nie ergänzende Präparate brauchen, andere dagegen riesige Dosen verkonsumieren und trotzdem nicht ihre Symptome loswerden.

Im Idealfall sollte also zukünftig auch die Nährstoff- und Ernährungstherapie an der Priorität ausgerichtet sein, und wir sollten stets sicherstellen, daß der Körper für die jeweilige Korrektur bereit ist.

10

Wissenschaft, Medizin und Gesellschaft

In diesem Kapitel werden wir diskutieren, ob der MBT wissenschaftlich ist und inwieweit bestimmte Strömungen in der westlichen Medizin den Anspruch von Wissenschaftlichkeit erheben können. Wir werden zeigen, daß die von verschiedenen Schulmedizinern gegen alternative Heilmethoden vorgebrachten Argumente so nicht wissenschaftlich oder logisch begründet erscheinen. Anhand einer Reihe von medizinischen Irrtümern in diesem Jahrhundert, stets jeweils mit der Autorität größter Wissenschaftlichkeit vorgetragen, werden wir dies näher erklären. Wie wir weiter unten sehen werden, ist es nicht zuletzt angesichts weitverbreiteter Volkskrankheiten äußerst problematisch, ökologische und energetische Aspekte weiter auszublenden.

Zunächst zeigen wir, daß es der Kritik am MBT vielfach an einer wissenschaftlichen Beweisführung mangelt. Als Physiker fällt es nicht schwer, das aufzuzeigen. Es werden insbesondere drei Argumente vorgebracht.

1. Für den Anspruch der Wissenschaftlichkeit muß bekannt sein, wie und warum eine Heilmethode — wie der MBT — wirkt.

2. Um wissenschaftlich zu sein, muß eine Methode — wie der MBT — auf mikroskopischer Ebene erklärbar sein. Das makroskopische (große oder »menschliche«) Verständnis ist nicht ausreichend.

3. Zum Beweis wissenschaftlicher Stichhaltigkeit sind doppelblinde und statistische Studien nötig.

Das erste Argument zeigt, daß hier nicht genau verstanden wird, worauf es in der Wissenschaft ankommt. Um dies zu zeigen, verwenden wir das Beispiel der Schwerkraft. Vor nicht genau dreihundert Jahren fiel eines Tages Isaac Newton ein Apfel auf den Kopf. Daraus folgerte er, daß dieselbe Kraft alle Objekte zur Erde und ins Erdinnere zieht und auch das Sonnensystem zusammenhält. Er beschrieb diese Kraft sogar mit Begriffen wie Masse und Entfernung. Doch hat Newton deswegen gewußt, warum sich Massen mit dieser Kraft anziehen? Können Physiker diese Frage heute beantworten? Jedesmal ist die Antwort ein kategorisches Nein! Seit kurzem sind Physiker mit bemerkenswerten Komplex-Theorien über Quanten und die relative Schwerkraft ein wenig der Frage nach dem Warum der Schwerkraft nähergekommen. Aber haben Physiker deshalb die Schwerkraft als »Anekdote« abgewertet? Natürlich nicht. Menschen sind zum Mond geflogen und Bälle werden mit all dem »anekdotischen« Wissen über die Schwerkraft durch die Luft geworfen.

Die Entdeckung der Quantenphysik aus diesem Jahrhundert führte zur Kopenhagener Interpretation, die aussagt, daß einzig eine in sich schlüssige Theorie im Moment zählt. Der experimentelle Nachweis ist hier vorrangig und nicht, ob Theoretiker wissen oder nicht wissen »warum«. In der Tat ist ein »Natur«-Gesetz nichts anderes als die simple, einheitliche Beobachtung, daß Situation A zu Situation B führt. Das Wie oder Warum ist nicht Voraussetzung für ein Naturgesetz. Aus diesem Grunde brauchen wir im Moment nicht genau zu wissen, wie oder warum der MBT wirkt, solange nur der einheitliche Nutzen daraus nachgewiesen ist. Und wer auch immer dieser Methode eine Chance gibt, wird stets einen kontinuierlichen Nutzen daraus ziehen.

Meteorologen verfallen häufig in denselben Fehler. Sie akzeptieren nicht die alten Bauernregeln, nach denen sich das Wetter durch das Verhalten der Tiere auf Monate vorherbestimmen läßt. Alles muß aus einem Computer mit »bekannten« Variablen kommen. Die Konsequenz ist, daß die monatelange Vorhersage aus dem Bauernkalender oft viel genauer ist als diejenige der Meteorologen für die nächsten Tage!

Nun zu Punkt 2. Beobachtungen oder Erklärungen auf mikroskopischer Ebene sind für ein korrektes wissenschaftliches Argument ebensowenig nötig. Mein Doktorvater in Physik, Prof. Max Dresden, schrieb eine Veröffentlichung »Reflections on Fundamentality and Complexity« (Reflexionen über Fundamentalität und Komplexizität). Er führte darin mehrere Phänomene an, die entweder auf mikroskopischer oder makroskopischer Ebene erklärbar waren. Dazu gehörten Temperatur und Turbulenz. Auf mikroskopischer Ebene lieferten die Gesetze der Teilchenbewegungen die beobachteten Resultate. Allerdings ergaben auch makroskopische Variablen, wie der Luftdruck, dieselben Ergebnisse. Obwohl beide Messungen verwandt sind, ist dennoch eine Messung für sich alleine zur wissenschaftlichen Erklärung eines Phänomens ausreichend. Übertragen auf ökologische Dinge heißt das, wenn eine Person nach Verzehr von Weizen Arthritis bekommt, braucht man nicht zu sehen, wie die Zellen im Gelenk durch die allergische Reaktion »zu niesen anfangen«. Dies ist bereits auf der makroskopischen oder »menschlichen« Ebene bewiesen! Und ebensowenig muß man im Moment wissen, wie der MBT auf zellulärer Ebene wirkt. Betrachten wir schließlich das dritte Argument. Doppelblinde, statistische Studien sind zur Untermauerung wissenschaftlicher Beweisführung nicht erforderlich. Niemals sind Untersuchungen des Sonnensystems mit bzw. ohne Planeten durchgeführt worden. Als ich die medizinische wissenschaftliche Literatur las, war ich schockiert. Ich erinnere mich an einen Beitrag in einer der führenden amerikanischen medizinischen Publikationen. Die meisten der Artikel bezogen sich auf Medikamente. Etwa die Hälfte von ihnen verkündeten, daß doppelblinde, statistische, wissenschaftliche Studien gerade die Sicherheit und Wirksamkeit einer neuen Wunderdroge nachgewiesen hatten. Doch der zweite Teil dieser Berichte enthielt Warnungen, daß sich in neueren Studien die neue Wunderdroge des Vorjahres oder des vorigen Jahrzehnts weder als sicher noch als wirksam erwiesen hat! Und auch diese Medikamente waren in doppelblinden, statistischen Studien »geprüft« worden! Wie wissenschaftlich können diese fiktiven doppelblinden, statistischen Studien sein?! Natürlich drängt sich hier der Verdacht auf, daß an den Forschungsergebnissen »herumgedoktert« wurde, um jeweils die gewünschten Resultate zu erzielen.

Als ich mich dann vor zehn Jahren mehr dem medizinischen Bereich zuwandte, war ich entsetzt darüber, daß man die Ergebnisse einer Studie oftmals anhand der Geldgeber voraussagen konnte. Wenn die Milchindustrie »Forschungs«-Zuschüsse bewilligt, wurden Milch und Käse immer als gesundheitlich wertvoll und frei von möglichen schädigenden Wirkungen beurteilt, leider ganz im Widerspruch zur Realität! Und es ist tatsächlich einfach, an einer statistischen Studie herumzumanipulieren. Auf der Universität erzählte uns ein Professor im Mathematikkurs den Standardwitz, daß es drei Arten von Lügen gäbe: kleine Lügen, große Lügen und Statistiken. Die Pharmaindustrie kann sich natürlich derartiger Studien gut als Alibi bedienen, während es zur gleichen Zeit vielfach längst sichere und natürliche Heilmittel gibt.

Das Postulat der modernen Medizin, daß es für jedes Symptom ein Medikament geben muß, kann nicht gerade als besonders wissenschaftlich bezeichnet werden. Wann immer möglich, hat Wissenschaft mit Ursache und Wirkung zu tun. Kann die Ursache eines Symptoms möglicherweise Medikamentenmangel sein? Bei der Frage, ob der Einsatz von Medikamenten in erster Linie wissenschaftlich ist, sind pharmakologische Studien irrelevant.

Natürlich gibt es großartige medizinische Erfolge, bei denen man sich der Wissenschaft und Technologie bedient hat, wie das Annähen abgetrennter Gliedmaßen in der Mikrochirurgie und vieles andere mehr. Doch bei den meisten chronischen, degenerativen, körperlichen, emotionalen und immunologischen Erkrankungen zeigt die Ohnmacht der modernen Medizin ihre fehlende wissenschaftliche Beweiskraft! Immer mehr Ärzte interessieren sich für Ernährung und Ergänzungsstoffe, das ist ein guter und wichtiger Schritt. Doch gehen sie nicht selten, wie auch ihre schulmedizinischen Kollegen, von der Annahme aus, Gesundheit ließe sich allein schon durch die Einnahme von Medikamenten oder eine intravenöse (Vitamin-)Injektion herstellen. Viele brauchen Geräte, um mit dem Patienten in Kontakt zu treten. Allergietests beispielsweise können nur mittels Kanülen, Blutproben oder neuen elektrischen Geräten durchgeführt werden. Offensichtlich scheuen noch nicht wenige Mediziner den direkten Kontakt zum Patienten. Glücklicherweise gibt es zunehmend mehr ganzheitlich arbeitende Ärzte, die verschiedene Balancierungsmethoden in ihr Behandlungsprogramm einbeziehen. Der MBT wird von einigen Anhängern alternativer Heilmethoden als »subjektiv« kritisiert. Nun, die Quantenphysik hat nachgewiesen, daß alle Tests subjektiv sind und den getesteten Gegenstand verändern. Die oben genannten Methoden sind für die Ungenauigkeit bei Nahrungsmittel-Allergien und Empfindlichkeits-Tests berüchtigt. Und alle Blutuntersuchungen enthalten ihre eigenen Ungenauigkeiten. Während meiner Krankheit waren über 25% meiner (zahlreichen) Blutproben entweder verlorengegangen oder lieferten unwahrscheinliche Ergebnisse! Fest steht, daß durch einen richtig eingesetzten MBT, aufgrund seiner sehr empfindlichen Energiewahrnehmung, gegenwärtig auf keine andere Weise nachweisbare Überempfindlichkeiten und Imbalancen aufgedeckt werden können.

Zu einem echten Problem für Menschen, die unter Umweltkrankheiten leiden, können orthodoxe Allergologen werden. Auf die Frage von Medien oder von ihren Medizinerkollegen, ob Schizophrenie oder Arthritis durch Nahrungsmittel- oder Chemikalienallergien verursacht werden können oder ob es eine systemische Candidiasis gebe, sagen sie kategorisch nein. Sie beschränkten sich darauf, Heuschnupfen, Nesselsucht, Asthma und Hautausschläge mit perennialen Allergie-Spritzen zu behandeln. Nahrungsmittel- und Chemikalien-Allergien werden oft zugunsten von behandelbaren Pollenallergien völlig ignoriert. Für Menschen mit Pollenallergien hat das fatale Folgen, denn sie leiden meist stärker unter Nahrungsmittel- und Chemikalien-Allergien, die sie tausendmal mehr beeinträchtigen. Der erfahrene Arzt und Medizinkritiker Dr. Mendelsohn konnte zeigen, daß Allergiespritzen oft wirkungslos und sogar tödlich sein können. (Manchmal können sich auch lokale Symptome in systemische verwandeln und werden von Allergologen nicht bemerkt.)

Die Medien sind zu einem erheblichen Teil zu einem weiteren Problem für ökologisch Kranke geworden. Die gute Verbindung der Medien in den USA zu den Bundesbehörden (FDA, FCC) ist bekannt. Sowie eine neue alternative Methode bekannt wird, werden schulmedizinische Experten von Journalisten aus dem Bereich »Wissenschaft und Medizin« um eine Stellungnahme gebeten. Die Antwort lautet meist »nicht erprobt, unwissenschaftlich, wirkungslos, und vielleicht sogar sehr schädlich«. Dies geschieht ungeachtet der Tatsache, daß die besagten alternativen Methoden den Kritikern meist nicht gut genug vertraut sind und die übliche medizinische Behandlung für diese Erkrankung nicht selten unwirksam oder schädlich ist.

Forschungsinstitute für Krebs, Arthritis, Magen-Darm-Erkrankungen und viele andere degenerative Krankheiten sind entrüstet, wenn die Ernährung als Ursache genannt wird. Es gibt jedoch viele Fakten, die dafür sprechen, daß Krankheiten wie

Krebs oder Herz-Kreislauf-Erkrankungen bis zu diesem Jahrhundert nicht existierten, als Nahrung, Luft und Wasser noch nicht in dem Maße verändert waren. Die meisten Arthritis-Spezialisten, Gastroenterologen, Dermatologen und Psychiater müßten sich erheblich umstellen, wenn das ökologische Modell akzeptiert würde. Ähnliches gilt auch für Krebsspezialisten, Diabetologen und Herz-Kreislaufexperten. Das Problem iatrogener Krankheiten, also durch den Arzt hervorgerufene Erkrankungen, wird immer dringender. Bei routinemäßigem Einsatz des MBT kann dieses Problem erheblich reduziert und Folgekosten eingespart werden. Der MBT ist eine nebenwirkungsfreie Methode, die an einer echten Heilung mitwirken kann. All dies führt zu der Schlußfolgerung, daß, wenn das Zwei-Wege-Modell, wie wir es hier dargestellt haben, tatsächlich praktiziert wird, die Ersparnisse allein in den USA sich jährlich einer Trillion Dollar nähern dürften! Menschen könnten eine Lebenserwartung von hundert Jahren bei guter Gesundheit erreichen und dann eines friedlichen Todes sterben. Das wäre durchaus möglich, wenn die Menschen die Verantwortung für ihre eigene Gesundheit übernehmen würden. Die Drogensucht, z. B. nach Kokain, Heroin und Alkohol, hat enorm zugenommen. Aber warum nehmen heute diese Süchte derart überhand? Diese Substanzen gab es schon vor Hunderten und Tausenden von Jahren. Es liegt einzig daran, daß wir eine süchtige Gesellschaft geworden sind. Da Nahrungsmittel, Chemikalien u. a. die Stimmung so leicht beeinflussen, sind Süchte die zwangsläufige Folge. Das medizinische Modell unterstützt darüber hinaus die Einnahme von fremden Substanzen zur Beeinflussung der Stimmungslage. Wenn eine Person sich z. B. oft »down« fühlt, sagen wir als Folge einer (ihr unbekannten) Nahrungsmittel-Allergie, ist der nächste »logische« Schritt in unserer Gesellschaft, »aufmunternde« Medikamente einzunehmen. Information und Erziehung sind hier ganz wesentliche Mittel, um diesen Teufelskreis der Sucht zu durchbrechen. So ist etwa die Verhinderung einer Zucker- oder Weizensucht Teil der vorbeugenden Maßnahmen gegen die Sucht nach Kokain oder Alkohol. Wenn eine Gesellschaft Reihen-Harnuntersuchungen auf Drogen verlangt, was ist dann mit dem Piloten oder Zugführer, der »nicht ganz dabei ist«, weil er auf Milch oder Schokolade high wird.

Wenn wir das Ökologie-Modell kennen, wird uns schnell klar, wie viele politische Führungspersönlichkeiten unter dem HAC-Syndrom (Hypoglykämie/Allergie/Candida) gelitten haben. Hypoglykämie mit dem begleitenden Hyperadrenalismus (wodurch emotionale Imbalancen mit sehr starkem Antrieb entstehen) war wahrscheinlich bei Nixon und sogar bei Hitler ein Faktor von Bedeutung. Das starke Übergewicht eines Breschnew weist auf eine Allergie-Sucht hin. Hitler war bekannt für seine Kolitis und seine schwere Zigarettenallergie. Wenn jemand in seiner Nähe Zigaretten rauchte, ging es ihm an den Kragen. Psychiater mögen etwas über die Geisteskrankheiten von Politikern geschrieben haben, aber das ökologische Muster ist hier wesentlich relevanter. Wir alle lernen in der Schule, jeden Tag etwas »von den vier Nahrungsmittelgruppen zu essen«. Das ist genau das, was den Allergie-Sucht-Kreislauf in Gang hält. Statt dessen sollte an allen Schulen unterrichtet werden, daß körperliche oder emotionale Beschwerden durch das, was man ißt, trinkt oder einatmet, entstehen können — zusammen mit der Empfehlung, nicht täglich dieselben Nahrungsmittel zu essen, und einer gründlichen Information über den Zusammenhang von Allergien und Suchtverhalten.

Wir stellen uns vor, daß irgendwann jede Familie ihren eigenen MBT durchführen kann, um so die meisten Suchterkrankungen und Arztbesuche zu vermeiden. Die Kenntnis der Energie- und Ökologiebalance, gerade von »Laien«, würde uns helfen, wieder eine gesündere Gesellschaft zu werden. Wie viele Menschen gibt es noch, die nicht unter Kopfschmerzen, Arthritis, Müdigkeit,

Magenschmerzen, hohem oder niedrigen Blutdruck, hohem oder niedrigen Blutzucker, Lernschwierigkeiten, schlechtem Gedächtnis und schlechtem Gleichgewicht, emotionalen Störungen, Hautproblemen oder anderen chronischen Erkrankungen leiden. Mit den nichtmedizinischen Test- und Balancierungsmethoden dieses Buches lernen die Familienmitglieder, wie sie sich wieder gesund fühlen können. Schließlich sind der MBT und die Energiebalance absolut unschädlich und deren Möglichkeiten für das Wohlbefinden unbegrenzt. Zum Beleg für unsere eingangs erwähnte These, daß der Anspruch der Schulmedizin auf Wissenschaftlichkeit in diesem Jahrhundert vielfach nicht eingelöst worden ist, folgen jetzt einige Fallbeispiele.

1. Weil die Thymusdrüse während einer Krankheit schrumpft, wurde sie bis zu den fünfziger Jahren entfernt, bis man dann entdeckte, daß sie die Hauptdrüse des Immunsystems ist!

2. Kleinere Hautprobleme (z. B. Akne oder Pickel) und Schilddrüsenstörungen (beides zweifellos sehr oft eine Folge von Energie- und Ökologie-Imbalancen) wurden routinemäßig mit Röntgenstrahlen oder anderen Strahlen behandelt! Teilweise wird das auch heute noch praktiziert! Ergebnis waren Tod, Krebs oder lebenslange Medikamentenabhängigkeit (beispielsweise nach Zerstörung der Schilddrüse).

3. Da Ballaststoffe der Nahrung nicht verdaulich sind und »ohne Nährwert« sind, kann man sie aus der Nahrung streichen. Die ballaststoffarmen Diäten haben sich als Ursache für Krebs, Herz-, Kreislauf- und Magen-Darmerkrankungen erwiesen. Oder stand dahinter der Wunsch der Nahrungsmittelindustrie, Lebensmittel langfristig und billig lagern zu können? Insekten nehmen keine Nahrung ohne Ballaststoffe zu sich — sie wissen, wo die Nährstoffe sitzen!

4. Kinderärzte haben Müttern »Milchersatzpräparate« anstelle des Geschenkes der Natur — der Muttermilch — empfohlen.

Unzählige Millionen Menschen haben heute deshalb ein schwaches Immunsystem! Zahllose Vitamine, Mineralien, Aminosäuren und andere Nahrungsbestandteile kommen weder in Kuhmilch noch in ausgetüftelten »Milchersatzpräparaten« vor. Muttermilch enthält zudem Antikörper zur Stärkung des kindlichen Immunsystems. Mit der Autorität der Wissenschaft haben Kinderärzte hier vorgegeben, das alleinige und letzte Wissen zu besitzen. Bei künstlichen Saugern und Schnullern zeigt sich übrigens, daß sie zu Zahn- und Kiefergelenksdefekten führen — und wie steht es mit dem Verlust der Mutter-Kind-Bindung? Heute sagen Kinderärzte »Muttermilch ist besser, aber Milchersatzpräparate sind ebenso gut«?! Wann immer ein Fehler zugegeben wird, wird sofort der Eindruck erweckt, daß die neue Rezeptur oder das neue Medikament oder der neue künstliche Süßstoff jetzt o.k. ist. Aber wissen Sie heute, was in zehn Jahren dann an neuen Hiobsbotschaften verkündet wird?

5. Krebs wird durch Viren verursacht und sollte nur mit Medikamenten, Bestrahlungen und Operationen behandelt werden. Tatsache ist, daß nach über 20 Millionen Dollar Kosten seit 1970 (im »Kampf gegen den Krebs«) die jährliche Todesrate von 300 000 nun auf 500 000 gestiegen ist! Da an der Schwelle unseres Jahrhunderts Krebs fast nicht vorkam, ist die ökologische Ursache eindeutig klar. Die drei »bewährten« Anti-Krebsmethoden zerstören alle das bereits geschwächte Immunsystem. Ist es ein Wunder, daß sie nicht funktionieren? Einem bereits vergifteten System noch mehr Gift zu verabreichen ist alles andere als Wissenschaft! Seit den zwanziger Jahren dieses Jahrhunderts haben Naturheilärzte verschiedene Anti-Krebsmittel entwickelt. Die medizinischen Fachzeitschriften wiesen die von ihnen eingesandten Forschungsergebnisse stets zurück, was wiederum andere Mediziner später zu der Frage veranlaßte: »Wo ist die wis-

senschaftliche Literatur dazu, wo sind die Studien?« Fünfzig Jahre, nachdem Dr. med. Gerson bei seiner Krebstherapie Gemüse und Gemüsesäfte einsetzte, heißt es heute, daß bestimmte Vitamine, die in diesen Gemüsen enthalten sind, eine Krebsprophylaxe unterstützen können. In Wirklichkeit kann man Krebs in vielen Fällen vorbeugen, und hätte man die natürlichen Behandlungen zuerst (anstatt in letzter Not) angewendet, wie es häufig geschieht, nachdem konventionelle Therapien (die das Immunsystem zerstören) versagt haben, wären viele Menschen gerettet worden. In den USA wird der Gesetzgeber von medizinischen Lobbies unter Druck gesetzt, um die naturheilkundliche Krebsbehandlung als illegal zu verurteilen. Wenn Sie nicht die Freiheit haben, Ihr Leben zu retten, wieviel sind dann die anderen Freiheiten wert? Die Ärzte, die Krebs mit natürlichen Mitteln — unter Gefahr des Verlustes ihrer Approbation — behandeln, kann man nur sehr empfehlen.

6. Die chirurgische Entfernung der Brust bei einem zwölfjährigen Mädchen, weil Mutter und Großmutter Brustkrebs hatten. Dies wird sogar heute noch in manchen Teilen der USA und anderen Teilen der Welt praktiziert! Die Vorliebe von verschiedenen Medizinern für Statistiken erreicht hier groteske Proportionen. Aus Unkenntnis über die zugrundeliegenden ökologischen Faktoren wird hier die Statistik zur Grundlage dieses »logischen« Vorgehens. Was aus diesen Tatsachen in Wirklichkeit hervorgeht ist, daß man dem jungen Mädchen beibringen sollte, weder die Haare zu färben, noch Kaffee, Zigaretten und ähnliche Substanzen zu konsumieren und Vitamin E und B_6 einzunehmen, denn so kann sie vermutlich umgehen, was eine genetische Prädisposition für eine ökologische Imbalance ist!

7. Die Arthritis-Industrie weigert sich zu akzeptieren, daß Ernährung Ursache von Arthritis sein kann. Statt dessen rich-

tet sie ihr Hauptaugenmerk auf die Erforschung von geeigneten Medikamenten. Wir haben hier den erschwerenden Umstand zu berücksichtigen, daß die meisten Arthritiker gegen die sehr giftigen Medikamente allergisch werden. Dies war mehr als zu erwarten, denn Arthritiker sind sehr allergische Menschen und die tägliche Aufnahme eines Stoffes löst, wie wir gesehen haben, Allergien aus!

8. Die Empfehlung, täglich ein oder zwei Aspirintabletten zur Prophylaxe von Herz-Kreislauferkrankungen einzunehmen, basiert ebenfalls auf »wissenschaftlichen« Studien. In Wirklichkeit ist Aspirin eine hochallergene (Salizylat) Substanz. Es kann Magengeschwüre und das Reye's Syndrom hervorrufen. Wenn Kinder bei Grippe oder Windpocken Aspirin einnehmen, kann das zu schweren Krankheitserscheinungen und zum Tode führen. Viele Ergänzungsstoffe (siehe Kapitel 7) sind zur Prophylaxe von Herz-Kreislauferkrankungen viel besser als Aspirin und haben keinerlei Nebenwirkungen.

9. Hier geht es um die Behauptung, daß Cholesterin und Salz Herz-Kreislaufkrankheiten und hohen Blutdruck verursachen. Obwohl Gefäßkrankheiten mit Cholesterinablagerungen einhergehen, ist der Verzehr von Cholesterin-haltigen Nahrungsmitteln nicht die Ursache. Der Körper selbst stellt viel mehr Cholesterin her, als mit der Nahrung bei den meisten Menschen zugeführt wird. (Cholesterin ist zur Auskleidung der Blutgefäße und zur Erleichterung des Blutflusses erforderlich). Eskimos leiden nicht unter Herz-Kreislauferkrankungen, obwohl sie Nahrung zu sich nehmen (Fischtran), die sehr viel mehr Cholesterin enthält als die Cholesterin-arme Nahrung der Menschen mit Herz-Kreislauferkrankungen. Allergien, Nährstoffmangel und Stoffwechselstörungen (wie B_6 und der Aminosäure Cystein) sind als Ursache von Herz-Kreislauferkrankungen nachgewiesen.

Ebenso können die in dem Kapitel über Herz-Integration aufgeführten Nahrungsmittel hohen Blutdruck verursachen. Durch Meiden dieser Nahrungsmittel sowie der Allergene und mit Hilfe der Herzintegrationsübung läßt sich der Blutdruck normalisieren, trotz salzreicher Diät. Nationen mit sehr salzreicher Ernährung, die wenig Milchprodukte verzehren, haben meist eine geringe Inzidenz von Bluthochdruck, was unseren Punkt weiter unterstützt. Hier sind offensichtlich einige Forscher nicht in der Lage, Wechselbeziehungen von Verursachung zu unterscheiden.

10. Studien in verschiedenen Ländern (die erste war in Israel) zeigten, daß beim Ärztestreik die Todesrate stets sank! Hier ist jeder Kommentar überflüssig.

11. Die wiederholten Versuche, Ernährungs- und Nährstofftherapie, außer der von Ärzten, zu verurteilen. Die überwiegende Mehrzahl der Ärzte hat bislang noch wenig Kenntnisse über orthomolekulare Medizin.

Die Liste der Beispiele, die das problematische Vorgehen in verschiedenen Bereichen der Medizin des zwanzigsten Jahrhunderts belegen, ließe sich beliebig weiter fortsetzen. Es ist dabei immer wieder von mit wissenschaftlichen Standardmethoden erarbeiteten Forschungsergebnissen die Rede, die sich offensichtlich zu einem beträchtlichen Teil als unwissenschaftlich oder gar schädlich erweisen. Ich werde mich immer daran erinnern, wie mein Doktorvater in Physik, Prof. Max Dresden, ein international anerkannter theoretischer Physiker, erklärte, daß der »gesamte medizinische Berufsstand unwissenschaftlich« sei. Ich bin jedoch sicher, daß er heute von der neuen Generation wirklich ganzheitlich arbeitender Ärzte und von deren Resultaten beeindruckt sein würde. Prof. Dresden kam zu seinem Urteil über die gegenwärtige klinische Praxis, weil seine lebenslangen gesundheitlichen Beschwerden nie behoben werden konnten. Jahre später konnte ich ihm zeigen, daß sie durch Allergien verursacht waren. Ich bereue es heute, daß ich während meiner Physikvorlesungen für Medizinstudenten nicht mehr Wert auf das Gesamtverständnis der Medizin und weniger aufs Auswendiglernen gelegt habe.

Als ich sehr krank wurde, bekam ich selbst, sozusagen aus erster Hand, Informationen darüber, wie wenig wissenschaftlich bestimmte Bereiche der Medizin sind. Meine eigenen Erfahrungen, aber auch die von Tausenden von anderen Menschen, ließen mich zu folgendem Schluß kommen. Um auf Churchill anzuspielen — niemals haben so wenige so viel (an Prestige und Geld) an so vielen Menschen verdient, während sie doch viel zu wenig von dem wußten, was sie eigentlich tun sollten — Menschen zu helfen, wieder gesund zu werden! (Wir haben bei ganzheitlich arbeitenden Ärzten stets große Zustimmung für diese Auffassung gefunden.) Zur gleichen Zeit wird jahrtausendealtes Wissen nicht genug gewürdigt oder gar als »unwissenschaftlich« erklärt. Wir verweisen hier auf die Ökologiebalance — die schon vor mindestens 2500 Jahren bei den alten Griechen bekannt war — und die Energiebalance, die vielleicht vor 5000 Jahren schon die Chinesen kannten. Und als ebenso unwissenschaftlich wird es sich erweisen, wenn das eine ohne das andere durchgeführt wird.

Uns beeindrucken klinische Ökologen, die den Protest ihrer Kollegen riskieren, wenn sie offen aussprechen, daß die meisten Krankheiten durch schädliche Substanzen, die in den Körper eindringen, ausgelöst werden. Zweifellos lehnt ein anderer Teil der klinischen Ökologen den MBT, Meridiantherapie, chiropraktische Methoden und sogar verschiedene Ernährungsmaßnahmen nach wie vor ab. Von einigen klinischen Ökologen ist beispielsweise bekannt, daß sie sagen: »Ich habe bei Ihnen eine Rotationsdiät, Nystatin, ergänzende Präparate, Vitaminspritzen, und eine desensibilisierende Behandlung durchgeführt, und wenn es Ihnen jetzt nicht gut geht, kann man nichts mehr machen — meiden Sie das zwanzigste Jahrhundert und leben (oder sterben) Sie mit dieser Krankheit.« Das ist genau das, was man mir, wie auch vielen anderen Menschen, gesagt hat. Doch das obige Zitat ist nicht weniger schädlich und irrig, als wenn ein schulmedizinischer Onkologe seinem Krebspatienten sagt: »Ich habe bei Ihnen die beste Bestrahlung und die beste Chemotherapie durchgeführt, es tut mir leid, aber man kann nicht mehr machen; Sie haben noch drei Monate zum Leben!«

Wir möchten den klinischen Ökologen empfehlen, die Methoden und Ideen dieses Buches in ihre Behandlungspraxis aufzunehmen; entweder indem sie diese Methoden lernen oder einen gutausgebildeten Kinesiologen in ihre Praxis nehmen (oder an ihn überweisen). Mir selbst und mittlerweile vielleicht hunderttausend Menschen wurde (durch die Energiebalance) in einem Zeitraum von Minuten mehr geholfen, als wenn wir uns jahrelang mit klinischen »Standard«-Methoden hätten behandeln lassen. Es mußten in diesem Kapitel einige Dinge beim Namen genannt werden und ich hoffe sehr, daß klinische Ökologen sich dadurch nicht davon abhalten lassen, dieses Buch auch ihren Patienten zu empfehlen. Als Wissenschaftler sehe ich mich zu dieser Klarstellung gezwungen.

Wir möchten die Leser/innen darauf aufmerksam machen, daß es auch ignorante Kinesiologen gibt. Machen Sie um jeden einen Bogen, der »dauerhafte Heilungen« oder Heilmethoden, »die bei jedem« oder »bei 97,2% der Menschen« wirken, anpreist. Auch Kinesiologen müssen sich den Erkenntnissen der klinischen Ökologie auf den Gebieten Allergie, Candidiasis, Parasiten usw. zuwenden. Andernfalls hält eine Balance der Körperenergien nur kurz, das gilt im besonderen Maße bei Umweltkrankheiten. Gemeinsam angewendet werden Energie- und Ökologiebalance zu einer miteinander vernetzten Heilwissenschaft.

Was bringt die Zukunft? Wir können vorsichtigen Optimismus hegen, da ein medizinisch-pharmazeutischer Komplex längerfristig nicht tragbar erscheint. Die Menschen beginnen aufzuwachen. Ihre unbehandelten Krankheiten zwingen sie auch förmlich dazu. Immer mehr Menschen erkennen, daß Medikamente die letzte und nicht die erste Behandlungsmöglichkeit sein sollten. Die Schulmeinung mag versuchen, die Ideen und Methoden dieses Buches als alternativ, unorthodox, verschroben oder gefährlich abzustempeln. Die Wahrheit ist doch, daß gerade der Einsatz toxischer Substanzen im Körper als Therapie der Wahl neu, alternativ und gefährlich ist! Diese »alternative« Methode ist erst siebzig Jahre alt! Ihre Langzeitwirkungen bringen uns eine Menge von Problemen. Wir haben vor, das eben über ökologische Erkrankungen Gesagte auch in Industrie- und Wirtschaftskreisen besser publik zu machen. Es ist wenig sinnvoll, ein Management-Seminar für Gedächtnistraining oder Schnellesetraining zu besuchen, wenn die betreffende Person unter mentalen Störungen, Erschöpfungszuständen des Gehirns und Energieimbalancen aufgrund von Zucker, Kaffee, Weizen u. ä. leidet.

Wenn wir uns vor der potentiellen Zerstörung unserer eigenen Schöpfungen retten wollen, müssen auch die oben beschriebenen neuen (in Wirklichkeit alten) Ansätze mitaufgenommen werden. In der Physik hat es beispielsweise zwanzig Jahre gedauert, bis die Einsteinschen Gedanken akzeptiert wurden. Viele ältere Physiker mußten vorher buchstäblich erst sterben. Etwas ähnliches wird auch im Bereich der Medizin geschehen. Da über die Hälfte der Bevölkerung in den USA (trotz der kritischen Kommentare der Ärzte) Vitamine zu sich nimmt, wird die neue Ärztegeneration bald auch über diese Tendenz nachzudenken beginnen. Viele aus dieser neuen Generation werden feststellen, daß Ernährung und Nährstoffe allein nur ein Teil der Lösung sein können. Meridiansystem, Wirbelsäule und andere

Energiesysteme müssen ebenfalls zur Aufrechterhaltung der Gesundheit in gleicher Weise ausbalanciert werden.

Uns schwebt vor, daß eine mögliche Allergie gegen Nahrungsmittel und Umweltstoffe von Geburt an sorgfältig und kontinuierlich beobachtet wird. In der VR China waren nichtmedizinische »Barfußärzte« die ersten »zur Verteidigung der Gesundheit«. Mit Hilfe des MBT läßt sich die energetische und ökologische Situation überprüfen, und die Barfußärzte sind die Familienmitglieder selbst.

11

Über »Psychologie« und Methoden zum Abbau von emotionalem Streß

Wir werden hier an die Erörterungen des letzten Kapitels anschließen und darlegen, daß die Schulpsychiatrie in vielen Bereichen ein charakteristischer Bestandteil der Hauptströmung der
westlichen Medizin geblieben ist. Wir werden aufzeigen, daß
die wissenschaftlich begründeten Behandlungen der Schulpsychiatrie vielfach der konsequente Ausdruck einer problemati-
schen Methodologie sind. Wir werden dann zu dem Schluß
kommen, daß es klug wäre, diese Disziplin so nicht weiterzufüh-
ren. Es gibt genügend nichtmedizinische Berater (einschließlich
Kinesiologen), die Gesprächs- (und andere) Therapien ohne das
Risiko gefährlicher Medikamente oder anderer fragwürdiger Behandlungen anbieten. Dieses Kapitel ist wichtig, denn zu viele
Menschen mit umweltbedingten psychischen Erkrankungen
finden nie den geeigneten Behandler. Sie kommen in psychiatrische Kliniken und erhalten Psychopharmaka, Tranquilizer,
Elektroschocks usw. Da sich ein allgemeines Wohlbefinden nur
einstellt, wenn auch die Emotionen ausbalanciert sind, werden
wir noch einige Methoden zum Abbau von emotionalem Streß
aus dem HEBS-Gesamtprogramm vorstellen.
Zunächst möchten wir zeigen, daß die Begriffe »Psychologie«
und »Psychiatrie« in der Art, wie sie allgemein angewendet werden, falsche Bezeichnungen sind. Sie leiten sich von dem Wort
»Psyche« ab, einem Begriff für eine nichtkörperliche Sache.
Doch da wir alle körperliche Wesen sind und unser Verhalten
durch etwas Körperliches, das Gehirn, bestimmt wird, kann eine
nichtkörperliche Sache nicht die treibende Kraft sein. Definiti-
onsgemäß kann etwas Nichtkörperliches nicht mit etwas Kör-

perlichem interagieren. Was man beobachten und dann auch wissenschaftlich behandeln kann, ist entweder das augenfällige menschliche Verhalten oder es sind neurobiologische Studien. Die ersten Universitäten in den USA machen diesen Unterschied und haben keine »Psychologie«-Abteilungen. Vielmehr haben sie Abteilungen für die Verhaltenswissenschaften und Neurobiologie. Ein Kennzeichen von Wissenschaft ist, nur darüber zu reden, was in irgendeiner Weise meßbar ist. »Psyche« ist nicht meßbar und wahrscheinlich undefinierbar! Und das ist nicht einfach nur Semantik. Viele aus dem psychiatrischen Berufsstand wenden sich gegen Ökologie- und Energie-Modelle, weil sie letztendlich »Psyche-iater« sind und nicht richtig verstehen, worum es bei der Wissenschaft vom Verhalten geht.

Betrachten wir nun einige *Behandlungen der Schulpsychiatrie im zwanzigsten Jahrhundert*. Wir werden an Fallbeispielen zeigen, daß die schulpsychiatrischen Behandlungen nicht selten unwissenschaftlich sind und erhebliche Risiken mit sich bringen. Sie ignorieren die ökologischen, nahrungs- bzw. nährstoffbedingten und energetischen Ursachen nahezu noch völlig.

1. Insulinschock. Bis in die vierziger Jahre dieses Jahrhunderts wurde diese Methode häufig angewendet. Insulin wurde psychiatrischen Patienten zur Auslösung eines Schocks injiziert, um sie so aus der Depression und ihrem unsozialen Verhalten u. ä. herauszureißen (Schauen Sie sich den Film *Frances* an, um zu sehen, wie die politischen Anschauungen der Schauspielerin auf diese Weise und durch andere barbarische Methoden behandelt wurden). Die sehr starke, absichtlich herbeigeführte Erniedrigung des Blutzuckers war in der Tat für Gehirn und Körper ein Schock mit schrecklichen Konsequenzen für Leben und Gesundheit, so daß man diese Methode aufgab. Natürlich wurde der Insulinschock, als man ihn anwendete, als wissenschaftlich betrachtet.

2. Die »neue, verbesserte« Form der Schocktherapie ist der Elektroschock oder die Elektrokrampftherapie. Sie wird heute als »wissenschaftlich« hingestellt und als »der beste Weg«, um therapieresistente, depressive Patienten zu behandeln. Diese brillante Idee entsprang der Beobachtung, daß Epileptiker kaum oder keine Depressionen haben. Warum sollte man dann nicht einen elektrischen (epileptischen) Anfall herbeiführen? Obwohl es zu diesem Thema Studien gibt, die dies zu unterstützen scheinen, wurde bisher nichts Wissenschaftliches dazu niedergeschrieben oder durchgeführt. Während ihre medizinischen Kollegen sich der Geräte aus der Physik bedienen — wie Röntgenstrahlen, ultraviolette Strahlen zur Behandlung von Pickeln und Akne —, um körperliche Krankheiten zu behandeln, ist der Psychiater hier der Physiker, wenn er mit einem empfindlichen, komplexen, elektrochemischen Gegenstand — dem Gehirn — arbeitet. Andererseits ignoriert diese Methode die wissenschaftlich bewiesene Entdeckung, daß umweltbedingte, psychische Erkrankungen wie z. B. Depressionen durch Allergien und Nährstoffmangel ausgelöst werden können und durch Methoden, die diese Ursachen miteinbeziehen, korrigierbar sind.

Dann ist da natürlich auch noch die Tatsache, daß die Behandlung schlimmer als die Erkrankung ist! Wir werden zeigen, daß dies für nahezu alle psychiatrischen Standardbehandlungen gilt! Nebenwirkungen der Elektroschocktherapie sind Gedächtnisverlust und zombiehaftes Verhalten. (Natürlich wird jedes Jahr verkündet, daß die »neue, verbesserte« Elektroschockspannung dies nicht mehr hervorruft.) Ein Beispiel ist der große amerikanische Schriftsteller Ernest Hemingway. Man sagt, er habe sich »aus Depression« umgebracht. Tatsächlich hat er sich jedoch einer Elektroschocktherapie gegen seine Depressionen unterzogen. Aufgrund des daraus resultierenden Gedächtnisverlustes konnte er nicht mehr schreiben und nahm sich darum das Leben. Doch warum litt er überhaupt unter Depressionen? Wir können nur spekulieren, aber sein starker Alkoholkonsum zusammen mit seinem Übergewicht sprechen für sich. Das sind Anzeichen eines HAC-Syndroms. Dr. med. Randolph zeigte bereits in den dreißiger und vierziger Jahren, daß der Entzug von Allergien (und alkoholischen Getränken) in einen depressiven Zustand mündet. Alkohol führt auch zu Nährstoffmangel, der von Depressionen begleitet ist. Durch eine Nährstofftherapie sowie ökologische und energetische Balancierungsmethoden hätte Hemingway leicht seine Depressionen loswerden können. Das gleiche gilt für viele andere ökologisch Kranke, die hypothetischerweise unter »psychiatrischen« Krankheiten leiden.

3. Schizophrenie. Die Schulpsychiatrie war bislang nicht in der Lage, eine einheitliche Definition vorzulegen! Absurde Gedankengebäude wurden aufgestellt, und chemische Behandlungen haben selten funktioniert. Unter den ersten Arbeiten zu diesem Thema fanden sich Aufzählungen der Symptome auf der Basis von Klinikbeobachtungen. Dazu gehörten Aussagen der Patienten, daß »die Nahrung sie vergifte« und daß sie Gasöfen auf Hunderte von Metern Entfernung riechen könnten. Einige Psychiater sind hier über die üblichen Vorstellungen hinausgegangen und haben sich der klinischen Ökologie angenommen. Später haben dann psychiatrische Zeitschriften der Veröffentlichung von Artikeln, in denen eine Verbindung zwischen Weizen- und Milchallergien und Schizophrenie hergestellt wurde, zugestimmt. (In Seminaren sagen wir immer, daß 10% aller Psychiater den Zusammenhang zwischen Weizen- und Milchallergie und Schizophrenie akzeptieren und die restlichen 90% Weizen und Milch verzehren.)

4. Die, wie Prof. Dresden sich auszudrücken pflegte, intellektuelle »Verführung« der westlichen Medizin schlechthin durch die Vorstellungen von Sigmund Freud und seinen Anhängern in der

psychoanalytischen Bewegung. Die Theorien und Behandlungen von Freud, Jung und den Neo-Freudianern wurden besonders in den USA sehr schnell übernommen. Warum? Wir können es schon ahnen. Wenn Sie Ihren Analytiker fünf Jahre lang ein- oder mehrmals wöchentlich aufsuchen müssen, um sich besser zu fühlen, werden Sie sicherlich ihn und gleichzeitig auch Ihre eigenen Phantasien bereichern. Das Buch *The Psychological Society* (Die psychologische Gesellschaft) von Martin L. Gross legt dar, daß die Theorien der Analytiker über das Unterbewußtsein äußerst fragwürdig sind. In diesem Buch fehlt allerdings der Punkt, daß in diesem Jahrhundert bereits die Anfänge einer großen Theorie über menschliches Verhalten mit B. F. Skinner gemacht wurden. Skinner legte sehr viel Wert darauf, ausschließlich zu beobachtende Dinge zu diskutieren und zu testen — er ist unserer Meinung nach der erste Wissenschaftler des menschlichen Verhaltens. Ein einfaches Beispiel zu den Vorstellungen der Psychoanalytiker und Skinners Verständnis vom Verhalten über das Phänomen des Spielers zeigt, was wir hier zum Ausdruck bringen wollen. Der Analytiker wird z. B. erklären, dieses Verhalten gehe auf ein schwieriges Sauberkeitstraining in der Kindheit zurück. Skinner würde das Belohnungsschema eines Spielers untersuchen. Ein unregelmäßiges Belohnungsschema kann bei Labormäusen und auch beim Menschen »eine Sucht« auslösen. Wenn die Maus einen Knopf einmal drückt und dann anschließend (mit Futter) belohnt wird, wird sie den Knopf auch fünfmal ohne Belohnung drücken. Wird sie dann neuerlich belohnt, drückt sie den Knopf vielleicht fünfundzwanzigmal, bevor sie aufgibt — es sei denn, sie erhält die Belohnung. Ganz ähnlich kann auch ein Mensch durch unregelmäßige Gewinne über ein entsprechendes veränderliches Belohnungsschema abhängig werden. Und die Behandlung braucht nicht Jahre zu dauern. Man bedient sich dabei der Methoden des Behaviorismus, um die eine Verhaltensweise zu löschen und eine andere anzunehmen. Es ist also nicht nötig, daß Sie sich Ihres Sauberkeitstrainings bewußt werden, um Ihr Spielerverhalten zu ändern.

Wir sind der Ansicht, daß viele Spieler unter Hypoglykämie und Allergien leiden. Denken Sie nur an Kaffee, Zucker und Zigaretten. Skinner selbst hat über diesen Aspekt nicht gesprochen und auch keine Untersuchungen dieser Variablen vorgenommen.

Auch im östlichen Bereich gibt es Menschen, die dem Skinnerschen Ansatz verwandte Anschauungen entwickelt haben. Khrishnamurti z. B. untersucht alle Dinge stets mit einer analogen Logik. Wenn beispielsweise jemand zu ihm kommt und klagt, er wolle seinen Neid überwinden, wie es seine Freunde getan haben, würde er einfach nur zeigen, daß dieser Wunsch ein anderes Beispiel für den eigentlichen Neid ist. Skinner hätte von einer bedingten Reaktion gesprochen. Prinzipiell sagen beide die gleichen Dinge. Khrishnamurti schrieb ein Buch »*Fear of the Unknown*« (Die Angst vor dem Unbekannten). Während jeder über die Angst vor dem Unbekannten schreibt, weiß er es besser. Skinner würde in seiner Sprache sagen, daß man Angst nur als bedingte Reaktion haben kann, nicht als eine abstrakte Furcht.

5. Der Einsatz von Retalin® oder anderen Medikamenten, um hyperaktive Kinder »zu beruhigen«. Hier werden Kinder, natürlich wieder mit wissenschaftlicher Absicherung, routinemäßig unter Drogen gesetzt. Bereits in den siebziger Jahren konstatierte Dr. med. Feingold einen Zusammenhang zwischen Hyperaktivität und Allergien. Daß Allergien die Ursache von Hyperaktivität bei Kindern sein können, ist in der Fachliteratur bereits seit sechzig Jahren bekannt. Es wurde damals vom »Anspannungs-Ermüdungs-Syndrom« gesprochen. Die Forschungsarbeiten wurden später präziser und es konnte gezeigt werden, daß

prinzipiell jede Allergie Hyperaktivität hervorrufen kann. Die Feingoldsche Hypothese konnte in der Zwischenzeit durch verschiedene Studien nachdrücklich bestätigt werden. Die Hauptströmung in der Psychiatrie hat diese Forschungsergebnisse der orthomolekularen Psychiatrie leider noch nicht ausreichend zur Kenntnis genommen. Sie hält weiter an der medikamentösen Behandlung fest und geht davon aus, daß Allergien nicht beteiligt sind. In den von schulpsychiatrischer Seite vorgelegten Studien sind einige Verfahrensfehler nachweisbar, die zu widersprüchlichen Untersuchungsresultaten geführt haben. So wurde z. B. eine Diät gegeben, die nicht völlig frei von Salizylaten war oder die Diät enthielt viel Zucker und andere bekanntermaßen verhaltensändernde Nahrungsmittel. In anderen Studien läßt sich eine zu niedrig gesetzte Dosierung der verabreichten künstlichen Farbstoffe oder anderer synthetischer Nahrungsadditive nachweisen. Eltern und Lehrer sollten gegen das routinemäßige Verschreiben von Medikamenten bei Kindern ankämpfen. Die Nebenwirkungen auf das Gehirn werden häufig unterschätzt. Der Glaube, daß Medikamente die einzig verfügbare Therapie sind, ist bei Eltern, Lehrern und Kindern leider oft noch stark verbreitet.

6. »Psychochirurgie«. Wir setzen das Wort in Anführungsstriche, denn es ist eine falsche Bezeichnung. Nicht die »Psyche« wird operiert, sondern das Gehirn! Dazu gehören in erster Linie verschiedene Lobotomieoperationen — sie durchtrennen das Corpus callosum, das, wie Sie sich erinnern, die beiden Hirnhälften verbindet. Hier wird die Verbindung zwischen den beiden wichtigen Hirnteilen für immer zerstört. Diese Operation wurde dann durchgeführt, wenn die Elektroschocktherapie wirkungslos war, oder wenn sich das ungewöhnliche Verhalten anders nicht abstellen ließ; diese Methode wird heute noch praktiziert, wenn epileptische Anfälle sich nicht durch Medikamen-

te beseitigen lassen. Wir fügen hinzu, daß antiepileptische Medikamente langfristig nicht wirken können, wenn die Ursachen der Anfälle umwelt- oder nährstoffmangelbedingt sind. Die traurige Seite dabei ist, daß bereits wissenschaftliche Arbeiten vorliegen, wie sich durch bestimmte Ergänzungsstoffe — z. B. die Aminosäure Taurin — Anfälle wirksam verhindern lassen.

7. Die Anwendung von Medikamenten in der Psychiatrie ist ein eindeutiger Beleg für die Annahme, daß im Gehirn eine biochemische Anomalie vorliegt. Die Forschung muß es sich zur Aufgabe machen, die wirklichen Ursachen eines biochemischen Defekts zu finden. Depression, Schizophrenie, Paranoia, Autismus, Anorexie und buchstäblich alle anderen psychischen Erkrankungen sind häufig, wie klinische Ökologen und Experten für Nährstofftherapie nachweisen konnten, bedingt durch Nährstoffimbalancen und umweltbedingte Faktoren. Allmählich werden der Bevölkerung die Nebenwirkungen von »psychoaktiven« Medikamenten bekannt. Dazu gehören Gesichtszuckungen, Muskelzittern, Immunsuppression und ein zombiehaftes Verhalten. Aus ökologischer Sicht ergibt sich, daß diese Medikamente langfristig nicht wirken können, bzw. daß die allergische Person auch auf diese Mittel als Folge der täglichen Einnahme allergisch wird! (Vom Valium ist bekannt, daß es bei vielen Menschen einige Tage oder Wochen nach der Einnahme zu Erregbarkeit und Unruhe führt.) Hier wird einem bereits überlasteten System noch ein weiteres Gift verabreicht.

8. »Es muß psychisch sein«. Der Satz, den jeder ökologisch Kranke schon einmal gesagt bekommen hat. Wieder deutet der Satz an, daß der Arzt das gesamte medizinische Wissen über die »körperlichen« Krankheiten besitzt. Die Aussage »Es muß psychisch sein« wird häufig verwendet, auch wenn es im Vorbericht keinen Hinweis auf eine emotionale Störung gibt und sogar,

wenn dieser Punkt überhaupt nicht untersucht wird. Das ist echte Quacksalberei! Die Patienten sind daher gezwungen, sich entweder den Behandlungsmethoden der Psychiatrie zu unterziehen oder selbst eine Lösung zu finden. Andere Varianten dieses Satzes lauten »das liegt am Streß« oder »das ist psychosomatisch«. Auch hier wieder gelten dieselben Einwände wie oben. »Somatopsychisch« wäre ein viel korrekterer Begriff, denn die ursächliche Beziehung liegt so ausgedrückt — näher an der Wahrheit. Aber selbst »somatopsychisch« ist eine falsche Bezeichnung, weil damit eine Trennung von »Psyche« und Körper zum Ausdruck gebracht wird. Jedoch ist die »Psyche« in Wirklichkeit das Gehirn, und dies wiederum Teil des Körpers. Auf jene letztere Tatsache wird von Psychiatern angespielt, denn sie verwenden zunehmend chemische Substanzen, die das Gehirn verändern.

9. »Gesprächstherapien« funktionieren mindestens genauso gut wie »Psychotherapien«. Studien haben gezeigt, daß einfach durch Gespräche über Probleme mit einem Freund, einer Freundin oder einem Verwandten emotionale Krankheiten mindestens genauso gut (und sehr viel schneller) wie durch eine Psychoanalyse korrigiert werden. Und wenn kein Freund greifbar ist, können Psychologen oder andere professionelle Helfer kontaktiert werden. Damit soll nicht gesagt werden, daß eine Wissenschaft vom menschlichen Verhalten überflüssig ist. Sie ist es sicher nicht, nur sollten auch die chemischen Komponenten mit einbezogen werden.
Zweifellos werden Angstgefühle oft auch durch das HAC-Syndrom ausgelöst. Die ausgeprägten Effekte, die ein gestörter Blutzuckerspiegel (mit Beteiligung der Nebennieren), Allergien, Candidiasis, Nährstoffmangel u. ä. auf das Gehirn haben, sind wissenschaftlich nachgewiesen. Sie sind Ursache für eine gestörte Biochemie im Gehirn, die die Schulpsychiatrie mit noch all-

ergeneren und giftigeren Substanzen zu korrigieren versucht. Die Tatsache, daß diese Medikamente in den letzten beiden Jahrzehnten so stark eingesetzt worden sind, signalisiert indirekt, daß die Psychiatrie schließlich selbst erkennt, wie wenig Modelle, die psychischen Erkrankungen isoliert betrachten, in der Lage sind, solche Störungen zu heilen. Diese Offenkundigkeit wird bald zu der Erkenntnis führen, daß das Gehirn das gegen ökologische Imbalancen und Nährstoffunausgewogenheiten empfindlichste Organ des Körpers ist.

Die Betroffenen und die beteiligten Psychologen sollten, wenn emotionale Probleme auftreten, zunächst nach ökologischen und energetischen Faktoren sowie nach Nährstoffimbalancen suchen. Für psychisch kranke Menschen ist es also sehr wichtig, daß sie einen Psychologen bzw. Psychiater finden, der mit den umweltbedingten Ursachen psychischer Erkrankungen vertraut ist. Seien Sie auch kritisch bei ganzheitlich arbeitenden Behandlern. Viele von ihnen sind der Meinung, daß Emotionen so gut wie alle Krankheiten verursachen. Dazu gehören dann auch Krebs und Herzkreislaufkrankheiten. Wir haben bereits dargelegt, daß das nicht stimmt. Vor unserem Jahrhundert waren Krebs und Herzkreislauferkrankungen buchstäblich unbekannt, ungeachtet der Tatsache, daß die emotionalen Stressoren mindestens genauso groß waren. Gegenwärtig müssen sich die meisten Menschen z. B. nicht durch Krieg, Hunger, Säuglings-(oder Mütter-)Sterblichkeit beunruhigt fühlen. Es gibt heute im Gegensatz zu früher — als Krebs und andere degenerative Erkrankungen noch nicht vorkamen — sehr viel weniger lebensbedrohenden emotionalen Streß. Natürlich ist es bei einer Krankheit ganz wichtig, festzustellen, ob emotionaler Streß Ursache, Ergebnis oder ein die biochemische Imbalance des Körpers begleitender Vorgang ist. Die Geschichte der westlichen Medizin zeigt, daß, wann immer die Ätiologie einer Krankheit unsicher war, Emotionen dafür verantwortlich gemacht wurden. Vor hundert Jahren hatte die Tuberkulose ihr »typisches Persönlichkeitsprofil«. Heute sagt man von Krebspatienten, daß sie dem Krebs erliegen, wenn sie ein bestimmtes (depressives) emotionales Profil haben. Doch kürzlich hat man herausgefunden, daß solche Depressionen durch chemische Stoffe, die der Tumor aussondert, verursacht werden! Bei einer sorgfältigen Untersuchung erweist sich eine chronische emotionale Imbalance meist als das Resultat einer biochemischen Imbalance. Sie werden wahrscheinlich auch einen Menschen kennen, der schreckliche Dinge durchgemacht und trotzdem seine Liebenswürdigkeit behalten hat. Wie kann ein Mensch eine Nation regieren, ohne am »Streß« zu zerbrechen, während ein anderer es zu »stressig« findet, das Haus zu verlassen? Eindeutig ist hier nicht der Streß, sondern die biochemische und energetische Situation der betroffenen Personen dafür verantwortlich. Dies entspricht der Erkenntnis, daß im allgemeinen der Zustand des Immunsystems und nicht der Keim der ausschlaggebende Faktor für eine Erkrankung ist.

Wir werden im folgenden sehen, daß der MBT in Verbindung mit einer Energiebalance eine äußerst effektive Methode ist, ein emotionales Problem aufzudecken und zu korrigieren.

Die im Zusammenhang mit einem emotionalen Problem zuerst zu untersuchenden Körperenergien haben verschiedene Bezeichnungen. Sie werden als **Tibetische Acht, Energiefluß in Form einer Acht, Überenergie oder »Psychologische Umkehrung«** bezeichnet. Wir sind der Meinung, es handelt sich dabei um die gleichen (oder zumindest verwandte) Energien. Vor Tausenden von Jahren haben die Tibeter entdeckt, daß es Energien gibt, die in der Form einer Acht um den Körper fließen. Kürzlich haben Kinesiologen und Psychologen herausgefunden, daß es bei einer Imbalance dieser Körperenergien zur Überenergie oder einer sogenannten »psychologischen Umkehrung« kommen kann. Es kann ein generelles Umkehrproblem vorliegen, dieses betrifft die grundsätzliche Einstellung zum Leben, oder es liegt eine Umkehrung vor, die nur einen speziellen Bereich betrifft.

Sie sollten in Zukunft den folgenden Test und die betreffende Korrektur durchführen, noch bevor Sie Ihre Körperenergien in den drei Achsen einschalten, durch Massage der drei Punktkombinationen (siehe Switching-Korrektur im Kapitel 5). Um zu überprüfen, ob ein allgemeines Umkehrproblem (oder auch Meridianumkehrproblem genannt) vorliegt, lassen Sie die zu testende Person sagen: »Ich möchte gesund sein«, und testen unmittelbar danach den Indikatormuskel. Anschließend lassen Sie die Testperson den Satz sagen: »Ich möchte krank sein«. Die erste Aussage sollte sich im Test als stark erweisen, die zweite als schwach.

Wir wenden hier den MBT als echten Feedback-Mechanismus an. Im balancierten Zustand bedeutet ein starker Muskeltest auf eine Aussage »Ja« bzw. »Es ist wahr« und eine schwache Muskelreaktion meint »Nein« oder »Es ist nicht wahr«.

Dies entspricht einem Lügendetektor, der die Aufrichtigkeit einer Person über die elektrische Leitfähigkeit der Hautzellen nach verschiedenen Aussagen mißt. Wenn daher »Ich möchte gesund sein« schwach und »Ich möchte krank sein« stark testet, liegt eine Imbalance im Energiefluß der Tibetischen Acht oder eine Überenergie vor. Sie wird auch als »Psychologische Umkehrung« bezeichnet, weil sie sich, wenn sie nicht korrigiert wird, in einem »umgekehrten«, negativen oder zerstörerischen Verhalten manifestieren kann. Jedoch ist das nicht wirklich »psychologisch«, weil die Energieimbalance nicht auf der mentalen Ebene liegt. Dieser Zustand läßt sich vergleichen mit jemandem, der vierundzwanzig Stunden ununterbrochen gearbeitet hat. Darf die betreffende Person dann endlich zu Bett gehen, ist sie zu übermüdet, um einzuschlafen!

Mit Hilfe von verschiedenen kinesiologischen Methoden können wir diese Imbalance korrigieren. Es war der Physiker Dr. Wayne Cook, der als erster zur Behandlung dieser Imbalance den Körper in die Form einer Acht legte, die sogenannte Wayne-Cook-Methode. Die folgende Position ist eine Variation der Wayne-Cook-Methode und stammt von einem Kinesiologen namens Tietsworth. Für die meisten Menschen geht die Korrektur folgendermaßen (siehe Abbildung 34).

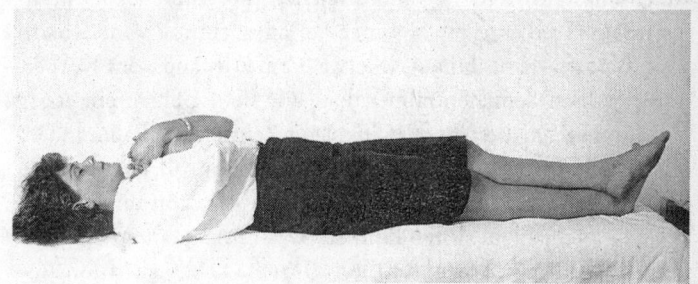

Abbildung 34: Der Körper in der Form einer Acht

Legen Sie den linken Fuß (Knöchel) über den rechten, strecken Sie dann die Hände nach vorne, wobei sich die Handrücken berühren. Dann bringen Sie die rechte Hand über die linke, so daß schließlich die Handflächen aufeinanderliegen. Danach falten Sie in dieser Position die Hände und ziehen die so gefalteten Hände zur Brust, so daß sich zum Schluß die linke Hand über der rechten befindet. Beim Einatmen lassen Sie Ihre Zunge gegen den vorderen Gaumen (hinter die beiden Vorderzähne) fallen. Beim Ausatmen liegt die Zunge am hinteren Gaumen. Machen Sie das ein oder zwei Minuten lang und testen sie dann die beiden oben genannten Aussagen erneut. »Ich möchte gesund sein« sollte jetzt stark testen und »Ich möchte krank sein« sollte schwach testen. Bei etwa 5% der Bevölkerung muß die Wayne-Cook-Methode umgekehrt ausgeführt werden. Das heißt, legen

Sie den rechten Knöchel über den linken Knöchel und die linke Hand zu Beginn über die rechte, bevor Sie die Hände falten.

Wenden wir uns jetzt dem Umkehrproblem bzw. der Überenergie in einem speziellen Lebensbereich zu. Wenn z. B. eine Person Examensängste hat oder befürchtet, Candida zu haben, lassen Sie die Testperson die sie belastende Situation in Gedanken durchgehen (oder einen Satz sagen wie: »Ich möchte meine Examensangst loswerden«) und streichen Sie dann den Zentralmeridian (Lenkergefäß) in seiner Verlaufsrichtung vom Schambein bis zum Kinn hinauf, in etwa 3 cm Abstand vom Körper. Da zwischen dem Zentralmeridian und dem Gehirn ein enger Zusammenhang besteht, erhalten jetzt Zentralmeridian und Gehirn mehr Energie. Ist die zu testende Person für das spezielle Lebensproblem ausbalanciert, wird diese Situation ihr Energiegleichgewicht nicht stören können. Das Entlangfahren des Zentralmeridians wird einen für diese spezielle Lebenssituation ausbalancierten Menschen sogar weiter stärken. Reagiert der Partner auf den Stressor jedoch mit Überenergie, wird der Indikatormuskel schwach testen. Die betreffende Person kann ein Mehr an Energie nicht mehr handhaben. Sie ist bereits überenergetisiert, und das Faß läuft sozusagen über.

Die Behandlung bei einem Umkehrproblem für einen speziellen Lebensbereich besteht darin, für etwa zwei Minuten den Körper in die Form einer Acht zu bringen (Wayne-Cook-Methode). Dabei können Sie sitzen, liegen oder stehen. Lassen Sie Ihren Partner währenddessen die Situation nochmals in Gedanken durchgehen oder eine Aussage machen wie: »Ich möchte meine Examensangst loswerden«. Streichen Sie dabei den Zentralmeridian mehrmals hinauf und testen Sie den Indikatormuskel. Nun sollte er stark testen. Beachten Sie, daß hier nicht primär ein emotionales Problem korrigiert wird, sondern die dabei entstehende Überenergie. Die erste Behandlung bringt also eine generelle Überenergie bzw. Umkehrung in Ordnung, während die zweite Behandlung eine Korrektur ist für ein spezielles Lebensereignis, für das die Energie der betreffenden Person umgekehrt ist.

Emotionale Belastungen können auf verschiedene Weise behandelt werden. Die erste Methode heißt **Emotionale Streßreduzierung** oder kurz **ESR**. Siehe Abbildung 35.

Der Tester hält dabei mit den Fingerkuppen leicht zwei Punkte zwischen Augenbrauenmitte und dem Haaransatz, die sogenannten Stirnbeinhöcker. Das sind Punkte, die viele Menschen intuitiv berühren, wenn sie sehr gestreßt sind. Halten Sie die Stirnbeinhöcker vorsichtig mit den Fingerkuppen für etwa zwanzig Sekunden. Vielleicht spüren Sie auch einen Kapillar-

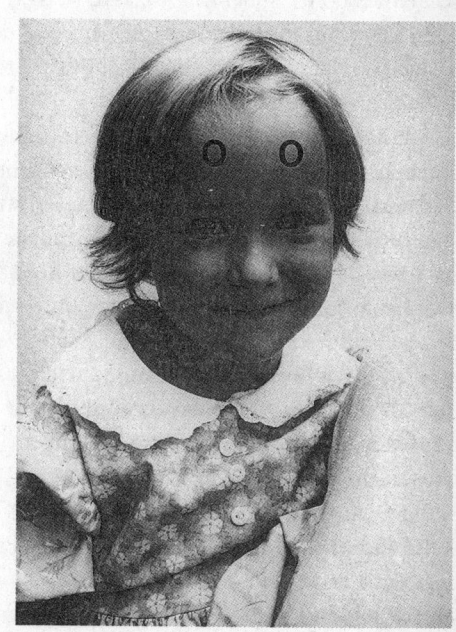

Abbildung 35: Punkte
für eine emotionale
Streßreduzierung
(ESR-Punkte) auf den
Stirnbeinhöckern

puls unter den Fingerkuppen oder wie die beiden Kapillarpulse sich anzugleichen beginnen. Das Halten dieser beiden neurovaskularen Kontaktpunkte ist eine kinesiologische Methode, um den Energiefluß des Magenmeridians zu korrigieren (siehe auch J. Thie: Gesund durch Berühren). Man nimmt an, daß das Halten der ESR-Punkte dem Vorderhirn wieder Energie zuführt, so daß die betreffende Person sich wieder bewußt mit der Situation auseinandersetzen kann. Bei Streß ist das Vorderhirn praktisch »abgeschaltet«, der Körper und die betreffenden Hinterhirnbereiche stellen sich, um zu überleben, zunächst auf eine Kampf-Flucht-Reaktion ein. Sie können die ESR-Punkte bei einer Behandlung auch über einen längeren Zeitraum halten. Während Sie jetzt die ESR-Punkte halten, geht Ihr Partner durch die betreffende, belastende Situation entweder in Gedanken oder indem er erzählt, was in dieser Situation geschieht. Danach sollte ein großer Teil der emotionalen Belastung verschwunden sein. Falls nötig, wird der Prozeß wiederholt.

Jeder kann dieses Vorgehen auch an sich selbst vor, während oder nach einer Streßsituation durchführen. Kinesiologische Korrekturen funktionieren meist besser, wenn eine andere Person die Balance durchführt, die behandelte Person ist dann einfach entspannter. Die Reaktionen der Betreffenden auf eine emotionale Streßreduzierung sind sehr unterschiedlich. Einige fühlen sich angeregt oder beschwingt, andere sind ganz entspannt, wie nach einem erfrischenden Schlaf. Zum Schluß testen Sie wieder den Indikatormuskel, während Ihr Partner sich die betreffende Streßsituation vorstellt, um zu überprüfen, ob das emotionale Problem gelöst worden ist.

Eine **Behandlung für Phobien** hat der Psychologe Dr. Roger Callahan in seinem Buch *Leben ohne Phobien* dargestellt. Nach vielen Jahren Praxis mit verschiedenen Standardtherapien fand

Callahan, daß es für seine Patienten eigentlich keine wirkungsvolle Phobiebehandlung gab. Er entdeckte dann, daß sich die jeweilige Phobie oder die überenergetische Reaktion in verschiedenen Akupunkturmeridianen festgesetzt hatte. In seinem Buch werden besonders der Magen- und der Milz-Pankreas-Meridian hervorgehoben, doch sind in einigen Fällen auch andere Meridiane betroffen.

Callahan fragt zunächst, ob eine »psychologische Umkehrung« vorliegt (wie oben beschrieben) und korrigiert sie durch Klopfen verschiedener Akupunkturpunkte, auf die hier nicht näher eingegangen wird, da sich die Wayne-Cook-Methode nach unserer Erfahrung genauso gut bewährt hat. Dieses Vorgehen bewirkt eine *Balance von Magen- und Pankreas-Meridian*. Wenn Ihnen ein Problem auf den Magen schlägt (bekommen Sie vor Prüfungen einen nervösen Magen?), klopfen Sie den Behandlungspunkt Magen 1, eine Stelle unterhalb des Auges. Der Punkt Magen 1 liegt genau am unteren Augenhöhlenrand. Klopfen Sie gleichzeitig beide Seiten mit den Fingerspitzen etwa dreißig Sekunden lang, während Ihr Partner dabei an das emotionale Problem oder die betreffende Phobie denkt. (Eine Phobie ist in Wirklichkeit jede chronische Angst — und fast jeder von uns hat davon einige! Wenn Sie glauben, davon frei zu sein, haben Sie wahrscheinlich noch eine mehr.) Klopfen Sie mehrmals in der Sekunde mit mäßigem Druck den Behandlungspunkt Magen 1, ohne die Augen zu berühren. Es ist dabei sehr hilfreich, in einem Walzertakt, hart, weich, weich zu klopfen. Um den Prozeß noch zu intensivieren, kann Ihr Partner, während er an das emotionale Problem denkt und Sie die Behandlungspunkte klopfen, noch zusätzlich die Augen mit und dann gegen den Uhrzeigersinn kreisen lassen. Dabei sind die Augen zuerst geöffnet und im zweiten Durchgang dann geschlossen. Testen Sie erneut den Indikatormuskel Ihres Partners, während dieser an das emotionale Problem oder die Phobie denkt. Sofern die psychologische Umkehrung vorher getestet und korrigiert worden war, sollte der Arm jetzt stark sein.

Bei manchen Menschen hat sich die Überenergie im Pankreas-Meridian (fälschlicherweise auch als Milz-Meridian bezeichnet, wie Sie sich erinnern) »festgesetzt«. Wenn Sie ein Zittern bei einem bestimmten Problem spüren, so ist das wahrscheinlich ein Indiz dafür, daß die Energie in diesem Meridian blockiert ist. Die Korrektur erfolgt wieder durch Klopfen, doch in diesem Fall am Ende des Pankreas-Meridians. Sie finden diesen Punkt, indem Sie den Ellenbogen rechtwinklig beugen. Der Behandlungspunkt ist dort, wo die Ellbogenfalte auf die seitlichen Rippen trifft (zwischen 6. und 7. Rippe, auf der vorderen Axillarlinie). Dieser Behandlungspunkt, Milz 21, wird auch für die Korrektur der »Blutchemie« verwendet (wir verweisen hier zurück auf Abbildung 28). Wie wissen wir aber, ob das Problem im Magen oder Pankreas-Meridian sitzt? Fordern Sie die Testperson auf, an das emotionale Problem zu denken, während Sie den Punkt unter den Augen berühren. Danach berühren Sie den Punkt zwischen der 6. und 7. Rippe (Milz 21). Der Punkt, der vorübergehend den Arm stark macht, ist auch der, bei dem die Korrektur erfolgt.

Callahan hat lebenslange Phobien vor Schlangen, Ratten, großen Höhen, Autofahren, Spritzen, Leitern u. ä. in Minuten geheilt. Diese Korrektur kann unter Umständen wirksamer sein als die ESR-Korrektur. Die Darstellung der Behandlungsmethoden sollte deutlich gemacht haben, daß von seiten der angewandten Kinesiologie mittlerweile sehr wirkungsvolle Methoden zur Auffindung, aber auch zur Korrektur von emotionalen Problemen vorgelegt werden konnten. Besonders ökologisch Kranke, und nicht wenige in der allgemeinen Bevölkerung, leiden unter vielfachen emotionalen Belastungen. Callahan behauptet, daß der Agoraphobie (eine ständige nervöse Angst) wahrscheinlich eine Hypoglykämie zugrundeliegt und daß in diesem Fall die eben dargestellten Meridian-Emotions-Korrekturen nicht funktionieren. Besuchen Sie einmal eine Agoraphobie-Selbst-hilfegruppe. Sie werden sehen, daß nahezu 100% der Teilnehmer rauchen oder Kaffee trinken. Kein Wunder, daß sie unter Agoraphobie leiden. Wie bereits weiter oben ausgeführt, sind biochemische Imbalancen offenbar weit häufiger, als bislang angenommen wurde, die Ursache für emotionale Störungen. Die Art, wie psychologische Prozesse ablaufen, kann trügerisch sein und wird auch von professionellen Beratern oftmals falsch interpretiert. Beispielsweise konnten wir beobachten, wie junge Männer, die unter einer starken chemischen Imbalance litten, sich als homosexuell bezeichneten, weil sie ihr Verhalten nicht richtig interpretieren konnten. Im allgemeinen waren sie, bedingt durch das HAC-Syndrom (Hypoglykämie/Allergien/Candidiasis), sehr nervös.

Der Anblick einer jungen Frau führte bei ihnen zu noch größerer Unruhe. Der Anblick eines Mannes löste weit weniger nervöse Unruhe aus, und ihr durch das HAC-Syndrom ohnehin geschwächtes Nervensystem wurde nicht noch weiter aus dem Gleichgewicht geworfen. Die falsche Interpretation biochemischer Imbalancen als »tiefe emotionale Gefühle« ist leider viel zu häufig anzutreffen.

Ein anderes Beispiel ist ein Sohn, der mit seiner Mutter nicht zurechtkommt. Psychoanalytiker mögen darin einen Fall von »Ödipus-Komplex« sehen. Wenn jedoch der Sohn unter bestimmten Ausprägungen des HAC-Syndroms leidet, wird er mit niemandem zurechtkommen, der die meiste Zeit um ihn herum ist. Diese Person entpuppt sich (meist) als die Mutter. Nur zu häufig wird der Streß der ersten Lebensjahre als Auslöser angesehen. Das ist sehr einfach, wenn das Heranwachsen traumatisch war. Doch kann der einzelne genausogut unter genetisch vorbestimmten emotionalen Störungen aufgrund von chemischen oder Energieimbalancen leiden. Auch können sich die Eltern, bedingt durch ihre eigenen Energie- und Ökologieimbalancen, dem Kind nicht so zugewendet haben, wie sie es vielleicht gerne getan hätten.

Gerade nach einer Korrektur von Ökologie- und Nährstoffimbalancen ist eine emotionale Behandlung manchmal besonders wichtig, um bestimmte konditionierte Verhaltensweisen im Zusammenhang mit Essen, Trinken, etwas Einatmen u. a. zu verändern. Tatsächlich können einige Allergieformen bei »Allround-Allergikern« auch Phobien sein oder ein Teil des Stresses ist emotional und ökologisch bedingt. Wir vertreten hierbei jedoch die Auffassung, daß der ökologische Faktor letztlich ausschlaggebend ist. Psychologen, die diesen Faktor miteinbeziehen, haben erhebliche Verbesserungen in ihrer Arbeit registriert. Wir benötigen mehr und nicht weniger solcher Fachleute. Doch, wie bereits oben gesagt, sollten vor den psychologischen ökologische und energetische Faktoren zuerst in Betracht gezogen werden. Fachleute sollten vor allem unterstützend wirken, da eine Änderung von Eß- und Suchtverhalten oft mit erheblichem Streß verbunden ist.

Es gibt nur wenige ökologisch kranke Menschen, die nicht bei ihrer Diät mogeln. Ich bin der Meinung, daß das Peter-Prinzip auch hier eine Rolle spielt. Das Peter-Prinzip bezieht sich ursprünglich auf den Aufstieg auf einer Karriereleiter. Eine Person wird wegen ihrer guten Leistungen befördert, bis sie eine Stufe erreicht, die ihre Fähigkeiten übersteigt. Sie bleibt dann auf einer Stufe stehen, auf der sie inkompetent ist! Ähnlich mogeln auch viele mit ihrer Diät, was sie zwar nicht gerade umbringt, doch sie gelangen dabei nie an einen Punkt, an dem sie sich richtig wohl fühlen. Die Methoden dieses Buches geben Ihnen hierzu brauchbare Werkzeuge in die Hand.

Ich habe jetzt auch eine Selbsthypnose- und Entspannungskassette speziell für Allergien und Candidiasis herausgebracht. Psychologen sagen uns, daß es dreißig Tage dauert, um eine Gewohnheit zu ändern. Ursache dafür kann der Einfluß des Mondes sein, wie es zum Beispiel beim Monatszyklus von Frauen ganz offensichtlich ist. Während dieser Zeit brauchen wir jede nur mögliche Hilfe (das Nahrungsmittel, von dem Sie nicht lassen können, ist wahrscheinlich Ihre schlimmste Allergie). Diese Kassette unterstützt Sie während der Änderung Ihrer Ernährungs- und Lebensweise und auch bei den Korrekturen dieses Buches. Die Kassette hilft Ihnen, den Teufelskreis, Essen als Belohnung anzusehen, zu durchbrechen und bestärkt Sie darin, in anderen Dingen Belohnung zu finden (Freunde, Freundinnen, Unterhaltung u. a.). Außerdem gibt es zu diesem Buch noch zwei 90-Minuten-Kassetten in englischer Sprache. Sie ermöglichen ein mehr passives Lernen durch Zuhören für all diejenigen, die zu beschäftigt sind oder lieber den Inhalt des Buches auf diesem Wege lernen wollen. Sie können natürlich auch gemeinsam mit Freunden oder im Familienkreis diese Kassetten hören und so den Inhalt des Buches aufnehmen. Eine deutsche Ausgabe befindet sich in Vorbereitung. Näheres dazu bei der deutschen Kontaktstelle für HEBS (siehe Anhänge D und E).

12

Neueste HEBS-Forschungsergebnisse und Tips

In diesem Kapitel werden wir einige meiner Entdeckungen darlegen, die für das Wohlbefinden ökologisch Kranker eine große
Rolle spielen können. Viele dieser Faktoren wurden bisher nur
in HEBS-Seminaren oder in *The HEBS Scientist*, unserem Mitteilungsblatt, erwähnt.

Ich habe beobachtet, daß viele ökologisch Kranke eine bemerkenswerte **Wetterfühligkeit** haben. Insbesondere kann bei diesen Menschen diese Überempfindlichkeit mit Reaktionen auf
Nahrungsmittel zusammenfallen. Viele Klienten wurden aufge-
fordert, das zu überprüfen und fanden heraus, daß sie bei »gu-
tem« Wetter mogeln konnten und trotzdem auf ein paar ihrer
schlimmsten Nahrungsmittel kaum reagierten, und daß sie bei
»schlechtem« Wetter sogar auf ungefährliche Nahrungsmittel
zu reagieren schienen. Die Wetterbedingungen führen vielleicht
zu einer gesteigerten Permeabilität von Allergenen oder beeinträchtigen ökologisch Kranke auf andere Weise. »Schlechtes«
Wetter scheint das Fallen des Barometerdruckes zu sein, was häufig mit einer hohen oder ansteigenden Luftfeuchtigkeit einher-
geht. Dies ist beim Vorbeiziehen einer Sturmfront der Fall, was
mitunter schon 24 Stunden, bevor Wolken oder Regen bemerkt
werden, passieren kann. Durch das Wetteramt, Radioberichte
oder — sofern ausreichend genau — durch genaue Beobachtung
der häuslichen Wetterstation kann der Betreffende seine Reaktionen eintragen. Unserer Beobachtung nach hat ein sehr hoher
Prozentsatz ökologisch Kranker (und andere, die vielleicht
nicht ökologisch krank sind oder es nicht wissen) diese ausgeprägte Überempfindlichkeit. Was kann dafür verantwortlich
sein? Es gibt verschiedene Erklärungen. Zum einen kann da-

durch eine Aktivierung parasitären Wachstums wie z. B. von Giardia, Amöben, Candida albicans u. ä. ausgelöst werden. Von einigen — z. B. von Giardia — weiß man, daß sie durch die Witterung aktiviert werden. Giardia soll sich bei Vollmond vermehren. (Allein durch Luftfeuchtigkeit erhöht sich der Schimmelgehalt in der Luft und verursacht möglicherweise Symptome.) Arthritiker sind seit langem als gute »Detektoren« für Wetterfronten bekannt und leiden unter einer Krankheit, die manche mit Amöben in Verbindung gebracht haben. HEBS-Absolventen haben die Vermutung geäußert, daß Candida- (oder andere Schimmel-) Sporen dafür verantwortlich sind. Einige berichten von erfolgreichen HEBS-Balancen gegen Schimmelsporen. Andere haben durch HEBS-Balancen ihre Wetterfühligkeit überwunden. Identifizieren und korrigieren Sie also ein übermäßiges Wachstum, wenn das der Grund für Ihre Wetterfühligkeit ist.

Eine andere Erklärung ist, daß fallender Barometerdruck (und die hohe Luftfeuchtigkeit?) ein zerebrales Ödem oder ähnliche Symptome wie bei Gehirn-Allergien auslösen kann. Wir behaupten, daß durch das Meiden von Nahrungsmittel-Allergenen und die strikte Einhaltung einer natriumarmen Diät die Herabsetzung einer derartigen Schwellung unterstützt werden kann. Eine weitere Erklärung ist die Überempfindlichkeit gegen positive Ionen. Positive Ionen können entstehen, wenn Luftmoleküle gegen Sand oder felsige Gebiete reiben. Der Mensch braucht ein Verhältnis von positiven zu negativen Ionen von 3 zu 2. Wenn sehr viele positive Ionen — wie beispielsweise vor einer herannahenden Sturmfront — entstehen, führen sie erwiesenermaßen zu Reizbarkeit, Schlaflosigkeit, Müdigkeit, Depressionen und anderen Störungen. Wenn Wassermoleküle sich aneinander reiben, können negative Ionen entstehen. Fühlen Sie sich an einem Wasserfall oder unter der Dusche wohler? Die Kinesiologie kann Ionen-Imbalancen entdecken und anschließend zu den entsprechenden Gegenmaßnahmen greifen.

Der **MBT für negative Ionen** geht folgendermaßen. Die Testperson schließt den Mund, während der Untersucher (mit den Fingern) jeweils ein Nasenloch zuhält. Die Testperson atmet durch das rechte Nasenloch ein (das linke wird zugehalten) und durch das linke aus (rechtes zu). Dann testen Sie rasch den Indikatormuskel. Wenn er schwach testet, sind negative Ionen nötig. Sie können dann schauen, ob ein negativer Ionengenerator oder ein einminütiger Aufenthalt in der Nähe einer Dusche diese Schwäche korrigieren kann. Danach wissen Sie, ob Sie häufig negative Ionen benötigen. Um dieses Problem zu klären, muß als erstes der oben erwähnte Test durchgeführt werden. Als nächstes könnten die HEBS-Balance oder Nahrungsmitteleinschränkungen hilfreich sein. Wenn nicht, sollte man sich überlegen, ob man nicht in eine Gegend (in den USA beispielsweise in den Südwesten) umziehen kann, über die nur wenige Sturmfronten ziehen. Schließlich ist das Leben kurz und was könnte für umweltkranke Menschen besser sein, als alles ohne Reaktionen essen zu können. Beachten Sie auch, daß der Mensch sehr wahrscheinlich in den Wüstengegenden von Afrika »ausgebrütet« wurde und noch nicht lange und nur aufgrund von industriellen Transportmöglichkeiten und wirtschaftlichen Überlegungen in Gegenden mit Wasseransammlungen lebt. Vor jedem Umzug sollten Sie das betreffende Gebiet genau prüfen. Als erstes sollten sie Wetterkalender auf die Sie beeinträchtigenden Faktoren hin untersuchen. Vergessen Sie auch nicht, daß extreme Temperaturschwankungen für viele Menschen schädlich sind. Allerdings können Sie nur durch einen Aufenthalt in der betreffenden Region herausfinden, wie Sie sich dort fühlen werden. Sie mögen überrascht darüber sein, welche Faktoren Sie dort beeinflussen werden bzw. welche nicht.

Darüber hinaus hat HEBS entdeckt, daß **chronobiologische Effekte** bei ökologisch Kranken eine große Rolle spielen. Diese Effekte beziehen sich auf die Schwankungen von biologischen Faktoren im Laufe eines Tages (oder eines Monats). Hinsichtlich Hormonfreisetzung, Organfunktion und sogar bei der Akupunktur-Meridianenergie treten im Laufe eines Tages große Schwankungen auf. Touch for Health-Lehrer führen Jet-lag darauf zurück, daß Meridiane zu wenig Zeit haben, um sich während des Überfliegens der verschiedenen Zeitzonen mit Energie aufzuladen. Viele Biologen erforschen heute dieses Wissensgebiet. Beispielsweise haben Medikamentenstudien gezeigt, daß die Tageszeit, zu der eine bestimmte Menge eines Medikamentes eingenommen wird, ein entscheidender Faktor sein kann. Zu einem bestimmten Tageszeitpunkt kann eine kleine Menge eines Medikamentes die Entgiftungssysteme des Körpers übermäßig belasten und gefährlich werden. Acht Stunden später eingenommen, zeigt sich auf dasselbe Medikament vielleicht eine schwache Wirkung, da es rasch entgiftet wird! Überlebensraten-Studien nach Herzoperationen haben eine starke 24-Stunden- oder zirkadiane Variation gezeigt. Viele Chirurgen ziehen es offensichtlich vor, am frühen Vormittag zu operieren (um sich ihre Nachmittage freizuhalten). Doch werden die höchsten Überlebensraten bei Operationen am Nachmittag beobachtet! Dies kann damit zusammenhängen, daß die optimale Zeit des Herz-Meridians um den Mittag herum liegt.

Biorhythmusstudien haben außerdem nachweisen können, daß es beim Menschen drei getrennte monatliche Kurven für intellektuelle, emotionale und körperliche Funktionen gibt. Das hat nichts mit Astrologie zu tun. Der Tag, an dem alle drei Kurven zufällig ihren höchsten Punkt erreichen, ist eindeutig für den Menschen der optimale Zeitpunkt. Umgekehrt besteht erhöhte Unfallgefahr, wenn alle drei zufällig am niedrigsten Punkt sind, was etwa einmal im Monat eintritt. Bei diesen drei Funktionen gibt es außerdem noch tägliche Schwankungen.

Was bedeutet das für uns? HEBS hat entdeckt, daß es je nach der Tageszeit sehr verschieden sein kann, ob ein Allergiker durch ein Nahrungsmittel geschädigt wird oder nicht! Während meiner Erkrankung habe ich immer erst später am Tage gegessen, denn dann wirkten sich die schlimmsten Nahrungsmittel bei mir deutlich weniger negativ aus. Hätte ich dasselbe jedoch am Morgen gegessen, hätte ich schlimmste Reaktionen darauf bekommen. Wir können die Hypothese, wonach man Verdauungsenzyme speichern kann, zumindest wenn es der einzige Faktor sein soll, hier unberücksichtigt lassen, denn hätte ich noch zwölf Stunden bis zum Frühstück am nächsten Morgen abgewartet, wäre es mir wieder sehr schlecht geworden. Eine zirkadiane Ursache ist daher die wahrscheinliche Antwort für diesen Effekt. Eine mögliche Ursache (oder Korrelation) für diese Schwankungen ist eine Veränderung der Nebennierenhormone. Der Nebennieren-Kortisonspiegel sollte in der Frühe am höchsten sein — Sie sollten sich leicht aus dem Bett erheben können —, und am Abend ist er am niedrigsten. Ich ließ mich untersuchen und bei mir wichen diese Spiegel um 12 Stunden ab. Tatsächlich kommen ökologisch Kranke am Morgen oft kaum aus dem Bett und leben am Abend (etwas) auf. Diese Änderung des Schlafzyklus, fälschlicherweise auch als Insomnia (Schlaflosigkeit) bezeichnet, kann von der Zirbeldrüse oder dem Hypothalamus ausgehen. Mein Schlafzyklus war im Frühling und Sommer durch die Baum- und Graspollen am stärksten gestört. Candidatoxine und deren mögliche tageszeitliche Schwankungen können ebensogut mitspielen. (Ich konnte vor fünf Uhr früh nicht einschlafen. Nachdem ich eine Balance bekommen hatte, überfiel mich abends um neun ein angenehmes Gefühl der Schläfrigkeit.) Bestimmte Nahrungsmittel und übermäßiger Salzkonsum scheinen ebenso einen gestörten Schlafzyklus auszulösen (oder zu verschlimmern). Seien Sie vorsichtig bei Büchern, die sagen, jeder solle Früchte am Morgen essen. Wenn Sie Obst überhaupt essen können, ist es wahrscheinlich am natürlichsten, einfache Kohlenhydrate am Abend zu verzehren, da ein erhöhter Hormonspiegel des Serotonins für das Einschlafen nötig ist. Der Serotoninanstieg hängt wiederum von der Aufnahme von Kohlenhydraten ab.

Aus diesem Grunde sollten Sie zuerst feststellen, ob bei Ihnen ein zirkadianer Einfluß von Nahrungsmitteln vorliegt. (Rückblickend stelle ich fest, daß bei mir bestimmte Nahrungsmittel schwere Blasensymptome ausgelöst haben, doch nur wenn ich sie zu gewissen Zeitpunkten verzehrt hatte.) Als nächstes kann man die Nebennieren- und Hypothalamushormone im Blut bestimmen lassen. Wie stets kann eine anschließende Energie- und Ökologiebalance hilfreich sein. Sofern möglich, sollten Sie Nahrungsmittel, Salz und Pollen, die derartige »zirkadiane Störungen« verursachen können, meiden. Die erweiterte Energiebalance kann auch Meridiane korrigieren, die in Verbindung zur Sekretion von Nebennieren- und von Hypothalamushormonen stehen.

Kürzlich haben kinesiologische Chiropraktiker kraniale Therapiemethoden für die Schädelknochen (siehe weiter unten) entwickelt, die den Druck auf die Zirbeldrüse verringern. Dadurch kann sich der Schlafzyklus wieder einpendeln und hoffentlich damit in Verbindung auch der normale zirkadiane Rhythmus und die Permeabilität und Empfindlichkeit für Allergene.

Körperliche Bewegung ist für unser Wohlbefinden von zentraler Bedeutung. Fehlt körperliche Bewegung in Ihrem Leben, ist das wie das Fehlen von Nährstoffen. Viele ökologisch Kranke klagen oft »Ich habe trainiert bis ich nicht mehr konnte«. Wenn Sie dann körperliche Betätigung generell abbrechen, kann das die Garantie für eine chronische Krankheit sein! Ohne ein Bewegungsprogramm werden die in diesem Buch vorgeschlagenen Balancierungsmethoden nur begrenzt wirken können! Bewegung kann Ihr Lymphsystem wieder durchgängiger machen, Endorphine und Nebennierenhormone freisetzen, sie kann Depressionen lindern, Sie in ein meditatives Hochgefühl versetzen,

Ihre Atmung normalisieren, Ihren Magen-Darmtrakt weniger durchlässig für Allergene machen, Ihr Herzminutenvolumen erhöhen, den Blutzuckerspiegel normalisieren (Diabetiker können sogar ihren Insulinbedarf durch Bewegung reduzieren), den Fluß der zerebrospinalen Flüssigkeit unterstützen und vieles mehr.

Als ich schwer erkrankte, waren die HEBS-Methoden noch nicht entwickelt. Obwohl ich unter Schwächeanfällen litt und manchmal fünfzehn Minuten brauchte, um einen Treppenabsatz hoch zu gehen, begann ich Selbstverteidigungstechniken zu erlernen! Wenn ich auch die doppelte Zeit dafür brauchte und mehrere Male ohnmächtig wurde oder nahezu gelähmt war, machte ich in jener Zeit meinen schwarzen Gürtel. Ich weiß nicht, wie ich das geschafft habe. Alles, was ich weiß, ist, daß ich davon nicht lassen konnte! Ich dachte, es würde mich entweder töten (Ärzte rieten mir davon sehr stark ab) oder mich heilen. Mir war es egal, da ich zu viele Schmerzen hatte und so nicht mehr weitermachen wollte. Es zeigte sich, daß dieses Training mich weder tötete noch heilte. Doch vielleicht hat es mir beim Überleben geholfen. (Dies tat es tatsächlich, denn als ich in New York herumwankte, wurde ich viermal angegriffen. Glücklicherweise war ich mit den schnellsten Reflexen, die Sie jemals gesehen haben, gesegnet. Obwohl ich nur einige Sekunden wirklich klar war, haben diese Kameraden doch herausgefunden, daß es kein Vergnügen ist, zwischen Rochlitz und einem harten Untergrund eingeklemmt zu sein.)

Lassen Sie sich vom Arzt untersuchen und beginnen Sie, sofern Sie keine Herz-Kreislaufkrankheiten haben, mit einem leichten Bewegungsprogramm. Fangen Sie langsam an; vielleicht fühlen Sie sich eine Weile sogar schlechter. Das geht jedem so, der nicht trainiert ist. Machen Sie etwas, das Ihnen gefällt. Führen Sie die Überkreuzbewegungen durch, bis Sie gehen können, gehen Sie, bis Sie joggen können, Joggen Sie, bis Sie schneller laufen können, und rennen Sie, bis Sie schließlich fliegen! Steigern Sie ein für Sie (ökologisch) ungefährliches Bewegungsprogramm von einmal wöchentlich auf eine halbe Stunde jeden zweiten Tag. Ihr Endziel sollten dann 1 bis 2 Stunden an 6 Tagen in der Woche sein. Kampfsportarten sind manchmal sehr hilfreich. Sie können dabei geistige und körperliche Disziplin, Yoga, Stretching, Atmung und Kampftechniken lernen! Machen Sie nur um Lehrer von vorgestern einen Bogen. Finden Sie eine Sportart, bei der der Lehrer sagt »Nenne mich Joe«. Meiden Sie solche, bei denen Sie unterwürfig sein müssen und bei denen der Lehrer seine tyrannischen Phantasien auslassen kann. Meiden Sie Sportarten, die Perfektion verlangen. Da ich die meiste Zeit geschwächt war, wurde ich von solchen Lehrern oft beschimpft. Denn sie dachten, wenn ich wirklich so krank war, wie ich vorgab, wie konnte ich dann überhaupt dem Trainingsprogramm folgen?

Karate und Kinesiologie lehrten mich, daß bei den meisten ökologisch Kranken der Atemreflex gestört ist. Wenn man einatmet, sollte sich der Bauch — in Wirklichkeit der Zwerchfellmuskel — nach unten und vom Körper weg bewegen. Beim Ausatmen sollte das Zwerchfell dagegen nach oben und innen gehen. Bei vielen ist es genau umgekehrt und dadurch kommt es zu einem starken und dauernden Energieverlust. Das läßt sich kinesiologisch testen bzw. korrigieren. Durch Yoga, Karate oder auch Singen läßt sich diese Korrektur noch erheblich verstärken.

Genauso entscheidend wie körperliche Bewegung sind **geistige Übungen**. Reservieren Sie sich eine halbe Stunde des Tages, um zu meditieren, machen Sie Selbsthypnose oder irgendeine Art von Entspannungsmethode. Wenden Sie auch Methoden zur Streßreduktion aus Kapitel 11 an. Diese Methoden verhindern, daß sich zuviel Streß anhäuft. Sie sind auch nötig, damit die ersten Wirkungen nach einem Trainingsprogramm weniger belastend sind. Vergessen Sie die zwei Ls nicht: *Liebe und Lachen*.

Zur Liebe gehört auch die Eigenliebe. Finden Sie sich nicht weniger liebenswert, bloß weil Sie ökologisch krank sind. Das ist nicht Ihre Schuld! Bis vor einiger Zeit wußten Sie noch nicht, wie Sie da herauskommen können! Lachen, auch über sich selbst, ist enorm wichtig. Viele ökologisch Kranke scheinen immer unglücklich zu sein und nie zu lachen. Hören Sie sich während des Tages gute Witze an. Norman Cousins überwand seine tödliche Krankheit mit Lachsalven! Das können Sie auch. (Außerdem nahm er hohe Dosen von Vitamin C ein.)

Ein anderer wichtiger Punkt ist die **Korrektur von strukturellen Problemen**. Wenn Wirbelsäule, Beckenknochen oder die Schädelknochen in ihrer Funktion beeinträchtigt sind, können verschiedene Beschwerden entstehen. Das liegt daran, daß erst durch die Interaktion von Kreuzbein, Wirbelsäule und Schädelknochen die *cerebrospinale Flüssigkeit (CSF)* ausreichend in das Gehirn gepumpt werden kann. Wenn durch irgendeine Fehlstellung die CSF in ihrer Funktionsfähigkeit behindert ist, fehlen dem Gehirn Nährstoffe. Es konnte gezeigt werden, daß die CSF Nährstoffe, Hormone und Neurotransmitter transportiert und ebenfalls Giftstoffe aus dem Nervensystem abtransportiert. Nach schulmedizinischer Lesart ist die CSF bislang lediglich eine Art Schockabsorber. Wir empfehlen sehr den Besuch eines chiropraktischen Kinesiologen. Chiropraktiker sind u. a. dazu ausgebildet, Stellungskorrekturen der Wirbelsäule vorzunehmen, und das ist sehr hilfreich.

HEBS konnten zeigen, daß umweltkranke Menschen oft *Fehlstellungen von Schädelknochen* aufweisen, die korrigiert werden müssen, damit Sie sich wieder gesund fühlen können. Die überwiegende Mehrheit der Chiropraktiker weiß noch nicht, wie sie diese kraniale Therapie durchführen kann. Tatsächlich wurden Fehlstellungen von Schädelknochen bei ökologisch Kranken erst vor kurzem durch chiropraktische Kinesiologen entdeckt. Lassen Sie uns diese Störungen in den Schädelknochen näher betrachten. Der Schädel besteht nicht etwa nur aus einem Knochen, sondern aus verschiedenen Schädelknochen, die miteinander (an den gezackten Schädelnähten, die Sie auf Schädeln gesehen haben) verbunden sind. Diese Schädelknochen bewegen sich beim Atmen minimal aufeinander zu und voneinander weg. Dieser Vorgang wird auch als Schädelatmung bezeichnet. Durch Verschiebungen der Schädelknochen kann es zu Verengungen bzw. Erweiterungen der Schädelnähte kommen, wodurch die kraniale Bewegungsrhythmik gestört wird, was wiederum weitreichende physiologische Konsequenzen hat. Die Korrektur kann kräftige oder sanfte (von Osteopathen bevorzugt) spezielle Manipulationen am Kopf oder im Mund beinhalten. Die chiropraktische Korrektur ist mitunter schmerzhaft, doch ist ihr Nutzen beträchtlich. Man hat herausgefunden, daß die kraniale Therapie der Schädelknochen Dyslexie, Schlaflosigkeit, Müdigkeit und sogar MS-Symptome sowie Glaukom und Paralysen nach einem Hirnschlag korrigieren kann.

Die Einbeziehung des strukturellen Bereichs ist deshalb so wichtig, weil strukturelle Probleme oft nicht durch Diät, Nährstofftherapie oder pharmakologische Methoden von klinischen Ökologen korrigiert werden können. Das hat sich ja bereits für verschiedene andere Bereiche in diesem Buch ebenfalls gezeigt, wie z. B. Herz- und Gehirnintegration, PRY, Meridianbalance u. a.

Ein weitverbreiteter Strukturdefekt bei ökologischen Krankheiten ist die *Dysfunktion des Temporal-Mandibular-Gelenks*, kurz Kiefergelenk genannt. Fehlstellungen des Kiefergelenks können Kopfschmerzen, Nacken- und Rückenschmerzen, Schädelknochenstörungen, Schielen (mit der Notwendigkeit einer Brille), Skoliose und andere systemische Beschwerden verursachen oder damit im Zusammenhang stehen. Seien Sie vorsichtig, wenn Zahnärzte und Chiropraktiker sagen, Fehlstellungen des Kiefergelenks oder der Wirbelsäule lösen Allergien aus. Es gibt Hinweise dafür, daß der Zusammenhang oftmals genau umgekehrt

ist. Das Saugen von Milch aus einer Flasche anstatt von der müt-
terlichen Brust führt häufig zu Fehlstellungen des kindlichen
Kiefers. Die fehlende Muttermilch ruft Immunmängel hervor,
die wiederum zu HAC (Hypoglykämie/Allergien/Candidiasis)
führen können.

Wenn Ihr Kiefer beim Öffnen oder Schließen springt oder
klickt, haben Sie wahrscheinlich ein Kiefergelenksproblem.
Oder vielleicht hat es beim Gähnen »geklemmt«, was übrigens
sehr erschreckend sein kann. Möglicherweise knirschen Sie mit
den Zähnen im Schlaf, fragen Sie Ihren Partner. Beobachten Sie,
ob der kleine Finger, nachdem er in die Ohren gesteckt und der
Mund geöffnet oder geschlossen wird, etwas gequetscht wird.
Wenn das der Fall ist, haben Sie wahrscheinlich ein Kiefergelenksproblem. Sie können das auch überprüfen, indem Sie
vergleichen, ob sich der Raum zwischen Ihren Frontzähnen auf
einer Linie mit dem entsprechenden Raum der Zähne im Unter-
kiefer befindet. Wenn nicht, suchen Sie einen Kieferorthopäden
auf.

Ein chiropraktischer Kinesiologe wird hoffentlich wissen, wie
man Korrekturen der Kiefergelenksmuskeln durchführt. Bei
sehr schwierigen Kiefergelenksdysfunktionen ist möglicherweise, um eine dauerhafte Besserung zu erzielen, eine kieferortho-
pädische Behandlung nötig. Der Kieferorthopäde kann von Ihrem Kiefer eine Panorama-Röntgenaufnahme anfertigen und andere Tests durchführen, um festzustellen, ob bei Ihnen nur die
Kiefergelenksmuskeln verkrampft sind oder ob eine echte Fehlstellung des Gelenkes vorliegt. Wenn dieses Problem besteht,
kann der Kieferorthopäde diese mit zahnärztlichen Maßnahmen beheben. Möglicherweise ist eine langwierige kieferortho-
pädische Behandlung zur Korrektur der Zahnstellung nötig.
Dies sollte durch einen anerkannten Experten erfolgen, denn falsche Maßnahmen können noch mehr Schwierigkeiten hervorrufen. (Zahnspangen für Kinder können z. B. Kiefergelenkspro-

bleme verursachen.) Die Vorrichtungen können gaseabgebende Plastikbestandteile enthalten, die für ökologisch Kranke oft gefährlich sind. Hier können Sie den MBT anwenden! Ein führender Zahnarzt aus Philadelphia, Dr. Sylvan Orens, hat uns gesagt, daß viele Kieferorthopäden ihre Patienten mit Zahnspangen schlafen lassen, was ein ständiges Aufeinanderpressen der (oberen und unteren) Backenzähne bewirkt. Dadurch sind die Kiefergelenkmuskeln ständig unter Spannung. Er empfiehlt Halterungen aus Plastik, die nicht alle Zähne mit einbeziehen. Und erinnern Sie sich daran, daß Störungen der Schädelknochenatmung und Kiefergelenksprobleme häufig gemeinsam auftreten.

Vergessen Sie nicht, Ihre gesamte Umgebung zu reinigen. Dazu gehören Nahrungsmittel, Chemikalien, Inhalantien und Energien. Schlagen Sie wieder Kapitel 2 auf, wenn Sie mit Geräusch-, Elektro- oder Energie-Allergien nicht mehr so vertraut sind.

Nun ein paar Anmerkungen zu Hilfsmitteln bzw. Geräten für eine Energiebalance. Eine der ältesten Methoden ist hier das Heilen mit Magneten. Dieser Bereich hat sich zu einer Wissenschaft entwickelt. Physiker haben herausgefunden, daß der Nordpol eines Magneten geschwollene Zonen zum Abschwellen bringt und daß der Südpol expandierend wirkt und neue Blutgefäße entstehen läßt. Über inneren Organen wie Leber oder Bauchspeicheldrüse angebrachte Magneten können auch das Säure-Basen-Gleichgewicht wieder normalisieren. Mit dem MBT läßt sich feststellen, ob der Nord- oder Südpol eines Magneten einen Menschen stärkt. Kristalle und gutes natürliches Licht haben ebenfalls einen balancierenden Effekt. Dann gibt es noch Geräte, die Ihnen helfen, sich selbst, Nahrungsmittel oder elektromagnetische Umweltfaktoren energetisch auszubalancieren (siehe Anhang D). Laserstrahlen, monochromatisches Licht und Platten mit magnetischen Feldern wurden zur Behandlung von Nahrungsmitteln verwendet. Diese verändern wirklich das elektromagnetische Feld von Nahrungsmitteln, so daß sie unbesorgt gegessen werden dürfen. Zwar können wir hier keine medizinischen Beweise vorlegen, der Autor hat jedoch gesehen, daß sie funktionieren und hat einige davon erfolgreich eingesetzt. Manche Mediziner mögen sich vielleicht negativ dazu äußern, als Physiker habe ich keine Schwierigkeiten zu verstehen, wie diese Geräte funktionieren könnten. Anhang D enthält eine Adresse in den USA für derartige Geräte (die natürlich keine Allheilmittel sind). Heilen Sie sich selbst, entfernen Sie das, was Sie entfernen können, und bringen Sie das übrige ins Gleichgewicht.

Ein klinischer Ökologe hat verschiedene medizinische Methoden zur Verfügung, die nur er als Arzt anwenden darf. Dazu gehören neutralisierende Injektionen gegen C.a. und gegen verschiedene versteckte bakterielle Antigene. Letztere sind weniger gut bekannt. Sie sollten auch einen Test auf bakterielle Antigene bekommen, da ein bakterielles Überwuchern und überempfindliche bzw. toxische Reaktionen auf bakterielle Antigene bei ökologisch Kranken nicht selten sind. Das Medikament Intal®, oder auch Natrium-Chromoglyzat, hat vielen ökologisch Kranken geholfen. Es handelt sich um ein synthetisches Bioflavonoid und es ist scheinbar frei von Nebenwirkungen. Es kann Antikörper binden und so allergische Reaktionen verhindern. Auf diese Weise hat es tatsächlich bei manchen Menschen eine Zeitlang die Reaktionen unterdrückt. Leider wird es meist zusammen mit Laktose hergestellt, und es wird zur Inhalation und nicht zur systemischen Anwendung eingesetzt. Das kann sich vielleicht ändern. Man hat uns gesagt, daß es Intal® in Kanada ohne Laktosezusatz gibt.

Der wichtigste Hinweis, den wir Ihnen geben können, lautet, werden Sie selbst zum Experten! Sie kennen sich selbst und wissen, was Ihnen am besten tut. Auch können Sie sich selbst am besten helfen. Warten Sie bitte nicht darauf, daß eine Wunderpille, ein Arzt oder eine Energiebalance auf sie zukommen. Benutzen Sie die Tests und Balancierungsmethoden so oft wie möglich. Obwohl ich selbst und viele Klienten und Studenten in kurzer Zeit wieder gesund wurden, brauchen einige einen größeren Zeitraum, um wieder gesund zu werden, manchmal mehrere Wochen oder Monate. Vergessen Sie nicht all die wichtigen Entdeckungen der klinischen Ökologie. Zugrundeliegende virale Imbalancen, ein übermäßiges Wachstum, Allergien u. ä. müssen immer zuerst behandelt werden. Die Art der Behandlung ist dabei entscheidend, das am wenigsten schadende Mittel ist das richtige. Dann kommen die Methoden dieses Buches zum Einsatz. Sie haben keinerlei Nebenwirkungen und sollten immer zuerst angewendet werden oder, falls nötig, in Verbindung mit medizinischen Methoden.

Vergessen Sie nie, daß die Behandlungsmethoden ganz persönlich auf Sie als Individuum zugeschnitten sein müssen. Manche Menschen werden schon durch antimykotische und antiparasitäre Mittel gesund, andere fühlen sich solange nicht wohl, bis sich die Leber nach Absetzen der Medikamente erholt hat. Sie müssen wissen, was mit Ihnen geschieht, und lernen, die Balancierungsmethoden dieses Buches für sich durchzuführen. Suchen Sie sich einen Freund, eine Freundin, Verwandte oder einen lieben Menschen, der mit Ihnen diese Balancierungsmethoden durchführt. Besuchen Sie auch HEBS-Seminare oder Touch-for-Health-Kurse alleine oder mit einer Ihnen nahestehenden Person (Termine hierzu erfahren Sie bei den angegebenen Kontaktadressen im Anhang D). Sagen Sie ihr, daß die meisten Menschen, wenngleich sie auch nicht unter einer schwerwiegenden ökologischen Krankheit, so doch unter vielen Imbalancen leiden, und eine Balance auch ihr guttun wird. Suchen Sie bitte nicht nach Ausflüchten, das Leben ist einfach zu kurz. Wenn Sie dieses Buch erneut lesen wollen, tun Sie es. Vielleicht haben Sie es bis hierher in einem durchgelesen, so daß Sie nun *zurückgehen und die Energietests und Energiebalancen* praktisch anwenden sollten. Vielleicht finden Sie gleich eine Person, die Ihnen bei den Tests hilft. Fangen Sie am besten jetzt mit den Tests und Korrekturen an! Denken Sie nicht, Sie können das nicht, denn das ist eine sich selbst erfüllende Prophezeiung. Beim Karate heißt es, wenn ich denke, ich kann es, kann ich es auch. Wenn Sie jedoch davon ausgehen, es nicht zu können, dann werden Sie es tatsächlich nicht können, einfach weil Sie es nicht einmal ausprobiert haben. Übernehmen Sie die Verantwortung für sich selbst, es ist der einzige Weg, um sich wieder gesund zu fühlen.

Anhang A

Bibliographie

Rowe, Albert H. and Albert Jr. *Food allergy, its manifestations and control and the elimination diets: A compendium.* C. C. Thomas, 1972.

Mackarness, Richard. *Eating dangerously: The hazards of hidden allergy.* New York, Harcourt, Brace, Jovanovich, 1976.

Dry, J. and Pradalier, A. »Histamine Antagonists«. *Antihormones,* Agarwal, Ed. Elsevier, North Holland Biomedical Press, 1979.

Physician's desk reference, 42nd Ed. Medical Economics, 1988.

Philpott, William and Kalita, Dwight. *Brain allergies: The psychonutrient connection.* New Canaan, Keats, 1980

Philpott, William and Kalita, Dwight. *Victory over diabetes: A bio-ecologic triumph.* New Canaan, Keats, 1983.

Freed, D. »Allergens as Poisons: Airborne and Food-Borne Toxins«. *Clinical ecology.* 1986; 4, 1 21—25.

Randolph, Theron and Moss, Ralph. *An alternative approach to allergies.* New York, Bantam Books, 1982.

Selye, Hans. *The Stress of life*, 2nd Ed. New York, McGraw Hill, 1976.

Philpott, William et al.: »I. The Role of Addiction in the Mental Disease Process, II. On the Chemistry of Addiction«; *The Journal of applied Nutrition*, 1980, 32, 20—36.

Mendelsohn, Robert. *The People's Doctor.* 3, 10.

Golos, Natalie et al. *Coping with your Allergies.* New York, Simon And Schuster, 1979.

Zamm, Alfred and Gannon, Robert. *Why your house may endanger your health.* New York, Simon & Schuster, 1980.

»Shower Pollution«. *Newsday.* Sept. 28, 1986.

Ott, John. *Light, Radiation and you. How to stay healthy.* Devin, 1985.

Soyka, Fred and Edmonds, Alan. *The ion effect.* New York, Bantam Books, 1977.

Seyal, Rashid, et al. »Systolic Blood Pressure, Heart Rate and Premature Ventricular Contractions in a Population Sample: Relationship to Cotton and Synthetic Clothing«. *Clinical ecology.* 1986; 4, 2 69—74.

Truss, C. Orian, *The missing diagnosis.* Birmingham, Truss, 1982.

The yeast human interaction 1985. Tapes available from Creative Audio, Highland IN.

Russel-Manning, Betsy. *Candida: Silver (Mercury) fillings and the immune system.* San Francisco, Betsy Russel Greensward Press, 1985.

Truss, C. Orian. »Metabolic Abnormalities in Patients With Chronic Candidiasis.« *Journal of orthomolecular psychiatry*; 1984, 13, 66—93.

Espy, Rene and Espy, Burt. »Candida Albicans — The Misdiagnosed Friend«. Rene Espy, D.C., 1425 N. Sierra Bonita Ave., L.A., CA 90046.

Papaioannou, Rhoda and Pfeiffer, Carl. »Sulfite Sensitivity — Unrecognized Threat: Is Molybdenum The cause?« *Journal of orthomolecular psychiatry*; 1984, 13, 105—110.

Livingston-Wheeler, Virginia and Addeo, Edmund. *The conquest of cancer: Vaccines and diet.* New York, Franklin Watts, 1984.

The human ecology balancing scientist Vol. I, No. 2.

Thie, John F. *Touch for health*, 2nd Ed. Marina Del Rey, De Vorss & Co., 1979.

Peshek, Robert. *Balancing body chemistry with nutrition.* Riverside, Color Coded Systems, 1977.

Rochlitz, Steven. »Body Point Muscle Testing for Amino Acids: A Biochemical Link.« *International Journal of touch for health*; 1984, 21—32.

Thom, Rene. *Structural Stability and morphogenesis.* Reading: *W. A. Benjamin*, Inc., 1976.

The human ecology balancing scientist. Vol. II, No. 2.

Rochlitz, Steven. »Recent Innovations in Allergy Testing.« *International Journal of touch for health*; 1984, 126—140.

Scopp, Alfred. »An Experimental Evaluation of Kinesiology in Allergy and Deficiency Disease Diagnosis«. *Journal of orthomolecular psychiatry.* 1978; 7, 2.

Kare, Morley. »Direct Pathway to the Brain.« *Science*; 1969, 163, 405—406.

Rapp, Doris and Bamberg, Dorothy. *The impossible Child — in school, at home.* Practical Allergy, 1986.

Rochlitz, Steven. »Update on the Rochlitz Aldehyde Dyslexia Hypothesis.« *International journal of touch for health*; 1986, 27—28.

Rochlitz, Steven. »A New Form of Brain Hemisphere Repatterning, The Aldehyde Hypothesis, New Postulates of Healing.« *International journal of touch for health*; 1985, 63—68.

Baker, Sherry. »An Epidemic in Disguise«. Omni. 1984.

»La Dyslexie Serait Liée à une Asymmetrie du Cerveau«. [Dyslexia May Be Linked To A Brain Asymmetry] *Le Monde*. Oct. 24, 1984.

Bandler, Richard and Grinder, John. *Frogs into Princes: Neurolinguistic Programming*. Moab, Real People Press, 1979.

Templer, Donald and Cappelletty, Gordon. »Primary vs. Secondary Schizophrenia: A Theoretical View«. *Journal of orthomolecular Medicine*. 1986; 1, 255—260.

Rochlitz, Steven. »Towards A Complete Theory Of Integration and Beyond — Meta-Integration.« *International journal of touch for health*; 1987, 109—113.

Pietsch, Paul. *Shuffle Brain: The Quest for the hologramic mind*. Boston, Houghton Mifflin, 1981.

Cantin, Marc and Genest, Jacques. »The Heart as an Endocrine Gland«. *Scientific American*. 254, 2 76—81.

The human ecology balancing scientist Vol. I, No. 4.

Rochlitz, Steven. »Heart and Brain Integration: A New Unified Approach.« *International journal of touch for health*; 1986, 24—26.

»Heart Peptide Goes to the Head«. *Science News*. 131, 68.

Diamond, John. *BK behavioral Kinesiology*. New York, Harper & Row, 1979.

Walther, David. *Applied Kinesiology: Vol I. Basic procedures and muscle testing*. Pueblo, Systems DC, 1981.

Utt, Richard. »Pitch, Roll and Yaw and Electromagnetic Switching«, International Institute of Applied Physiology Publication (Tucson, AZ).

Stokes, Gordon and Marks, Mary. *Dr. Sheldon Deal's chiropractic assistants and doctors manual*. Pasadena, Touch For Health Foundation, 1983.

Rochlitz, Steven. »On the Balancing of Candida Albicans and Progenitor Cryptocides: A Triumph of the Science of Applied Kinesiology«. *Townsend Letter for Doctors* No. 37, May, 1986.

Brown, Barbara. *New mind, new body*. New York, Harper and Row, 1974.

Beasley, Victor. *Your electro-vibratory body*, 3rd Ed. Boulder Creek, University of the Trees Press, 1979.

Schaumberg, Herbert et al. »Sensory Neuropathy from Pyridoxine Abuse.« *The New England journal of medicine*; 1983, 309, 445—447.

Morrison, R. T. and Boyd, R. N. *Organic chemistry* 4th Ed. Boston, Allyn and Bacon, 1983.

Philpott, William and Katherine: »Principles of Bio-Ecologic Medicine«; *Journal of orthomolecular psychiatry*, 1982 11, 208—215.

Chaitow, Leon. *Amino acids in therapy*. New York, Thorsons Publishers, 1985.

Goodheart, Robert and Shils, Maurice. *Modern nutrition in health and disease: dietotherapy*. 5th ed. Philadelphia, Lea & Febiger 1976.

Pangborn, Jon and Philpott, William. »Chemical Aspects of Hyperammonemia Observed During Bio-Ecologic Diagnosis and Treatment«; Institute for Bio-Ecologic Medicine. Miami, 1982.

Philpott, William. Colloquium before the New York Academy of Sciences. June, 1983.

The human ecology balancing scientist Vol. I, No. 1

Rochlitz, Steven. »Is Kinesiology Scientific, Is Western Medicine Scientific?« *Townsend Letter for Doctors*. Feb., 1988.

Dresden, Max. »Reflections On Fundamentality and Complexity«. *Institute of theoretical Physics*, State University of New York at Stony Brook.

Prigogine, Ilya. *Order out of chaos: Man's new dialogue with nature*. New York, Bantam Books, 1984.

Illich, Ivan. *Medical Nemesis: The expropriation of health*. New York, Bantam Books, 1977.

Gross, Martin L. *The psychological society*. New York, Simon and Schuster, 1978.

Skinner, B. F. *Science and human behavior*. New York, Macmillan Co., 1953.

Krishnamurti, J. *Commentaries on living: Third series*. Wheaton, Theosophical Publishing House, 1967.

Callahan, Roger. *How executives overcome the fear of public speaking*. Wilmington, Enterprise Publishing, 1985.

The human ecology balancing scientist Vol. II, No. 1

Carlisle, Norman and Madalyn. *Where to live for your health*. New York, Harcourt, Brace, Jovanovich, 1980.

Boyer, Richard and Savageau, David. *Places rated almanac*. Chicago, Rand McNally, 1981.

Cohen, Daniel. *Biorhythms in your life*. Greenwich, Fawcett Publications, 1976.

Ferreri, Carl and Wainwright, Richard. *Breakthrough for dyslexia and learning disabilities*. Pompano Beach, Exposition Press, 1984.

Gelb, Harold. *Killing pain without prescription*. Harper & Row, 1982.

Davis, Albert Roy and Walter C. *The magnetic effect*. Smithtown; Exposition Press, 1980.
Rothenberg, Robert. *The new american medical dictionary*. New York, Signet, 1975.

Deutschsprachige Ausgaben der Bibliographie

Bandler, Richard/Grinder, John: Neue Wege der Kurzzeittherapie. Neurolinguistische Programme, Jungfermann, Paderborn 1981
Callahan, Roger: Leben ohne Phobie, Verlag für angewandte Kinesiologie, Freiburg 1987
Diamond, John: Der Körper lügt nicht, Verlag für angewandte Kinesiologie, Freiburg 1985
Illich, Ivan: Die Nemesis der Medizin, Rowohlt Verlag, Reinbek 1985
Mackarness, Richard: Allergien gegen Nahrungsmittel und Chemikalien, Hippokrates 1982
Ott, John: Risikofaktor Kunstlicht. Streß durch falsche Beleuchtung, Knaur Verlag, München 1989
Rapp, Doris: Allergien, dtv-Thieme, München 1988
Selye, Hans: Streß, Bewältigung und Lebensgewinn, Piper, München 1974
Thie, John: Gesund durch Berühren, Sphinx Verlag, Basel 1984

Literaturempfehlungen zum Thema des Buches

Burgerstein, Lothar: Heilwirkung von Nährstoffen, Haug Verlag, Heidelberg 1985
Calatin, Anne: Ernährung und Psyche, Müller Verlag, Karlsruhe 1985
Calatin, Anne: Die Rotationsdiät, Heyne, München 1987
Calatin, Anne: Zeitkrankheit Allergien, Heyne, München 1988
Grefe, Christiane: Allergien — Leiden an der Umwelt, Konkret Verlag, Hamburg 1985
Hafer, Herta: Die heimliche Droge Nahrungsphosphat, Kriminalistik Verlag, Heidelberg 1984
Pfeiffer, Carl C.: Nährstoff-Therapie bei Geisteskrankheiten, Haug Verlag, Heidelberg 1986

Randolph, Theron/Moss, Ralph: Allergien: Folgen von Umweltbelastung und Ernährung, Verlag C. F. Müller, Karlsruhe 1984

Rippere, Vicky: Allergien — Ursachen, Testmethoden, Heilerfolge, Rowohlt, Hamburg 1985

Rose, Wulf-Dieter: 1000 Tips zum gesunden Wohnen, Knaur Verlag, München 1988

Runow, Klaus-Dietrich: Klinische Ökologie, Hippocrates Verlag, Stuttgart 1987

Schneider, Anton: Das Haus — Ursache allergischer Erkrankungen, Schriftreihe Gesundes Wohnen, Institut für Baubiologie u. Ökologie, Neubeuern 1986

Schuitemaker, Gert: Orthomolekulare Ernährungsstoffe, Verlag Ortho-Communications, Düsseldorf 1986

Spiess, Ingeborg: Selbstheilung bei Nahrungsmittelallergien, Rowohlt, Hamburg 1987

Anhang B
Informationen über medizinische Tests

Der Muskel-Biofeedback-Test (MBT) ist zwar äußerst präzise, um Energieungleichgewichte festzustellen, dennoch sind auch medizinische Diagnoseverfahren zur Identifizierung von begleitenden biochemischen Abnormalitäten, übermäßigem Wachstum und für den Immun- und Hormonstatus usw. wichtig. Das eine kann das andere nicht ersetzen. Sie ergänzen einander, ebenso wie sich ökologische und energetische Korrekturen wechselseitig ergänzen. Wir führen hier verschiedene medizinische Tests an, die normalerweise nicht von Allgemeinmedizinern durchgeführt werden. Sie können bei jedem zugelassenen Arzt oder sogar Zahnarzt durchgeführt werden. Einige, wie z. B. Haaranalysen oder Harnuntersuchungen auf Aminosäuren, können jederzeit angefordert werden. Wenn Sie eine Blutuntersuchung durch ein auswärtiges Speziallabor benötigen, lassen Sie sich eine schriftliche Bestätigung von Ihrem Hausarzt geben. Das ansässige Labor wird dann Kontakt mit dem Speziallabor aufnehmen und für eine rasche Einsendung sorgen. Machen Sie sich keine Sorgen, denn das ansässige Labor freut sich über die Einnahme durch die Blutentnahme. Und Sie kaufen sich dann ein preiswertes medizinisches Wörterbuch, um den neuen, medizinischen Jargon zu lernen. Denken Sie daran, daß mit der zunehmenden Zahl von Menschen, die sich unwohl fühlen, der Normbereich bei Bluttests erweitert worden ist. Die sogenannten Grenzwerte können dann in Wirklichkeit schon außerhalb der gesunden Schwankungsbreite sein.

Zunächst halten wir fest, daß das übermäßige Wachstum opportunistischer Keime festgestellt werden muß. Bei C. a. hat das Immuno-Diagnostics of San Leandro, CA ([800] 888-1113) als eines der ersten Labors eine vollständige Antikörper-Liste für C. a. angeboten. Verschwenden sie nicht Ihre Zeit und Ihr Geld mit Haut- oder RAST-Tests oder mit Untersuchungen einzelner Antikörper (wie in den meisten Labors!) auf C. a. Man kann ebensogut von jeder Schleimhautoberfläche (Rachen, Nase, Vagina usw.) Kulturen zum Test auf eine C. a.-Infektion anfertigen lassen. Verschwenden Sie auch nicht Ihre Kraft für die Bestimmung von CEBV in Labors, die nur einen Antikörpertest durchführen, durch den einzig eine akute Mononukleose nachgewiesen werden kann. Ein vollständiger Antikörper-Test auf das Epstein-Barr-Virus ist bei der Bio Health von Plainview, NY ([516] 931—3030) möglich.

Erinnern Sie sich daran, daß der rektale Abklatschtest zum Nachweis von Giardia und Amöben von einem klinischen Ökologen durchgeführt werden kann. Rufen Sie vorher an, um sich zu vergewissern, ob sie/er oder ein Parasitologe das macht. Erinnern Sie sich bitte, daß durch antiparasitäre Mittel mehr Schaden als Gutes angerichtet wird. Doch ein allgemein anerkannter Test ist immer gut. Gewöhnliche Stuhluntersuchungen, die bei den oben genannten Protozoen meist nicht akkurat sind, sollten Aufschluß geben können, ob Eier größerer Würmer vorliegen. Naturheilkundliche und chiropraktische Ärzte behaupten, daß sie bei ökologisch Kranken weit verbreitet sind.

Harn- und Blutuntersuchungen auf Aminosäuren und deren Interpretation sind bei der Meta-Matrix von Norcross, GA ([800] 221—4640) durchführbar. Möglicherweise können Sie — sofern nötig — Ihren Urin auch ohne ärztliches Rezept untersuchen lassen. In diesem Labor sind auch Untersuchungen auf Lipidperoxidase möglich, die die Antioxidationskapazität und die Schäden durch freie Radikale messen. Auch kann man hier Vitaminspiegel im Blut (B_1, B_2, B_6, B_{12}, Folsäure und die Vitamine A, C, E) testen lassen.

Der Aminosäuretest liefert Aufschlüsse über den Hormon/Neurotransmitter-Status, doch kann man die einzelnen Hormone und Neurotransmitter auch direkt messen. Dazu gehören — sofern die entsprechenden Tests zur Verfügung stehen — Serotonin, Prolaktin, Dopamin, Histamin und Acetylcholin. Testen Sie auch die Adrenalin- und Noradrenalinspiegel. Sofern der Test richtig durchgeführt wurde, sollte sich eine Depression auch biochemisch nachweisen lassen. Empfehlenswert ist manchmal auch ein Test auf Nebennierenhormone. Überprüfen Sie, ob sich Ihr Tages-Kortisonspiegel mit den Änderungen Ihres Schlafzyklus deckt. Außerdem kann man 24-Stunden-Harntests auf 17-Ketosteroide und ketogene Steroide machen lassen.

Lassen Sie das routinemäßige große Labor machen, bei dem die Funktion von Bauchspeicheldrüse und Nieren getestet wird. Wenn ein Wert im Grenzwertbereich liegt, lassen Sie Ihre Leber, Nieren usw. noch genauer testen. Wenn Sie Fett schwer verdauen (oder ein Verlangen danach haben), können Sie einen vollständigen Gallenflüssigkeitstest machen lassen. (Es war für mich ein Problem, einen Arzt zu finden, der das veranlaßte! Heute wäre es wohl nicht anders. Dabei ist die Durchführung und Interpretation dieser Tests nicht schwierig.) Ein medizinisches Wörterbuch (mit Normbereichen und Interpretationen von Blutuntersuchungen) ist vielleicht als Ausgangspunkt nicht schlecht.

Wenn Sie einen gestörten Blutzucker-Spiegel vermuten, lassen Sie einen 5- oder 6-stündigen Glukose-Toleranztest machen. Lassen Sie ihn nicht von einem Schulmediziner interpretieren (siehe Kapitel 2). Erinnern Sie sich, daß Philpott eingehende Glukose- und Insulintests auf einzelne Nahrungsmittel anbietet. Nach Philpott sollte der Ammoniakspiegel, insbesondere während der Entzugsphase, kontrolliert werden.

Für den B_6-Stoffwechsel sind 24-Stunden-Harnuntersuchungen auf Kynureninsäure und Xanthurinsäure nützlich. Vor jedem mit dem Ernährungsstatus zusammenhängenden Test sollten Sie (nach Absprache mit dem Arzt) die Ergänzungspräparate einige Tage vorher absetzen.

Lassen Sie Ihr Immunsystem testen! Auch wenn es am heutigen Tage oder in diesem Jahr völlig in Ordnung ist, können später Vergleichswerte wertvoll sein! Dabei werden T-Zellen, B-Zellen und das Verhältnis verschiedener T-Zellkomponenten, z. B. das Verhältnis von T4/T8, Helfer/Inducer und Suppressor/Zytotoxinen getestet werden. Zu anderen Immuntests gehören die Immunglobuline (IgA, IgE, IgM, IgG), C3- und C4-Komponenten, Transferrin und natürlich der Blutstatus und das Differentialblutbild.

Haaranalysen liefern genaue Ergebnisse bei toxischen Schwermetallspiegeln. Wenn ein Wert Ihres Mineralstoffspiegels abnorm ist, können Sie das durch einen Ausscheidungstest im 24-Stunden-Urin überprüfen lassen.

Lassen Sie Ihre Schilddrüse testen (T3-, T4- und Thyroxinspiegel), oder Sie können auch dreißig Tage lang Ihre Achseltemperatur beim Aufwachen messen. Letztere gibt häufig Hinweise für eine geringe Freisetzung von Schilddrüsenhormonen, die bei Blutuntersuchungen übersehen wird. Lassen Sie sich — sofern nötig und möglich — auch auf Antikörper gegen Schilddrüsenhormone testen. Lassen Sie jede andere endokrine Drüse, die nicht richtig funktioniert, testen. Männer können eine vollständige Spermauntersuchung mit Motilitätstest durchführen lassen, da Urologen beobachtet haben, daß diese Funktion durch systemische Allergien gestört ist! Frauen können einen Test auf anti-ovarielle Antikörper durchführen lassen.

Wenn Sie viel unter Schmerzen leiden, lassen Sie Ihr Harnsediment und die Arthrosefaktoren (einschließlich Zellkern-Antikörper) testen. Hier können die Antikörper gegen körpereigenes Gewebe untersucht werden. Die Krankenkassen müßten 80—100% dieser Tests übernehmen. Nach einem normalen Bluttest wurde mir gesagt, daß ich völlig gesund sei. Nachdem ich jedoch viele der oben angeführten Tests hinter mir hatte, zeigten sich eindeutig schwere Immunmängel, endokrine Störungen und andere Probleme. Finden Sie die möglichen Ursachen für Ihre ökologische Erkrankung und bringen Sie Ihre Ökologie und Energie ins Gleichgewicht!

Anhang C

Die Familien der Nahrungsmittel

Die Theorie der abwechslungsreichen Rotationsdiät läßt sich mit Hilfe des Muskel-Biofeedback-Tests (MBT) sehr gut auf die Bedürfnisse der einzelnen Person hin überprüfen. So können Sie mit dem MBT herausfinden (und stets neu überprüfen), ob Sie auf alle Mitglieder einer Nahrungsmittelfamilie empfindlich reagieren. Durch die HEBS-Energiebalancen bei Allergien und Candida können die negativen Auswirkungen eines Nahrungsmittels sich dann in bestimmten Mengen als risikoarm erweisen. Die Familien der pflanzlichen und tierischen Nahrungsmittel, die bei der Rotation zu berücksichtigen sind, sind in der Reihenfolge ihrer Verwendungshäufigkeit aufgelistet.

Pflanzen

Grasfamilie
Gerste (und Malz)
Mais (und Dextrose)
Hirse
Hafer
Reis
Roggen
Zuckerrohr (und Melasse)
Weizen
Wilder Reis

Zitrusfamilie
Orangen
Zitronen
Zitronellen
Grapefruit
Kumquat
Tangerinen

Rosenfamilie
Äpfel
Birnen
Quitte
Hagebutten
Brombeeren
Boysenbeere
Loganbeere
Himbeeren
Erdbeeren
Mandeln
Aprikosen
Kirschen
Pfirsiche
Pflaumen

Traubenfamilie
Weintrauben (Wein und Champagner)

Sterkuliafamilie
Schokolade
Cola
Kakao

Krappfamilie
Kaffee

Teefamilie
Tee

Kartoffelfamilie
Kartoffeln
Tomaten
Auberginen
Tabak
Pfeffer (süßer, Cayenne, Chili,
Paprika)

Leguminosenfamilie
Erbsen
Erdnuß
Sojabohne
Luzernesprossen (Alfalfa)
Bohnen (Lima-, Feuer-, Mungo-
und Stangenbohnen)
Johannisbrot
Markerbsen
Kichererbsen
Linse
Lakritze
Bockshornklee
Akaziengummi (Bindemittel
für Lebensmittel)
Jicama
Rotklee
Tamarinde

Kürbisfamilie
Gurken
Melonen (Honig-, Winter-,
Beutelmelone usw.)
Gartenkürbis (und Samen)
Melonenkürbis (Zucchini,
Eckern, graue Walnuß)

Gänsefußgewächse
Zuckerrübe
Rote Bete
Spinat
Mangold

Karottenfamilie
Karotten
Sellerie (und Samen)
Petersilie
Pastinake
Fenchel
Kreuzkümmel
Anis
Dill
Koriander
Kümmel

Minzefamilie
Basilikum
Lavendel
Majoran
Oregano
Pfefferminze
Rosmarin
Salbei
Grüne Minze
Bohnenkraut
Thymian

Korbblütler
Klettenwurzel
Kamille
Chicoree
Löwenzahn
Winterendivie
Endivie
Artischocke
Kopfsalat
Römersalat
Sonnenblume (Kerne, Öl)
Färberdistel
Rainfarn
Estragon
Ambrosiapflanze

Pediliazeen
Sesam (Samen, Öl, Tahini)

Windengewächse
Süßkartoffeln

Palmenfamilie
Kokosnuß
Datteln
Palmsago (echter Sago)
und dessen Vitamin C

Ananasfamilie
Ananas

Senffamilie
Brokkoli
Rosenkohl
Kopfkohl (Weißkohl,
Rotkohl)
Blumenkohl
Chinakohl

Meerrettich
Grünkohl
Kohlrabi
Senfblätter (und Samen)
Rettich
Steckrübe
Kohlrübe
Brunnenkresse
Winterkresse

Lilienfamilie
Knoblauch
Zwiebel
Aloe vera
Spargel
Schnittlauch
Lauch
Schalotte
Palmlilie
Sarsaparilla

Bananenfamilie
Banane
Pfeilwurz
Mehlbanane

Algenfamilie
Seetang (Kelp)
Carageenan (Irisch Moos)
Speisealge (Dulse)
Agar

Yamswurzelfamilie
Süßkartoffel (Yam)

Orchideenfamilie
Vanille

Irisfamilie
Veilchenwurzel (Duftstoff in par-
fümierten Produkten)
Safran

Pfefferfamilie
Pfefferkörner
Schwarzer und weißer Pfeffer

Flachsfamilie
Flachssamen

Ingwerfamilie
Ingwer
Gelbwurzel
Kardamom

Walnußfamilie
Walnuß
Japanische Walnuß
Schwarze Walnuß
Pekannuß
Hickorynuß

Birkenfamilie
Haselnuß
Wintergrünöl (Aromastoff)

Wolfsmilchfamilie
Rizinus
Rizinusöl
Maniok
Kassawastrauch
Tapioka

Buchweizenfamilie
Buchweizen
Sauerampfer
Rhabarber

Cashewfamilie
Cashewnuß
Pistazien
Mango
Giftefeu (Poison ivy)

Proteafamilie
Macadamianuß

Maulbeeren
Maulbeeren
Feigen
Brotfruchtbaum
Hopfen

Ahornfamilie
Ahornsirup

Buchenfamilie
Bucheneckern
Eßkastanie

Olivenfamilie
Oliven (und Olivenöl)

Lorbeerfamilie
Avocado
Zimt
Sassafras (ätherisches Öl)
Lorbeerblätter

Malvenfamilie
Okra
Baumwollsamenöl
Hibiskus

Mohnfamilie
Mohnsamen

Myrtenfamilie
Gewürznelke
Piment (Nelkenpfeffer)
Eukalyptus
Guave (Psidium guajava)

Heidekrautgewächse
Preiselbeeren
Blaubeeren
Heidelbeeren
Moosbeeren

Papayafamilie
Papaya

Supucayagewächse
Paranuß
Brasilnuß

Passionsblumenfamilie
Passionsfrucht

Granatapfelfamilie
Granatapfel

Tiere

Rinderfamilie
Rind (und Milch, Milchprodukte, Kalb)
Ziege
Schaf (Lamm, Hammel)

Fasanfamilie
Huhn (und Ei)
Fasan
Wachtel

Truthahnfamilie
Truthahn (und Ei)

Entenfamilie
Ente (und Ei)
Gans

Schweinefamilie
Schwein (Hausschwein und Schweineprodukte)

Hirschfamilie
Hirsch
Elch
Karibu
Amerikanischer Elch

Hasenfamilie
Hase
Kaninchen

Krustentierfamilie
Krabben
Hummer
Shrimps
Garnelen
Languste

Molluskenfamilie
Abalone
Seeschnecke
Weinbergschnecke

Tintenfisch
Herzmuschel, Jakobsmuschel
Miesmuschel
Auster
Kammuschel

Schollenfamilie
Flunder
Heilbutt
Seezunge
Steinbutt

Makrelenfamilie
Makrele
Bonito
Albacore
Thunfisch

Quakfischfamilie
Seebarsch
Äsche
Huchen
Lachs
Moräne
Quaker

Dorschfischfamilie
Kabeljau (Dorsch)
Aalquappe
Köhler
Schellfisch
Pollack
Seehecht

Lachsfamilie
Lachs
Forelle

Barschfamilie
Zander
Flußbarsch
Gelbbarsch

Schwertfischfamilie
Schwertfisch

Weißfischfamilie
Schleie
Brachsen

Störfamilie
Kaviar

Heringsfamilie
Hering
Sardine
Alse

Elritzenfamilie
Karpfen
Döbel

Hechtfamilie
Hecht
Grashecht

Stintfamilie
Stint

Anchovisfamilie
Anchovis

Seehechtfamilie
Seehecht

Anhang D
Kontaktadressen

Im folgenden geben wir Ihnen Adressen von Organisationen bekannt, die für Sie nützlich sein können. Wir zählen auch einige Firmen auf, die die besten hypoallergenen Ergänzungsstoffe herstellen. *Beachten Sie bitte*: Mit allen diesen Kontaktadressen haben wir keinerlei finanzielle Abmachungen und übernehmen keine Verantwortung für irgendwelche Konsequenzen. Es liegt in der Verantwortlichkeit der Leser/innen, Methoden dieses Buches nach bestem Wissen und Gewissen anzuwenden. Nicht alle Ergänzungsstoffe sind auch hypoallergen für Sie. Das muß jeweils wieder ausgetestet werden.

Die Wahl eines Behandlers birgt eigene Risiken und Vorteile. Wie bei den Schulmedizinern gibt es auch bei den genannten Organisationen ein breites Spektrum hinsichtlich Fähigkeiten, Umsicht, Wissen und Aufgeschlossenheit. Wir stimmen nicht mit allen Methoden und Philosophien der unten aufgeführten Organisationen überein. Ich bin mir jedoch sicher, daß Sie dort wertvolle Informationen und Hilfe erhalten werden. Lassen Sie uns wissen, welche Erfahrungen Sie mit der Energie- und Ökologiebalance gemacht haben. Vielleicht können wir das in einer späteren Veröffentlichung bekanntgeben.

Der Anhang D enthält darüber hinaus noch Adressen zum Thema Baubiologie und Ökologie, Geräte für eine Energiebalance, ärztliche Vereinigungen für Umweltmedizin, wichtige Adressen von Selbsthilfegruppen und schließlich die Adresse von Human Ecology Balancing Sciences (HEBS) und der deutschen HEBS-Kontaktstelle.

Unsere Adresse lautet:

Human Ecology Balancing Sciences (HEBS), Inc.
P.O.Box 1134
Setauket, N.Y. 11733
USA

Die HEBS-Seminare werden mittlerweile weltweit angeboten. Sie bieten die einmalige Chance, die Verschmelzung verschiedener Bereiche kennenzulernen, nämlich: Ökologie, Ernährung und Nährstoffe, Muskel-Biofeedback-Tests und Herz/Gehirn/Meridianintegration. Lernstrategien, Sehtraining und eine Reihe weiterer Themen gehören ebenfalls zum Seminarprogramm. Zentrales Thema dieser Seminare sind Energietests und Energiebalancen (also keine medizinischen Diagnosen, Verschreibungen oder Behandlungen). Die Seminare sind für Ärzte und Laien konzipiert und bieten eine Reihe ausgezeichneter Balancierungsmethoden zur Steigerung der körperlichen und geistigen Leistungsfähigkeit.

Das HEBS-Programm besteht aus dem Grundkurs und dem Aufbaukurs sowie weiterführenden Seminaren über Meta-Integration/fortgeschrittene Konzepte der Ökologie und über die Wissenschaft vom Heilen. Instruktoren müssen einen ausführlichen Fragebogen ausfüllen und fünf von ihnen mit HEBS behandelte Fallbeispiele einreichen.

Nähere Informationen über das HEBS-Ausbildungsprogramm, über Behandler/innen, die mit HEBS arbeiten, sowie über eine Liste der HEBS-Instruktoren erhalten Sie bei:

Deutsche HEBS-Kontaktstelle
Wolfgang Gillessen
Ettalstr. 42 A
8000 München 70

(Selbstadressierten und frankierten Briefumschlag bitte beilegen)

Eine Liste von Touch for Health
(Gesund durch Berühren) Lehrern erhalten Sie bei:
Institut für angewandte
Kinesiologie
Zasiusstr. 67
7800 Freiburg

Kinesiologische Adressen in den USA:

Touch for Health Foundation
1174 N. Lake Avenue
Pasadena
CA 91104-3797
USA

International College of Applied
Kinesiology
P.O.Box 25276
Shawnee Mission
KS 66225
USA

Kontaktadressen für Umweltmedizin:

Institut für Umweltkrankheiten
Im Kurpark 1
3501 Emstal
Tel.: 0 56 24/80 61

Artland Institut
Wulften 3
4574 Badbergen
Tel.: 0 54 33/67 57-58

Ökologischer Ärztebund
Klaus-Uwe Kroeker
Kurhaus
8117 Baiersoien
Tel.: 0 88 45/616

Vera-Sana-Zentrum
Goldgasse 1—3
6200 Wiesbaden
Tel.: 0 61 21/37 30 94

Deutsche Gesellschaft für Um-
weltmedizin
Dr. Peter Friedrichsen
Veramed-Klinik
Schulstr. 4
8221 Inzell
Tel.: 0 86 65/67 10

Forum Allergie
Internationaler AK zur Erforschung allergischer Erkrankungen
Schwabenstr. 3
7730 Villingen-Schwenningen

American Academy of
Environmental Medicine
P.O.Box 16106
Denver
CO 80216

Versendet auf Anfrage weltweit
Mitgliederadressen. Einige Ärzte/
Osteopathen bieten ein ganzheit-
liches Behandlungsprogramm an.

Kontaktadressen für Nährstofftherapie/Orthomolekulare Medizin:

Europäisches Institut für Orthomolekulare Wissenschaft
Lindemannstr. 47
4000 Düsseldorf 1

Gibt die Fachzeitschrift
Orthomolekular für Ernährung,
Gesundheit und Umwelt heraus
und empfiehlt Behandler mit
orthomolekularer Praxis

Lifecare-Institut für angewandte
Biologie
Dr. Roman Lietha
Züricher Str. 146
CH-8640 Rapperswil

Kontaktadressen für Baubiologie und Ökologie:

Institut für Baubiologie und
Ökologie
Holzham 25
8201 Neubeuern

Fachzeitschrift *Wohnung und Gesundheit* und Schriftenreihe zum
Thema »Gesundes Wohnen«,
Baubiologie und Ökologie

Institut für Baubiologie
Heilig-Geist-Str. 54
8200 Rosenheim

Zeitschrift *Gesünder Wohnen*

Amerikanische Adressen für exzellente orthomolekulare Ernährungsstoffe (die deutschen/europäischen Vertriebsadressen müssen erfragt
werden):

Jo-Mar Laboratories
16148 Cammelia Terrace
Los Gatos, CA 95030

Sehr gute Aminosäuren und
Testsatz im Angebot

Klaire Labs, Inc (Vital Life)
P.O.Box 618
Carlsbad, CA 92008
(800)-538-4545

Haben bestes Acidophilus, alpha-Ketoglutarsäure, Molybdän

Allergy Research Group
(Nutri-Cology)
400 Preda St.
San Leandro, CA 94577
(800) 545-9960

Gutes Selen, Germanium,
Ei-Lecithin-Produkte, Anti-Parasiten-Formula, Anti-Oxidantien,
haben die meisten B-Vitamine
(nicht auf Bakterienbasis)

Cardiovascular Research Ltd.
(Ecological Formulas)
P.O.Box 6629
Concord, CA 94524
(800) 351-9429

Vitamin C von Tapioca, Bio-
flavonoide (Quercitin) von
Algen, phosphorylierter
B-Complex, Bicarbonate

Now Foods
721 N. Yale
Villa Park, IL 60181
(312) 833-4460

Kleine, kostengünstige Supplemente in Fläschchen

Geräte zur Energiebalance (Energy balancing devices):

Energy/Polarity Products
P.O.Box 2449
Prescott, AZ 86302

Die Frau von Wayne Cook (s.
Kapitel 12 des Buches) vertreibt
für die Energiebalance von Nah-
rungsmitteln, Fernsehgeräten, der
Körperenergien u. a. sogenannte
»Polarity Diodes«.

Koch-Magnete
Hohle Str. 30
D-7770 Überlingen

Selbsthilfegruppen:

Allergiker- und Asthmatikerbund
Hindenburgstr. 110
4050 Mönchengladbach 1
Tel.: 02 61/1 02 07

Elternvereinigung asthmakranker
Kinder und Jugendlicher
Sabelstr. 39
5407 Boppard
Tel.: 0 67 42/25 98

Arbeitsgemeinschaft
Allergiekrankes Kind
Hauptstr. 29
6348 Herborn
Tel.: 0 27 72/4 12 37

Neurodermitiker Bund
Mozartstr. 11
2000 Hamburg 76
Tel.: 040/2 20 57 57

Deutsche Phosphatliga
Rögenweg 39
2000 Hamburg 67
Tel.: 040/6 03 50 03

Bundesverband zur Förderung
Lernbehinderter
Rolandstr. 61
5000 Köln 1
Tel.: 02 11/37 48 28

Interessengemeinschaft der
Formaldehydgeschädigten
Holzham 25
8201 Neubeuern
Tel.: 0 80 35/20 39

Muttermilch — Ein Menschenrecht
Koordinationsstelle
Reichsgrafenstr. 4
7800 Freiburg
Tel.: 07 61/77 66 11

Nationale Kontakt- und Informa-
tionsstelle zur Anregung und
Unterstützung von Selbsthilfegruppen — NAKOS
Albrecht-Achilles-Str. 65
1000 Berlin 31
Tel.: 030/8 91 40 19

Bundesverband Legasthenie
Gneisenaustr. 2
3000 Hannover 1
Tel.: 05 11/85 34 65

Interessengemeinschaft der Holz-
schutzmittel-Geschädigten
Unterstaat 14
5250 Engelskirchen 1
Tel.: 0 22 63/37 86

Arbeitskreis Überaktives Kind
Hinter den Höfen 82
2743 Anderlingen
Tel.: 0 42 84/81 66

Aktionsgemeinschaft
Pseudo-Krupp
Lechfeldstr. 21
8000 München 21
Tel.: 089/56 15 35

Deutsche Arbeitsgemeinschaft
Selbsthilfegruppen
Friedrichstr. 28
6300 Gießen
Tel.: 06 41/7 02 24 78

Anhang E

Materialien für das HEBS-Programm

1. The Human Ecology & Energy Balancing Scientist
   Das Mitteilungsblatt von HEBS erscheint vierteljährlich.
   Abonnement für ein Jahr 17,95 Dollar
   Probeheft 3,00 Dollar

2. Zwei 90-Minuten-Kassetten: Allergies and Candida, with the
   21st Century Solution (in englischer Sprache). Enthält die Informationen des Buches in dichter Form, vorgetragen vom Autor. Zusammen 19,95 Dollar plus 4,00 Dollar Versandkosten

3. Self-Hypnosis/Relaxation Tape for overcoming Allergies & Candida. 9,95 Dollar plus 2,50 Dollar Versandkosten

Legen Sie bitte einen Bankscheck über den entsprechenden Betrag in
Dollar bei und schicken Sie Ihre Bestellung an:

> H.E.B.S., Inc
> P.O.Box 1134
> Setauket
> N.Y. 11733
> USA

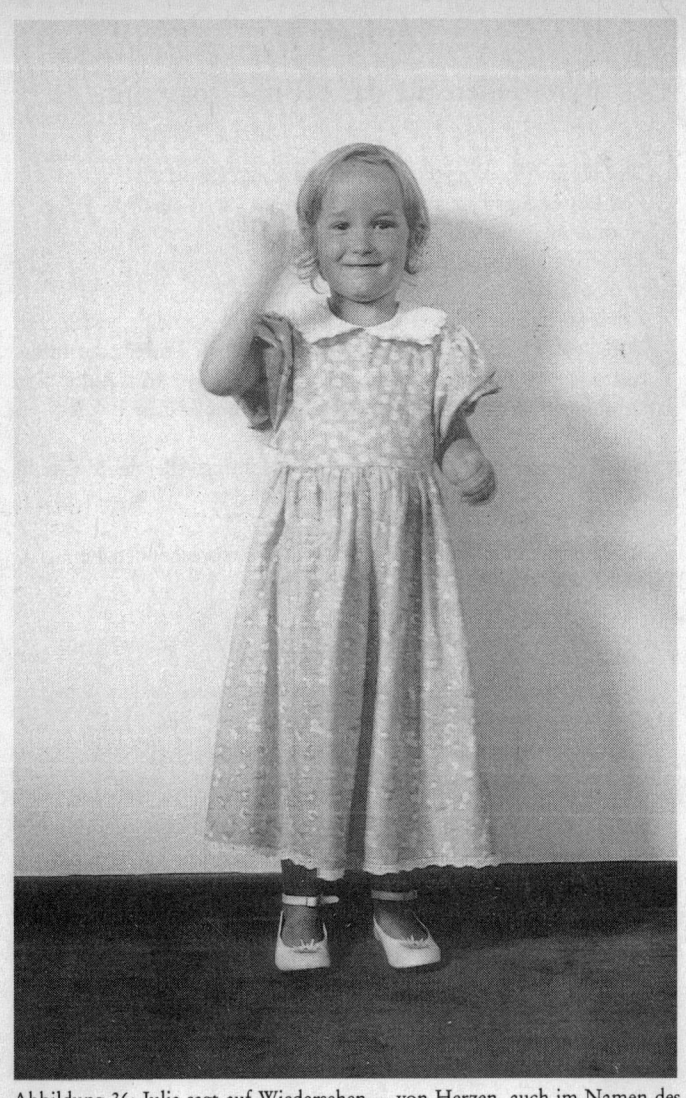

Abbildung 36: Julia sagt auf Wiedersehen — von Herzen, auch im Namen des Autors

Über den Autor

Steven Rochlitz ist Physiker, Experte für Ernährungs- und Nährstoff-behandlung und Kinesiologie. Er ist Mitglied des American Institute of Physics, der American Association for Physicists in Medicine, der American Association for the Advancement of Science und der International Academy of Nutrition and Preventive Medicine. Er graduierte cum laude zum Bachelor of Science in Physik am City College in New York. Dann studierte er an der staatlichen Universität von New York in Stony Brook weiter Physik. Nach fünfjährigem Studium erhielt er den Magistergrad in Physik und wurde Anwärter für den Doktortitel. In den folgenden drei Jahren erhielt er das angesehene Graduierten-stipendium der National Science Foundation für eine Doktorarbeit über Astrophysik und mathematische Biologie. Im Alter von dreiund-zwanzig Jahren gab er an zwei Universitäten Kurse für graduierte und nichtgraduierte Physiker. Mit fünfundzwanzig erkrankte er lebens-bedrohlich an Allergien und Candidiasis. Da die Schulmedizin ihm nicht helfen konnte, begann er selbst nach den Ursachen seiner Erkran-kung zu forschen. Er blieb jahrelang in einem nahezu arbeitsunfähigen Zustand sich selbst überlassen und war schließlich allergisch gegen die »Errungenschaften des zwanzigsten Jahrhunderts«. Da auch verschie-dene alternative Heilmethoden nur begrenzt wirkten, begann er die Methoden der ganzheitlichen Medizin genauer zu studieren. Er wurde schließlich ein Experte in der neuen Wissenschaft der angewandten Ki-nesiologie. 1983 entwickelte er eine kinesiologische Methode, durch die seine lebenslangen Allergien in weniger als einer Stunde verschwan-den. Er gründete Human Ecology Balancing Sciences (HEBS) und be-gann Laien und Ärzten in den USA, Kanada, Europa, Australien und Neuseeland die HEBS-Methoden zu vermitteln. Wenig später wurde er ins *Who is who* aufgenommen.

Er hat das HEBS-Programm mittlerweile in verschiedenen Radio- und Fernsehsendungen vorgestellt, und eine Reihe von Artikeln von ihm sind in Gesundheits- und Medizinzeitschriften publiziert worden. Es liegt jetzt auch ein Cassettenprogramm vor, das dieses Buch begleitet.

Danksagung

Dies ist mein erstes Buch, und ich möchte vielen Menschen meinen Dank aussprechen, erstens dafür, daß ich überleben konnte, zweitens dafür, daß es mir heute wieder gut geht, und schließlich für den Erfolg des Human Ecology Balancing Science (HEBS)-Programms und der HEBS-Ausbildungsreihe.

Ich möchte meinen besonderen Dank dem Physikprofessor Max Dresden dafür aussprechen, daß er mich wissenschaftliches Arbeiten gelehrt hat. Zu einem schwierigen Zeitpunkt in meinem Leben war dies alles, was ich hatte, um die richtigen von den falschen Konzepten zu trennen. Zum Glück war das genug, und es wird immer genug sein. Mein Dank gilt auch Dr. Albert Rowe und Dr. Albert Rowe jr., deren Schriften über Allergie mit dazu beitrugen, mein Leben zu retten, desgleichen auch jenen Allergologen und Ökologen, die in so brillanter Weise die erste Hälfte des Puzzles gefunden haben, was nicht selten ein professionelles Risiko bedeutete. Ich danke meinem Vater, der mir half, als niemand anderes es mehr tat!

Für den Erfolg des HEBS-Programmes möchte ich folgenden Personen danken: Molly (Laura) Burns, Michael Burns, Billie Larsen, Berniece Louie, Dennis Jones, Marian Price, Sally Melnick, Margaret Hewes, Barry Summerfield, Don und Ruth Kyle, Karin Sangit Bruch, Deirdre Rockford, Ann McAlpin Cain, der Touch for Health Foundation und Linda Henry. Für ihre Unterstützung bei den Forschungen danke ich Dr. Fred Shull, Richard Utt und Dr. Sheldon Deal. Mein Dank gilt auch Dr. Emmanuel Viscussi, Dr. Harvey Maltz und Ellen Whooley. Ein besonderes Dankeschön geht an die folgenden Personen: Dr. John Wright für sein ermutigendes Vorwort; an Ken Vetter für die Zeichnungen und an Wolfgang Gillessen, der die Aufgabe übernommen hat, dieses Buch auch für den deutschsprachigen Raum herauszugeben.

Mein größter Dank gilt folgenden Personen: Joan Hulse für ihre Anregungen zur Entwicklung von HEBS und für ihre selbstlose Förderung des HEBS-Programms. Renée Waller, die darauf bestand, einen (ihr völlig unbekannten, invaliden) Physiker für eine Telefon-»Konsultation« über Ökologie und Ernährung zu bezahlen und für die Organisation eines ersten kleinen Seminars bei ihr im Jahre 1980. Damals begann HEBS die ersten Schritte zu tun, und alle, denen durch diese Methoden geholfen wurde, schulden Renée mehr, als sie je ahnen. Ich danke

Dr. Irene Yaychuk, der ersten Lehrerin für Human Ecology Balancing Sciences, daß sie so ist, wie sie ist. Ich danke der noch jungen Rose Rochford, einem lieben Mädchen aus der schönen Stadt Adelaide in Australien, daß sie Zeit geopfert hat, um mit einem Amateurphotographen für mehrere Stunden Photos zu machen, obwohl sie unter einer Lungenentzündung litt, und auch dafür, daß sie mir ihr gesamtes Sparschwein anbot, weil sie (fälschlicherweise) meinte, mir wäre das Geld ausgegangen. Einige Physiker gehen davon aus, daß das Bewußtsein (Sprache) wie ein Beobachter wirkt und auf diesem Wege das Universum verändert. Wenn daran etwas wahr ist, dann mußte ihre Mutter, im Gegensatz zu Shakespeare, irgendwie gewußt haben, daß ihre Tochter so schön und hübsch werden würde und deshalb nur der Name Rose zu ihr paßt.

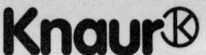

Greenwald, Dorothy und Bob
Manchmal kann ich Dich nicht ausstehen
Wie man trotzdem eine gute Ehe führt. Dieses Buch ist ein Ehe-Kurs, der viele leer und hohl gewordene Partnerschaften mit neuem Sinn erfüllen kann. 160 S. [3744]

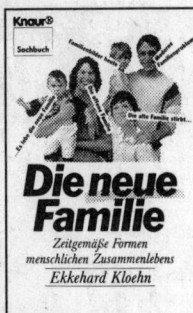

Kloehn, Ekkehard
Die neue Familie
Zeitgemäße Formen menschlichen Zusammenlebens.
Ekkehard Kloehn schafft neues Vertrauen in ein gesundes und harmonisches Familienleben. Ein optimistisches Buch, das für viele Familien zum »Überlebensbuch« werden kann!
256 S. mit Abb. [3802]

Partner, Peter
Das endgültige Ehebuch für Anfänger und Fortgeschrittene
Wenn der Glanz der ersten Verliebtheit erst einmal verblichen ist, bricht nicht selten für viele Menschen die Welt zusammen. Unkonventionelle Lösungen unterscheiden dieses Buch wohltuend von anderen Eheratgebern. 224 S. [7699]

Den anderen verlieren – sich selbst finden
Trennung und Scheidung als Chance für beide.
So manche Ehe beginnt im siebten Himmel – und endet doch mit Streit, Vorwürfen und sogar Trennung. Dieses Buch macht Mut, Trennungssituationen zu bewältigen, ohne seine Selbstachtung und Würde zu verlieren. 256 S. [3824]

Ackerman, Paul R. / Kappelman, Murray M.
Was tun, wenn Kinder schwierig werden
Dieses Buch geht alle Eltern an, die ihren Kindern leben helfen wollen. 272 S. [7694]

Kassorla, Irene C.
Tun Sie's doch
Ich hätte ja gekonnt, wenn…
Ich würde ja, wenn nur…
Wer kennt sie nicht, diese scheinbar so plausiblen Ausreden? Dr. Kassorla hat in ihrem Buch ein Programm entwickelt, mit dessen Hilfe die Techniken erlernt werden können, die Erfolg und Glück in unserer Gesellschaft garantieren.
416 S. [7708]

Rat & Tat

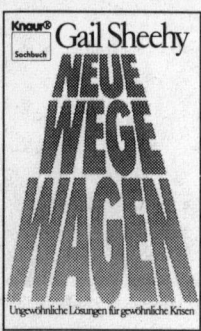

Sheehy, Gail
Neue Wege wagen
Ungewöhnliche Lösungen für gewöhnliche Krisen. Gail Sheehy, Autorin des Bestsellers »In der Mitte des Lebens« zeichnet Portraits von Frauen und Männern, die mit Mut und Kraft einen neuen Anfang gewagt haben.
640 S. [3734]

Kubelka, Susanna
Ich fange noch mal an
Glück und Erfolg in der zweiten Karriere. Dieses Buch ist für alle geschrieben, die nicht in Schablonen denken und sich nicht mit vorgegebenen Lebensformen begnügen wollen.
208 S. [7663]

Senger, Gerti
Was heißt schon frigid!
Intimsachen, die auch jeder Mann kennen sollte. Eine »Liebesschule« nicht nur für Frauen.
208 S. [7681]

Gute Männer sind so!
Männern sowie Frauen wird dieses mit einem Schuß Humor geschriebene Sachbuch, das auf den Erkenntnissen neuester Sexualwissenschaft und angewandter Psychologie beruht, helfen, sich besser zu verstehen und richtig zu behandeln.
208 S. [7680]

Sinnenfreude
Lebenslust
100 Regeln für eine neue Sinnlichkeit.
Die bekannte Journalistin, Buchautorin und Fernsehmoderatorin hat in diesem Buch hundert Regeln zur Entfaltung einer neuen Sinnlichkeit aufgestellt.
208 S. [7704]

Schönberger, Margit
Rettet uns den Mann!
Ein Leitfaden für Frauen, die auf eigenen Füßen stehen und dennoch in Männerarmen liegen wollen. 272 S. [7698]

Strömsdörfer, Lars
Ich such' mir einen Partner
Ein Ratgeber für alle, die nicht immer Single sein wollen. 128 S. [7702]

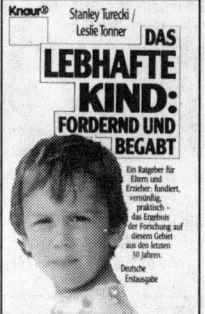

Turecki, Stanley /
Tonner, Leslie
Das lebhafte Kind -
fordernd und begabt
In diesem umfassenden und auch für den Laien verständlichen Buch geben die Kinder- und Familienpsychiater Turecki/Tonner den Eltern ein komplettes Programm an die Hand, mit dessen Hilfe sie ihr Kind besser verstehen, lenken und seine positiven Seiten verstärken können. 320 S. [3859]

Rat & Tat

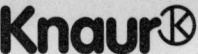
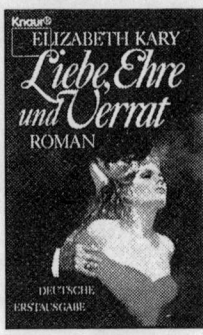
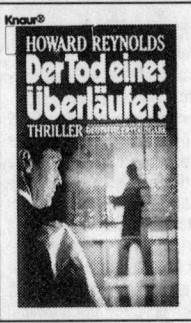
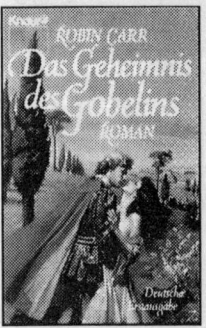
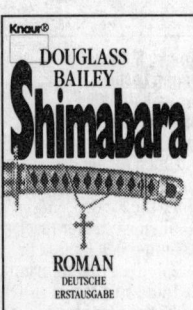
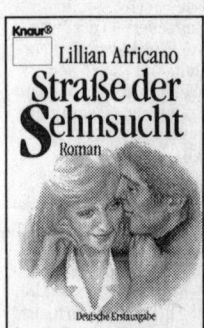

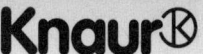

Ferguson, Marilyn
Die sanfte Verschwörung
Persönliche und gesellschaftliche Transformation im Zeitalter des Wassermanns. Mit einem Vorwort von Fritjof Capra. 528 S. [4123]

Walsh, Roger
Überleben
Wir produzieren unter unbiologischen Bedingungen Feldfrüchte und Fleisch im Übermaß – während ein großer Teil der Weltbevölkerung hungern muß. Roger Walsh untersucht die Triebfedern unseres selbstmörderischen Tuns und gibt Anregungen für eine neue und sinnvolle Richtung. 176 S. [4155]

Aeppli, Ernst
Der Traum und seine Deutung
Der Psychoanalytiker Ernst Aeppli schrieb dieses Traumbuch im Geiste des großen Seelenforschers C.G. Jung. Er wendet sich an alle, die wirklich Zugang zu ihren Träumen und somit zu ihrem Unbewußten suchen. 416 S. [4116]

Boot, M.
Das Horoskop
Dies ist sowohl ein Einführungswerk für den interessierten Anfänger als auch ein Nachschlagewerk für den praktizierenden Astrologen. Alle Interpretationen stützen sich auf empirische Ergebnisse der Astrologie in Verbindung mit modernen psychologischen Erkenntnissen. 336 S. mit Abb. [4172]

Szabó, Zoltán
Buch der Runen
Das westliche Orakel. Das Buch enthält eine ausführliche Anleitung für die Orakel-Praxis und erklärt die besondere Bedeutung der Runen und der germanischen Götter als lebendige Symbole. Zusammen mit einem Satz von 18 Runensteinen in Klarsichtkassette. 256 S. [4146]

Tietze, Henry G.
Imagination und Symboldeutung
Wie innere Bilder heilen und vorbeugen helfen. Henry G.Tietze führt uns ein, in die Welt der inneren Bilder, erklärt, was sie bedeuten, wie sie hervorgerufen und genutzt werden können. 352 S. [4136]

Wilson, Colin
Gurdjieff – Der Kampf gegen den Schlaf
Georg Iwanowitsch Gurdjieff (1865–1949) ist eine der geheimnisumwittertsten Persönlichkeiten des Jahrhunderts. Colin Wilson ist seiner Philosophie und seinem Einfluß auf andere Menschen nachgegangen. Sein Buch ist eine brillante Einführung in Leben und Werk dieses Psychologen-Magiers des 20. Jahrhunderts. 176 S. [4162]

Boyd, Doug
Swami Rama
Erfahrungen mit den heiligen Männern Indiens. Swami Rama, in Indien aufgewachsen, ist eine Persönlichkeit, für den Wunder alltäglich sind. In den USA experimentiert er mit quantitativen Untersuchungsmethoden über höhere Bewußtseinszustände. 320 S. [4140]

ESOTERIK

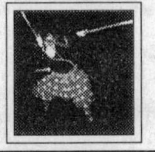

Musashi, Miyamoto
Das Buch der fünf Ringe
»Das Buch der fünf Ringe«
ist eine klassische Anleitung zur Strategie – ein
exzellentes Destillat der
fernöstlichen Philosophien. 144 S. [4129]

Dowman, Keith
Der heilige Narr
Das liederliche Leben und
die lästerlichen Gesänge
des tantrischen Meisters
Drugpa Künleg. 224 S. mit
1 Karte [4122]

Brunton, Paul
**Von Yogis, Magiern
und Fakiren**
Begegnungen in Indien.
Der amerikanische Journalist Paul Brunton bereiste
in den dreißiger Jahren
Indien. Seine Erlebnisse
eröffnen das ganze Spektrum indischer Spiritualität. 368 S. und 12 S.
Tafeln. [4113]

Deshimaru-Roshi, Taisen
**Zen in den Kampfkünsten
Japans**
Deshimaru-Roshi demonstriert, wie die Kampfkünste zu Methoden geistiger Vervollkommnung
werden. 192 S. mit 19 s/w-
Abb. [4130]

Brugger, Karl
Die Chronik von Akakor
Erzählt von Tatunca Nara,
dem Häuptling der Ugha
Mongulala. Der Journalist
und Südamerika-Experte
Karl Brugger hat einen
ihm mündlich übermittelten Bericht aufgezeichnet,
der ihm nach anfänglicher
Skepsis absolut authentisch erschien: die Chronik
von Akakor.
272 S., Abb. [4161]

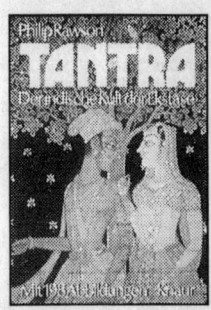

Rawson, Philip
Tantra
Der indische Kult der Ekstase. Diese Methode, die
zur inneren Erleuchtung
führt, erobert heute in
zunehmendem Maße die
westliche Welt.
192 S. mit 198 z.T. farb. Abb.
[3663]

**Rawson, Philip /
Legeza, Laszlo**
Tao
Die Philosophie von Sein
und Werden. Mit ungewöhnlicher Eindringlichkeit und großer Sachkenntnis erschließt sich
hier den westlichen Menschen die Vorstellungswelt
des chinesischen Volkes.
192 S. mit 202 Abb. [3673]

ESOTERIK

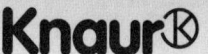

Nakamura, Takashi
Das große Buch vom richtigen Atmen

Mit Übungsanleitungen zur Entspannung und Selbstheilung für jedermann mit altbewährten Methoden der fernöstlichen Atemtherapie. 336 S., 120 s/w-Abb. [4156]

Ram Dass
Reise des Erwachens

Ein Handbuch zur Meditation.
Ram Dass nimmt uns mit auf eine Reise, die »Reise des Erwachens«, und er eröffnet uns dabei ein vielfältiges Angebot, aus dem wir wählen können: Mantra, Gebet, Singen, Visualisierung, »Sitzen«, Tanzen u. a. Er ermöglicht uns somit einen Zugang zum spirituellen Pfad. 256 S. [4147]

Faraday, Ann
Die positive Kraft der Träume

Die Psychologin und Traumforscherin Ann Faraday hat eine Methode entwickelt, die jedem die Möglichkeit gibt, die individuelle Symbolik seiner eigenen Träume zu entschlüsseln. 267 S. [4119]

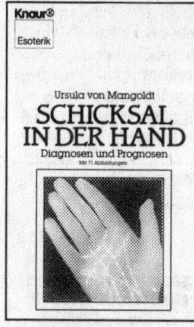

Mangoldt, Ursula von
Schicksal in der Hand

Diagnosen und Prognosen.
Die Deutung der Anlagen und Möglichkeiten, wie sie in den Signaturen beider Hände sichtbar werden, sind die Schwerpunkte dieses Buches. 256 S. mit 72 Abb. [4104]

Monroe, Robert A.
Der Mann mit den zwei Leben

Reisen außerhalb des Körpers.
Dieser sensationelle Bericht beruht auf 12jähriger Beobachtungszeit, in der der Autor über 500mal seinen Körper verließ. Monroe tritt damit den Beweis an, daß der Mensch einen physischen Körper besitzt und sich sogar von diesem trennen kann. 288 S. [4150]

Der Eingeweihte
Eindrücke von einer großen Seele.
Der Autor berichtet von einem »Eingeweihten«, der sein Leben entscheidend beeinflußte, ohne aber jemals seine Entscheidungsfreiheit einzuschränken. 256 S. [4133]

Jones, Marthy
In die Karten geschaut

Marthy Jones hat sich des mündlich tradierten Zigeunerwissens um das Kartenlegen angenommen und in diesem Buch zusammengefaßt. Die verschiedenen Legesysteme werden erläutert und alle 52 Spiel-Karten gründlich interpretiert. 288 S. mit Abb. [4153]

Kirchner, Georg
Pendel und Wünschelrute

Handbuch der modernen Radiästhesie. Georg Kirchner geht auf alle radiästhetischen Anwendungsbereiche ein, erklärt sie anhand zahlreicher Beispiele. 336 S. mit 50 s/w-Abb. [4127]

ESOTERIK

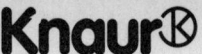
Knaur

Pollack, Rachel
Tarot -
78 Stufen der Weisheit
Tarot kann Lebenshilfe, Entscheidungshilfe, Wegweiser durch schwierige Situationen und Schlüssel zur Selbstfindung sein – wenn wir verstehen, die Geheimnisse seiner Bilder und Symbole zu dechiffrieren.
400 S. mit 100 Abb. [4132]
Das Tarot-Übungsbuch
Während das überaus erfolgreiche erste Buch der Autorin, »Tarot«, eine Einführung darstellt, setzt dieses Buch gewisse Grundkenntnisse voraus. Die hier geschilderten markanten Beispiele werden dem Leser zahlreiche Anregungen für die eigene Tarot-Praxis vermitteln.
240 S. mit s/w-Abb. [4168]

Tietze, Henry G.
Entschlüsselte
Organsprache
Krankheit als SOS der Seele. Verdrängte und unterdrückte Gefühle schlagen sich in ganz bestimmten Körperregionen nieder, wo sie schließlich psychosomatische Krankheiten verursachen.

Der Psychotherapeut Henry G. Tietze gibt einen Überblick über das Wesen dieser Krankheiten, ihre Ursachen und ihre Behandlungsmöglichkeiten.
272 S. [4175]

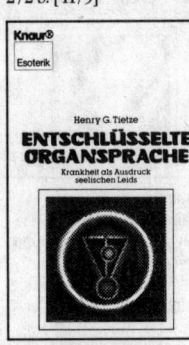

Sasportas, Howard
Astrologische Häuser
und Aszendenten
Neben dem Tierkreiszeichen-System ist das Häuser-/Aszendenten-System die zweite, überaus bedeutsame Quelle astrologischer Interpretationsmöglichkeit. Seltsamerweise gibt es hierzu kein einziges, für die Deutungspraxis brauchbares Buch.
624 S. mit s/w-Abb. [4165]

Sakoian, Frances /
Acker, Louis S.
Das große Lehrbuch der
Astrologie
Wie man Horoskope stellt und nach neuesten wissenschaftlichen Erkenntnissen Charakter und Schicksal deutet. 551 S. mit zahlr. Zeichnungen. [7607]

Schwarz, Hildegard
Aus Träumen lernen
Mit Träumen leben. Dieses Traumseminar geleitet uns über einen Zeitraum von acht Abenden in die Welt der Träume. Ein Symbolregister ermöglicht es, diese tiefgehende Einführung auch als Nachschlagewerk zu benützen.
272 S. [4170]

Garfield, Patricia
Kreativ träumen
Die Autorin erläutert ausführlich und leicht verständlich jene Techniken, mit Hilfe derer jedermann innerhalb kurzer Zeit entscheidenden Einfluß auf seine Träume nehmen kann. 288 S. [4151]

ESOTERIK